Jost Reinecke

AIDS-Prävention und Sexualverhalten

Kollegen Karl Lenz
mit freundlichen
Grüßen

von
Jost Reinecke

Studien zur Sozialwissenschaft

Band 177

Jost Reinecke

AIDS-Prävention und Sexualverhalten

Die Theorie des geplanten Verhaltens im empirischen Test

Westdeutscher Verlag

Der Westdeutsche Verlag ist ein Unternehmen der Bertelsmann Fachinformation.

http://www.westdeutschervlg.de

Umschlaggestaltung: Horst Dieter Bürkle, Darmstadt
Druck und buchbinderische Verarbeitung: Rosch-Buch, Scheßlitz
Gedruckt auf säurefreiem Papier
Printed in Germany

ISBN 3-531-13054-4

Vorwort

Das vorliegende Werk ist ist das Ergebnis einer über fünf Jahre angelegten Forschungsarbeit, die als Habilitationsschrift im Fachbereich 6 - Sozialwissenschaften der Westfälischen Wilhelms-Universität Münster im Januar 1996 eingereicht wurde. Der Titel dieser Habilitationsschrift lautete:

> Der empirische Stellenwert von Rational-Choice Theorien in den Sozialwissenschaften und die Entwicklung von linearen und dynamischen Modellen zur Prüfung von Entscheidungs- und Verhaltenstheorien unter besonderer Berücksichtigung der Theorie des geplanten Verhaltens am Beispiel des präventiven Sexualverhaltens Jugendlicher und junger Erwachsener

Die jetzt veröffentlichte Fassung ist in wesentlichen Teilen überarbeitet und durch neuere Studien aktualisiert worden. Betreuung und Beratung in theoretischen wie empirischen Fragen verdanke ich den Herren Prof. Dr. Icek Ajzen von der University of Massachusetts at Amherst (USA), Prof. Dr. Peter Schmidt vom Zentrum für Umfragen, Methoden und Analysen (ZUMA) in Mannheim und Prof. Dr. Achim Schrader vom Institut für Soziologie der Universität Münster, der durch viele anregende Diskussionen in seinem Forschungskolloqium den Abschluß dieser Arbeit wesentlich beschleunigte.

Die Ergebnisse dieser Arbeit wären ohne die Förderung der Deutschen Forschungsgemeinschaft (DFG) durch ein Habilitationsstipendium nicht zustande gekommen. Diese Stipendium ermöglichte mir einen längeren Forschungsaufenthalt bei Prof. Dr. Icek Ajzen und eine intensive Zusammenarbeit bezüglich der von ihm entwickelten Theorie des geplanten Verhaltens.

Tatkräftige Unterstützung bei Erstellung der Druckfassung dieses Buches und der Zusamnenstellung der Literatur sicherten mir Ulrich Attermeyer und Jochen Wittenberg. Für Korrekturen stand mir dankenswerterweise Frau Marie-Luise Inhester mit Rat und Tat zur Seite.

Münster, im April 1997

Jost Reinecke

Inhaltsverzeichnis

1 Einleitung

Diese Forschungsarbeit ist der Integration verschiedener Ideen gewidmet. Die Sozialwissenschaften und speziell die Soziologie durchlaufen seit Jahrzehnten unterschiedliche theoretische, methodische und methodologische Entwicklungen, die in der Regel getrennt und selten integrativ verlaufen. Für die theoretische Entwicklung ist ein zentrales Dilemma immer wieder aufgetreten: Entweder werden zur Erklärung komplexer, gesellschaftlicher Zusammenhänge Theorien entwickelt, die sich wegen unzureichender, modelltheoretischer Überlegungen und fehlender Meßkonzepte nicht empirisch überprüfen lassen; oder die überprüfbaren Sachverhalte sind informationsarm und von jeder theoretischen Grundlage losgelöst.

Am eindrucksvollsten hat dieses Dilemma der Chicagoer Soziologe James Coleman mit seinem in deutscher Sprache übersetzten dreibändigem Werk "Grundlagen der Sozialtheorie" zu überwinden versucht. Aus der wissenschaftstheoretischen Perspektive des methodologischen Individualismus hat seiner Auffassung nach soziologische Theorie nicht nur mit dem Erkennen und Erklären von Strukturen in der Gesellschaft zu tun, sie muß sich auch, unter Rückgriff auf individuelle Handlungsmuster, dem Prozeßcharakter einer sich wandelnden Gesellschaft widmen. Diese Prozeßbetrachtung umfaßt mindestens zwei Ebenen: Die Ebene des individuellen Akteurs und die Ebene der gesellschaftlichen Institutionen bzw. der kollektiven Akteure.

Die folgende Arbeit orientiert sich an dieser individualistisch geprägten Perspektive (Abschnitt 2.1), die unter Rückgriff auf Hypothesen über individuelles Verhalten zu zeigen versucht, wie der soziale Kontext individuelle Handlungen beeinflußt, die ihrerseits Rückwirkungen auf diesen Kontext haben. Die individualistische Theorieperspektive impliziert ein Grundmodell soziologischer Erklärungen (Abschnitt 2.2), das deduktiv-nomologische Ableitungen und die konkreten Verbindungslinien zwischen der Mikro- und der Makroebene beinhaltet.

Inhaltlich bezieht sich individuelles Verhalten auf Sexualverhalten mit dem Schwerpunkt Präventionsverhalten gegenüber der Immunschwäche AIDS. Zunächst wird die Entwicklung der Immunschwäche AIDS beschrieben und Informationen über die Ausbreitung von AIDS erörtert. Dem schließt sich eine Diskussion über Einstellungen und Verhaltensweisen der Allgemeinbevölkerung an, die über verschiedene empirische Untersuchungen ermittelt wurden (Abschnitt 2.3). Ein Erklärungsmodell zum Sexualverhalten wird in Abschnitt 2.4 mit der Unterscheidung in eine Mikroebene des Individuums und eine Makroebene des sozialen Kontextes konzeptualisiert (Abschnitt 2.4), das sich auf das Grundmodell soziologischer Erklärungen stützt. Es enthält auf der Makroebene Variablen, die aus der inhaltlichen Aufarbeitung in Abschnitt 2.3 als mögliche Erklärungsfaktoren individueller Dispositionen resultieren. Zur Erklärung AIDS-präventiven Verhaltens wird auf der Mikroebene eine Handlungskette aus individuellen Dispositionen skizziert.

Handlungsprozesse auf der Mikroebene erfordern eine mikrosoziologische Theorie, die die Kausalkette von Überzeugungen, Einstellungen, Absichten und Handlungen hinreichend abbilden kann und sich in unterschiedlichen Kontexten empirisch bewährt hat. Das Konzept der Theorie überlegten Handelns, entwickelt von den Sozialpsychologen Martin Fishbein und Icek Ajzen, und die Weiterentwicklung zur Theorie geplanten Verhaltens gehören zu den Mikrotheorien, die eine differenzierte Vorhersage individuellen Verhaltens gewährleisten können (Abschnitt 3.1). Durch einen Vergleich mit anderen, zum Teil speziellen, gesundheitstheoretischen Modellen wird die Überlegenheit und der höhere Allgemeinheitsgrad der Theorie geplanten Verhaltens für den Bereich der Prävention gegenüber AIDS belegt (Abschnitt 3.2).

Das Mikro-Makro-Modell zum Sexualverhalten und die darin eingebettete Theorie geplanten Verhaltens implizieren eine empirische Erhebung der relevanten Informationen im zeitlichen Verlauf. Seit den bahnbrechenden Arbeiten von Paul Lazarsfeld auf dem Gebiet der Wahlforschung haben Längsschnittstudien einen immer breiteren Raum innerhalb der empirischen Sozialforschung eingenommen, zumal nur durch sie die in der soziologischen Theorie postulierten Prozesse überprüfbar werden. Die Gleichzeitigkeit von Kontinuität und Wandel, von Stabilität und Veränderung ist aber nicht nur auf individuelle Entwicklungen begrenzt. Sie gilt vielmehr auch für die Prozesse auf der Makroebene, deren Analyse sich vornehmlich die Soziologie widmen. Ob es um die Analyse kurzfristiger sozialer Veränderungsprozesse oder um den längerfristigen sozialen Wandel von Gesellschaften geht: Vielfach sind es gerade die Veränderungsprozesse unterhalb der Systemebene, welche die Stabilität des Systems oder dessen strukturelle Veränderungen hervorbringen. Ob sich zum Beispiel innerhalb einer Gesellschaft der Prozentsatz von Personen verändert, der für eine bestimmte Sache eintritt, hängt nicht nur davon ab, wieviele Personen über die Zeit hinweg bei ihrer ursprünglichen Meinung bleiben, sondern auch davon, wieviele ihre Haltung in die eine oder andere Richtung verändern. Möglich ist auch, daß erst die unterhalb der Systemebene ablaufenden Veränderungen die Stabilität des Systems garantieren.

Es wird deutlich, daß Stabilität und Veränderung nicht nur auf verschiedenen Ebenen bzw. Aggregationsstufen angesiedelt sein können. Wie sich ein System entwickelt, hängt auch davon ab, welche Entwicklungen innerhalb des Systems in den Biographien der einzelnen Akteure auftreten. Eine Längsschnittanalyse individueller Entwicklungen kann so auch zum Verständnis der Entwicklung des sozialen Systems beitragen. Das Instrumentarium der Längsschnittdatenanalyse und speziell der Panelanalyse eignet sich daher gut eine "innere Analyse von Systemverhalten" (Coleman 1995a: 3).

Die Anwendung von Modellen zur Analyse von Paneldaten ist eng mit dem Ziel verbunden, Stabilität und Veränderung von theoretischen Konstrukten und ihren Indikatoren zu untersuchen. Die explizite Berücksichtigung theoretischer Konstrukte in statistischen Modellen ist mit linearen Strukturgleichungsmodellen (Abschnitt 4.1) möglich. Theoretische Konstrukte werden in Strukturgleichungsmodellen durch sogenannte "latenten Variablen" repräsentiert. Neben der Spezifikation der zwischen diesen latenten Variablen bestehenden Beziehungen umfaßt die Modellbildung darüber hinaus die Aufgabe, die zwischen den Indikatoren auf der einen Seite und den latenten Variablen auf der anderen Seite bestehenden Beziehungen über ein Meßmodell zu spezifizieren.

Jede Längsschnittuntersuchung enthält "Zeit" als implizite Variable. Wie in die meisten Modelle zur Analyse von Paneldaten geht sie auch bei linearen Strukturgleichungsmodellen in Gestalt der Meßzeitpunkte als diskrete Größe ein. In solchen zeitdiskreten Modellen stützt sich die Analyse von Stabilität und Veränderung auf die Meßwerte dieser Zeitpunkte, ohne daß die zwischen diesen Zeitpunkten gegebene Dynamik des Prozesses abgebildet werden kann, die genau in diesen Meßwerten ihren Niederschlag gefunden hat. Auf die Analyse dieser Dynamik zielen vielmehr zeitkontinuierliche Modelle ab. In Modelle dieser Art geht die Zeit als kontinuierliche Größe ein. Sie sind in ihrer Spezifikation als stochastische Differentialgleichungsmodelle (Abschnitt 4.2) mit ihren Verfahren der Parameterschätzung ungleich aufwendiger, so daß im vorliegenden Rahmen bewußt nur auf eine sogenannte "direkte" Methode eingegangen wird.

Die Erhebung von Längsschnitt- bzw. Paneldaten hat neben den angesprochenen Vorzügen auch Nachteile, die Querschnittsuntersuchungen nicht haben. Durch die wiederholte Erhebung mit den gleichen Untersuchungspersonen treten in Längsschnittuntersuchungen fehlende Informationen häufiger und systematischer auf. Neben einer Differenzierung verschiedener Arten von fehlenden Werten werden in Abschnitt 4.3 die Ursachen der durch Längsschnittuntersuchungen auftretenden Panelmortalität erörtert sowie Möglichkeiten der statistischen Behandlung fehlender Werte diskutiert.

Die in Abschnitt 3.1 entwickelte Handlungstheorie (Theorie des geplanten Verhaltens) ist in der zwischen 1991 und 1994 durchgeführten Längsschnittstudie "AIDS-Prävention und Kontrazeptionsproblematik bei Jugendlichen und jungen Erwachsenen" (vgl. Schmidt et al. 1994) für zwei Bereiche operationalisiert worden. Zum einen ist dies der Bereich "AIDS-Prävention", umgesetzt durch Fragestellungen über den Gebrauch von Kondomen bei neuen sexuellen Kontakten. Auf der anderen Seite wurden die Jugendlichen und jungen Erwachsenen mit Fragestellungen zum schwangerschaftsverhütenden Verhalten befragt. Der Schwerpunkt der Auswertungen liegt, den inhaltlich-theoretischen Erörterungen in Kapitel 2 folgend, im Bereich AIDS-Prävention. Aus Vergleichsgründen bezieht sich ein Teil der Auswertungen auch auf dem Kondomgebrauch zur Verhütung einer ungewollten Schwangerschaft.

Die Stichprobenauswahl und die Durchführung der Erhebung für die Erstbefragung sowie die beiden nachfolgenden Wiederholungsbefragungen (Panel) wird in Abschnitt 5.1 erörtert. Die Operationalisierungen der Theorie des geplanten Verhaltens für die angesprochenen Verhaltenskontexte Schwangerschaftsverhütung und AIDS-Prävention werden in Abschnitt 5.2 besprochen. Diese Erörterungen beziehen sich sowohl auf die Darstellung der deskriptiven Ergebnisse der einzelnen Messungen sowie auf Unterschiede bezüglich soziodemographischer Variablen wie beispielsweise Geschlecht und Alter. Über die korrelativen Zusammenhänge der jeweiligen Messungen wird die Konstruktvalidität für die beiden Verhaltenskontexte geprüft. In Abschnitt 5.3 wird mittels zweistufiger Faktorenmodelle der Frage nachgegangen, ob die Befragten zwischen dem Gebrauch von Kondomen zur Verhütung einer Schwangerschaft und dem Gebrauch von Kondomen zur Prävention von AIDS differenzieren konnten. Die von der Theorie des geplanten Verhaltens postulierten Beziehungen zwischen den einzelnen Konstrukten werden für beide Verhaltenskontexte in Abschnitt 5.4 mittels linearer Strukturgleichungsmodelle geprüft. Klassische Modellformulierungen stehen hierbei im Vordergrund. Die wiederholte Erfassung der Konstrukte der Theorie des geplanten Verhaltens ermöglicht eine Prüfung der Zusammenhänge im Längsschnitt, die zur Aufstellung komplexer integrierter Längsschnittmodelle führt (Abschnitt 5.5). Die in Abschnitt 4.3 erörterten Verfahren zur Handhabung der Panelmortalität werden an einem konkreten Modell auf ihre Praktikabilität geprüft.

Das in Abschnitt 4.2 erörterte stochastische Differentialgleichungsmodell wird in Abschnitt 5.6 für bestimmte Indikatoren der Theorie des geplanten Verhaltens umgesetzt. Durch Setzung bestimmter Modellrestriktionen wird der postulierte Zusammenhang zwischen den Indikatoren der Theorie in der dynamischen Entwicklung geprüft. Hierbei wird auch auf die in den Abschnitten 5.4 und 5.5 ermittelten Ergebnisse der linearen Strukturgleichungsmodelle Bezug genommen. Durch Berücksichtigung exogener Variablen (Geschlecht und Alter) im stochastischen Differentialgleichungsmodell wird auch getestet, ob diese Variablen einen Einfluß auf den dynamischen Verlauf der Indikatoren der Theorie des geplanten Verhaltens haben.

In der abschließenden Zusammenfassung (Kapitel 6) werden die inhaltlichen Ergebnisse auf das vorgestellte handlungstheoretische Konzept bezogen. Außerdem werden Schlußfolgerungen für mögliche Interventionsstrategien zur Verstärkung des Präventionsverhalten gezogen.

2 Allgemeine wissenschaftstheoretische Betrachtungen und die Fokussierung auf den Untersuchungsgegenstand

Forschungsprogramme sind durch eine gewisse Kontinuität in der Entwicklung der Wissenschaft charakterisiert und mit methodologischen Regeln ausgestattet, die einerseits Wege beschreiben, die man vermeiden soll, andererseits Wege angeben, denen man folgen soll. Der Wissenschaftstheoretiker I. Lakatos kennzeichnet die erste Situation als *negative Heuristik,* die es dem Wissenschaftler verbietet, seine Hypothesen gegen den "harten Kern" eines Forschungsprogramms zu richten. Stattdessen soll sich der Wissenschaftler um eine *positive Heuristik* bemühen, d. h. einen "Schutzgürtel von Hilfshypothesen" formulieren, die Überprüfungen standhalten sollen und so den "Kern" verteidigen können (Lakatos 1974: 129f.). Mit der positiven Heuristik wird eine Strategie charakterisiert, die den Wissenschaftler dazu animiert, seine "Modelle", die die Wirklichkeit abbilden sollen, nach Axiomen dieses Forschungsprogramms aufzustellen. Die positive Heuristik bewahrt den Wissenschaftler davor, daß er durch Anomalien, die "scheinbar" den Kern des Forschungsprogramms widerlegen, irritiert wird.

In diesem wissenschaftstheoretischen Sinne hat der *methodologische Individualismus* und darauf aufbauend das Forschungsprogramm *Rational Choice* ein verstärktes Interesse in der Soziologie gefunden. Der folgende Abschnitt 2.1 wird einen Einblick in die individualistische Perspektive geben. Erklärungen und Erklärungsmodelle sind für das individualistische Forschungsprogramm essentielle Instrumente. In Abschnitt 2.2 wird das Grundmodell soziologischer Erklärungen erörtert, das deduktiv aufgebaut ist und die mikrosoziologische Fundierung makrotheoretischer Zusammenhänge umfaßt.

Abschnitt 2.3 gibt eine Einführung in den inhaltlichen Forschungskontext dieser Arbeit. Es werden einerseits Entwicklungen und Trends erörtert, die die Ausbreitung des HIV-Virus und die Zunahme der AIDS-Fälle betreffen und andererseits deskriptive Ergebnisse aus verschiedenen Studien herangezogen, die sich auf sexuelle Orientierungen und Verhaltensweisen heterosexueller Personen beziehen. Abschnitt 2.4 thematisiert - unter Rückgriff auf das in Abschnitt 2.2 erörterte Grundmodell soziologischer Erklärungen - ein auf das Sexualverhalten bezogenes Erklärungsmodell und diskutiert Möglichkeiten seiner horizontalen und vertikalen Erweiterung.

2.1 Die individualistische Perspektive in der Soziologie

2.1.1 Der methodologische Individualismus

Die Entstehung des methodologischen Individualismus ist verbunden mit der sozialphilosophischen Lehre des Utilitarismus, die von J. Bentham und J. St. Mill[1] begründet wurde. Nach dieser Lehre liegt der Zweck menschlichen Handelns in der Erhöhung des Nutzens, der Wohlfahrt und des Glücks der Gesamtheit. Der Nutzen wird im Utilitarismus als eine moralische Kategorie verstanden und bildet die Grundlage sittlichen Verhaltens. Das treibende Motiv des Handelns von Individuen ist die Erzielung eines Nutzens unter Einsatz möglichst günstiger Mittel. Diese verschiedenen Handlungsweisen sind die treibende Kraft für gesellschaftlichen Fortschritt. Der Utilitarismus erhält damit auch eine ökonomische Facette, die sich insbesondere auf Nationalökonomen wie A. Smith[2] stützt.

Für die Soziologie hat als erster G. C. Homans den methodologischen Individualismus bekannt gemacht. Seine aus der Kritik am Strukturfunktionalismus[3] entwickelte Verhaltenstheorie kombiniert das ökonomische Modell[4] mit den Annahmen der Lerntheorie[5] und stellt damit die Grundlage für den Individualismus als methodisches Prinzip. Die klare Abgrenzung zum Strukturfunktionalismus wird besonders in seinem Werk "Elementarformen sozialen Verhaltens" deutlich (Homans 1968: 331):

> "Wir Sozialwissenschaftler reden so, als wenn die Gesellschaft ein Ding an sich wäre. Aber eine Institution ist für eine Gesellschaft nur funktional, weil sie für die Menschen funktional ist. Es gibt keine funktionale Grundvoraussetzung für den Bestand einer Gesellschaft, außer der, daß sie ihre individuellen Mitglieder mit ausreichenden Belohnun-

---

1 Der Moralphilosph J. Bentham (1748-1832) gilt als Erneuerer des schon von Hobbes vertretenen Konzeptes, daß die Gesellschaftslehre, wenn sie Wissenschaft sein solle, Naturwissenschaft sein müsse. Der Philosoph und Nationalökonom J. St. Mill (1806-1873) verändert Benthams hedonistisches Individualprinzip zum altruitischen Individualprinzip und führt moralische Kategorien ein, vgl. auch Jonas (1976: 244f.).

2 A. Smith (1723-1790) ist einer der Theoretiker der schottischen Moralphilosophie. Die Internalisierung gesellschaftlicher Normen und Werte sowie die Objektivierung individueller Interessen in Institutionen wird von ihm als Einheit erkannt, vgl. auch Jonas (1976: 103f.).

3 Dieser theoretische Ansatz faßt Annahmen und Beziehungen über die Struktur und Funktion sozialer Systeme zusammmen und wurde im wesentlichen von T. Parsons entwickelt. Als Präsident der American Sociological Association (ASA) hielt Homans 1964 einen Vortrag mit dem Titel "Bringing Men Back In", wo er dem Strukturfunktionalismus vorwirft, soziale Tatbestände nur mit einer neuen Sprache zu beschreiben und die Weiterentwicklung der soziologischen Theorie zu behindern.

4 Hiermit ist das aus der klassischen Wirtschaftstheorie abgeleitete Verhaltensmodell eines rational wirtschaftenden Menschen gemeint.

5 Lerntheorien unterscheiden sich in die "klassischen" Ansätze, die einen Reiz für Aktivitäten voraussetzen (z. B. die S-R-Theorie) und die "kognitiven" Ansätze, die die durch Reize gebildeten kognitiven Strukturen als wesentlich für Aktivitäten sehen.

gen versorgt, um weiterhin zu garantieren, daß sie ihre Aktivitäten zur Aufrechterhaltung der Gesellschaft beitragen, und daß sie nicht nur als Mitglieder dieser Gesellschaft belohnt, sondern als Menschen."

Nach der Definition des Lexikons für Soziologie (Fuchs-Heinritz et al. 1994: 293) sind für den methodologischen Individualismus Sätze über gesellschaftliche Gruppen und Sachverhalte vollständig auf Sätze über Individuen reduzierbar. Hierbei geht es um zwei miteinander verknüpfte Aspekte: die *individuellen* und die *kollektiven* Effekte. Zu den individuellen Effekten zählen die sozialen Bedingungen individuellen Handelns, d. h. die Bedingungen, die sich aus dem sozialen Umfeld und den sozialstrukturellen Gegebenheiten für die Handlungsentscheidungen und die Handlungen von Individuen ergeben. Zu den kollektiven Effekten zählen die sozialen Folgen individuellen Handelns, d. h. jene Konsequenzen, die sich aus dem Handeln von Individuen für andere Individuen oder Gruppen von Individuen ergeben (vgl. Büschges 1985: 4f.). Von besonderem Interesse sind hier die unbeabsichtigten Folgen bzw. Konsequenzen absichtsvollen Handelns (auch als Rückwirkungseffekte bezeichnet, vgl. Boudon 1980: 123), die für die Enstehung sozialer Gebilde und sozialer Systeme verantwortlich sind. Der kritische Rationalist K. R. Popper bezeichnet die Analyse und die Prognose dieser Rückwirkungen als die Hauptaufgabe der Sozialwissenschaften (vgl. Popper 1980: 121).

Explizites Ziel des methodologischen Individualismus ist die Erklärung sozialer Strukturen und Prozesse durch Hypothesen über individuelles Verhalten mit seinen motivationalen und kognitiven Grundlagen unter Berücksichtigung der sozialen Bedingungen (vgl. Raub/Voss 1981). Dieses Ziel setzt die Entwicklung von *Handlungstheorien* voraus (vgl. auch Abschnitt 2.2.2).

Für die Konzeption soziologischer Forschungsprogramme, die individuelle und kollektive Effekte miteinander verknüpfen wollen, sind vier Annahmen zu beachten (vgl. Raub/Voss 1981: 22f.):

1. Für alle Individuen exitiert eine konstante menschliche Natur.
2. Es existieren soziale Interdependenzen zwischen den Individuen und unterschiedliche Formen ihrer Strukturierung.
3. Es existieren unintendierte Konsequenzen individueller Handlungen.
4. Institutionen bilden relevante Randbedingungen, die mit in die Erklärung sozialer Strukturen und Prozesse einfließen.

Innerhalb der soziologischen Theorietradition haben Ansäze, die von einem rational handelnden Akteur ausgehen, lange Zeit eine Außenseiterposition gehabt. Seit einigen Jahren sind Konzeptionen, die sich der individualistisch-rationalistischen Theorierichtung verpflichtet fühlen, verstärkt in der Diskussion. Die Ursache hierfür ist nicht eindeutig bestimmbar. Einerseits können die Individualisierungstendenzen der modernen Gesellschaft zu einer verstärkten Belebung des methodologischen Individualismus geführt haben, andererseits zeigt die soziologische Theorietradition eine, zumindestens tendenzielle, wechselnde Favorisierung von Gesellschafts- und Individualtheorien (vgl. Wiesenthal 1987).

In Deutschland haben vor allem V. Vanberg (1975) und K. D. Opp (1979) den verhaltenstheoretischen Ansatz von Homans bekannt gemacht.[6] Nach ihrer Auffassung ist das individualistische Programm einem "kollektivistischen" Programm[7] überlegen, da kollektive Akteure wie Institutionen selbst nicht handeln können und kollektives Handeln nur über das Handeln individueller Akteure untersucht werden kann. Die lerntheoretisch geprägten Konzeptionen von Homans standen zu dieser Zeit bei beiden Autoren im Vordergrund ihrer theoretischen Arbeiten.

2.1.2 Das Forschungsprogramm "Rational Choice"

Seit Anfang der 80er Jahre gibt es in der Soziologie eine individualistische Perspektive, die sich von den relativ unflexiblen lerntheoretischen Auffassungen der 70er Jahre löst und verstärkt ökonomische Argumentationen in die theoretische Debatte einbaut. Dieses Forschungsprogramm wird "Rational Choice" genannt.[8] Unter dieser Etikettierung versammeln sich nach Wiesenthal (1987: 434) verschiedene Axiome der Mikroökonomie (vgl. Becker 1982), der Spieltheorie (vgl. Rapoport 1980) und der Theorie öffentlicher Güter (vgl. Olson 1968), die Ereignisse auf intentionale Handlungen individueller und kollektiver Akteure zurückführen. Die Terminologie ist zwar stark ökonomisch geprägt, das Handeln von Individuen wird weiterhin als rationales Entscheidungshandeln aufgefaßt, aber unter Beachtung der Kritik von Simon (siehe weiter unten) wird das idealtypische Konzept des ökonomischen Verhaltensmodells verlassen.

Dieses idealtypische Konzept zeichnet den Menschen als bewußt rational handelnden Akteur, als *homo oeconomicus*. Dieser Mensch ist über seine Ressourcen vollkommen informiert und trifft seine Entscheidungen rational unter Berücksichtigung sämtlicher Handlungsalternativen, die er in seine strategischen Überlegungen einbezieht. Das Verhalten des rational handelnden

---

[6] Erwähnenswert sind hier die Debatten über die Auseinandersetzung einer gesellschaftstheoretisch oder individualistisch orientierten Theorie auf dem 17. Deutschen Soziologentag in Kassel 1974.

[7] Hierunter werden Makrotheorien wie der weiter oben erwähnte Strukturfunktionalismus verstanden.

[8] Auch wenn die amerikanische Soziologie heute maßgeblich die individualistische Perspektive prägt, darf nicht unerwähnt bleiben, daß in erster Linie Europäer auf dem Weltkongreß für Soziologie in Mexiko 1982 die individualistische Perspektive "Rational Choice" in Gang gesetzt haben (vgl. Raub 1982). Im amerikanischen Soziologenverband (American Sociological Association) gibt es seit längerem eine eigene Sektion "Rational Choice", im internationalen Soziologenverband (International Sociological Association) seit dem Weltkongreß in Bielefeld 1994 ein "Research Committee" (RC45). In der Deutschen Gesellschaft für Soziologie (DGS) ist eine Sektion "Modellierung sozialer Prozesse" gegründet worden, in der sich nach dem Rational Choice-Ansatz arbeitende Sozialwissenschaftler vereinigt haben.

Akteurs wird als kostenbewußtes und nutzenmaximierendes Wahlhandeln betrachtet. Das Konzept wird durch fünf Elemente gekennzeichnet (vgl. Frey 1989: 69f.; Opp 1989: 104f.; Smelser 1992: 385f.):

1. Der Einzelne handelt, d. h. die auf der Gesellschaftsebene beobachteten Ereignisse werden auf das Handeln von Personen zurückgeführt, wobei neben den individuellen Dispositionen der jeweilige Kontext (Institutionen, andere Personen) eingeschlossen wird.
2. Das menschliche Verhalten wird durch Anreize bestimmt, d. h. Personen handeln nicht zufällig, sondern ihr Handeln ist bestimmt durch Erwartungen und durch die Fähigkeit, je nach Informationslage, zielgerichtet und zukunftsbezogen zu reagieren. Die Handlungsmöglichkeiten werden nach Vor- und Nachteilen abgewägt.
3. Die Anreize werden durch Präferenzen und Einschränkungen hervorgerufen, d. h. Veränderungen im menschlichen Verhalten werden auf beobachtbare Veränderungen der durch die Einschränkungen bestimmten Möglichkeiten zurückgeführt und nicht auf Präferenzveränderungen, die nicht meßbar sind.
4. Einschränkungen wie monetäre Ressourcen oder rechtliche Bedingungen (Gesetze, Verordnungen etc.) bestimmen den zum Handeln verfügbaren Möglichkeitsraum.
5. Individuen führen Handlungen aus, die ihre Ziele - unter Berücksichtigung der Handlungsbeschränkungen - realisieren.

Rationalität ist nach dem ökonomischen Verhaltensmodell nicht selbst ein Ziel, sondern ein Mittel zur Zielerreichung (vgl. Frey 1989: 77). Der Ökonom und Nobelpreisträger G. S. Becker hat in seiner mikroökonomischen Haushalts- und Fertilitätstheorie die Handlungsbereiche des homo oeconomicus sehr umfassend ausgearbeitet (vgl. Becker 1981). In seiner Theorie werden Partnerbeziehungen, Eheschließung, Elternschaft, d. h. das gesamte Familienplanungsverhalten als Resultat rationaler Entscheidungen von Kosten-Nutzen-Abwägungen von Individuen, Paaren und Haushalten angesehen. Der Ökonom H. A. Simon (ebenfalls Nobelpreisträger) hat sich kritisch mit der theoretischen Konzeption von Becker auseinandergesetzt, ohne allerdings die Vorstellung von einem rational handelnden Akteur zu verlassen. Seine Kritik richtet sich insbesondere auf die Annahme, daß Indivdiduen vollständiges Wissen über ihre Handlungsmöglichkeiten hätten und das Handlungsergebnis sich ausschließlich aus der nutzenmaximierenden Handlungsalternative ergeben würde (Simon 1987: 31): "Utility maximization is neither a necessary nor a sufficient condition for the conclusion that was reached. The action comes from the empirical assumptions, including assumptions how people view their world.“ Individuen streben somit nicht notwendigerweise das Optimum des Erreichbaren an, sondern entscheiden sich für die Handlung, die sie zufrieden stellt. Diese Überlegung führt nicht zur grundsätzlichen Widerlegung des ökonomischen Verhaltensmodells, aber zu einer Differenzierung des Rationalitätsbegriffes in zwei Konzepte (vgl. Simon 1985: 294): das Konzept des *objectively rational choice* und das Konzept des *boundedly rational choice.*[9] Das erste Konzept wird aus den objektiven Randbedingungen der Situation und den gewählten Zielen der Personen abgeleitet. Verhalten wird durch objektive Bedingungen gesteuert, wobei alle möglichen Handlungsparameter miteinbezogen werden. Es handelt sich hier um eine *ökonomische* Version von Rationalität. Das zweite Konzept wird aus den Informationen der handelnden Personen über die Situation, aus den Fähigkeiten, Inferenzschlüsse zu ziehen und - wie beim ersten Konzept - aus den gewählten Zielen der Personen abgeleitet. Demnach wird Verhalten durch die gegebene Situation und durch die Handlungsparameter, die den Personen bekannt und bewußt sind, gesteuert. Es handelt sich hier um eine *psychologische* Version von Rationalität. Theorien, die diese Rationalitätsbegriffe zugrundelegen, müssen Hilfsannahmen (auxiliary assumptions) über den Nutzen und die Erwartungen von Personen machen, bevor sie empirisch zur Anwendung kommen können.

Opp baut in seinen empirischen Arbeiten zum Protestverhalten (vgl. Opp u. a. 1984; Opp/Roehl 1990) auf diese psychologische Version von Rationalität auf und plädiert für eine "weite" Theorie rationalen Handelns, die folgende Zusatzannahmen enthält (vgl. Opp 1994: 13f.):

1. Individuen sind nicht nur auf Grund harter Anreize wie Geld und Besitztümer motiviert zu handeln, sondern auch bestrebt, nach bestimmten Normen zu handeln oder Erwartungen von Bezugspersonen zu erfüllen.
2. Individuen handeln nicht nur auf Grund objektiver, d. h. aus der Sicht eines Beobachters, vorliegender Handlungsbeschränkungen, sondern vornehmlich auch auf Grund subjektiver, d. h. dem Handelnden sich vergegenwärtigenden Handlungsbeschränkungen.
3. Individuen sind nie vollständig informiert und daher können nur die tatsächlich vorliegenden Wissensbestände handlungsleitend sein.
4. Das bewußte Kalkulieren von Kosten und Nutzen ist für viele Situationen (z. B. beim Handeln aus Gewohnheiten) unangemessen. Personen werden durch Anreize gesteuert, d. h. sie handeln, als ob sie nach Kosten und Nutzen kalkulieren würden.
5. Subjektive Sachverhalte können unter Beibehaltung der zu erwartenden Meßfehler erhoben und in die empirische Überprüfung eines handlungstheoretischen Modells verwendet werden.

Im Forschungsprogramm "Rational Choice" wird demnach nicht nur zweckrationales Verhalten, geleitet von Eigennutz und gesteuert durch Kosten-Nutzen-Kalkulation zugelassen, sondern es werden positive *Handlungsselektionen* der Akteure (choices) und deren *Handlungsbeschränkungen* (constraints) berücksichtigt. Handlungsselektionen beziehen sich auf die weiter

[9] Die Untersuchungen zu den Rationalitätskonzepten sind in Simon (1982) zusammengefaßt.

oben getroffene Annahme, daß menschliches Handeln durch Präferenzen gesteuert wird. Handlungsbeschränkungen postulieren, daß menschliches Handeln Einschränkungen und/oder Möglichkeiten unterliegt (vgl. Wiesenthal 1987: 443).

Die theoretische Debatte wird heute durch den Chicagoer Soziologen J. S. Coleman geprägt, der zwar auch handlungstheoretisch argumentiert, d. h. die Ressourcen und Opportunitäten handelnder Individuen berücksichtigt, aber die Verknüpfung von Mikro- und Makroebene und die Untersuchung der Transformationsprozesse zwischen den Elementen auf diesen Ebenen als das entscheidende soziologische Problem ansieht. Er entwickelte eine "Sozialtheorie", die auch formal die Folgen individuellen Handelns für die Entstehung eines sozialen Systems und seine sozialstrukturellen Veränderungen evaluiert (vgl. Coleman 1990, 1995a, 1995b, 1995c). Die Untersuchung makrosoziologischer Zusammenhänge geschieht unter Rückgriff auf kollektives bzw. individuelles Verhalten unter Beibehaltung des Rationalitäsbegriffs im methodologischen Individualismus.[10]

Für die Grundlagen seiner Sozialtheorie bezieht sich Coleman auf ein Grundmodell soziologischer Erklärungen, das in Abschnitt 2.2.2 erläutert wird. Da dieses Modell einen analytisch-nomologischen Erklärungsbegriff voraussetzt, wird hierauf zuvor in Abschnitt 2.2.1 eingegangen.

2.2 Das Grundmodell soziologischer Erklärungen

2.2.1 Das Konzept der analytisch-nomologischen Erklärung

Für deduktive[11] Erklärungen in den Sozialwissenschaften wird das von Hempel und Oppenheim entwickelte Konzept der analytisch-nomologischen Erklärung (vgl. Hempel/Oppenheim 1948) verwendet, das ursprünglich für deduktive Ableitungen naturwissenschaftlicher Phänomene konzipiert war. Dieses Konzept besteht aus zwei Teilen: dem *Explanandum* (das zu Erklärende) und dem *Explanans* (das Erklärende).

Das Explanandum beinhaltet ein bestimmtes singuläres Ereignis (hier bezeichnet als y_i mit i als Koordinaten des Raums und der Zeit), das als Folge bestimmter Ursachen zu erklären ist. Spezielle Sachverhalte und fixierte Angaben über Ort und Zeit des Auftretens sind Bestandteil eines singulären Ereignisses.

Das Explanans differenziert sich in zwei Bestandteile: *Allgemeine Gesetze* und *Randbedingungen.* Allgemeine Gesetze beschreiben eine funktionale Be-

---

[10] In diesem Zusammenhang untersucht Coleman (1990, 1995a) elementare Handlungen und Handlungsbeziehungen (Herrschaft, Vertrauen etc.) sowie Handlungsstrukturen (Herrschaftssysteme, Vertrauenssysteme etc.).

[11] Deduktion ist eine Grundform des logischen Schließens. Im allgemeinen wird mit der Deduktion der logische Schluß vom *Allgemeinen* zum *Besonderen* bezeichnet. Der umgekehrte Schluß ist die Induktion.

ziehung zwischen Ursachen und Folgen (hier bezeichnet als $x \to y$), die oft als Kausalbeziehung interpretiert wird. Formal können diese funktionalen Beziehungen in der Art von "wenn ..., dann ..." oder "je ..., desto ..."-Sätzen oder als mathematische Funktionen[12] formuliert werden. Randbedingungen sind Beschreibungen darüber, ob die im allgemeinen Gesetz beschriebenen Ursachen auch tatsächlich vorliegen. Die Randbedingungen beziehen sich daher im Unterschied zum allgemeinen Gesetz immer auf spezielle Sachverhalte, d. h. auf singuläre Ereignisse (hier bezeichnet als x_i).

Das Prinzip der deduktiven Erklärung nach Hempel und Oppenheim läßt sich folgendermaßen zusammenfassen: Gilt ein bestimmtes allgemeines Gesetz in der Form $x \to y$, und liegt die Randbedingung x_i tatsächlich vor, so muß das Explanandum y_i auch vorliegen. Aus dem allgemeinen Gesetz und den Randbedingungen folgt das Explanandum logisch. Eine wissenschaftliche Erklärung besteht also in einer logischen Ableitung des Explanandums aus dem Explanans.[13] Vier Adäquatheitsbedingungen sind von Hempel und Oppenheim für die Anwendung ihres deduktiven Erklärungsschemas formuliert worden (vgl. auch Hempel 1974: 72):

1. Das Explanandum muß im Explanans logisch enthalten sein (y_i muß aus den Aussagen $x \to y$ und x_i folgen).
2. Das Explanans muß mindestens ein allgemeines Gesetz enthalten.
3. Das Explanans muß empirischen Gehalt besitzen.
4. Die Aussagen im Explanans müssen wahr sein.

Bei einer deduktiv-nomologischen Erklärung kann das Explanandum ein Ereignis an einem bestimmten Ort und zu einer bestimmten Zeit sein. Es kann sich aber auch um soziale Regelmäßigkeiten handeln, die zum Forschungsgegenstand der Soziologie zählen. Das Ziel von Erklärungen und die Frage nach allgemeinen (und kausalen) Gesetzmäßigkeiten für soziale Prozesse, die den zu untersuchenden Sachverhalt, das Explanandum, hinreichend erklären können, wird methodologisch für die Natur- und die Sozialwissenschaften nicht unterschiedlich betrachtet. Damit ist die Anwendung des analytisch-nomologischen Erklärungskonzeptes mit den Annahmen des methodologischen Individualismus und des Rational Choice-Programms vereinbar.

---

[12] Analog zum Regressionsmodell ist folgende lineare Beziehung denkbar: $y = a + bx$.

[13] Stegmüller (1978) führt aus, daß logisch zwischen einer *Erklärung* und einer *Prognose* kein Unterschied besteht: "Wenn E (Explanandum) vorgegeben ist und man hierauf nach Antecedensbedingungen (Randbedingungen) und Gesetzen sucht, aus denen E abgeleitet werden kann, so handelt es sich, soweit dies gelungen ist, um eine Erklärung. Wenn hingegen aus gegebenen Antecedensbedingungen und Gesetzen ein Satz E abgeleitet wird, der ein künftiges Ereignis beschreibt, so liegt eine Prognose vor." (Stegmüller 1978: 415; Hinzufügungen in Klammern durch den Autor)

2.2.2 Die Erklärung makrosoziologischer Phänomene durch mikrosoziologische Fundierung

Das Problem des Verhältnisses zwischen Mikro- und Makrosoziologie hat sich innerhalb der Soziologie zu einem Problem des Verhältnisses zwischen theoretischer und empirischer Forschung entwickelt. Die meisten theoretischen Soziologen fokussieren ihr Interesse auf die Phänomene in gesellschaftlichen Systemen als Ganzes, während empirische Sozialforscher in der Regel ihre Aufmerksamkeit der Erklärung individuellen Verhaltens widmen. Erklärungskonzepte zum individuellen Verhalten werden dem Forschungskontext der Soziologie üblicherweise nicht zugeordnet. Die Untersuchung individuellen Verhaltens ist aber gerade von einem prominenten Klassiker der Soziologie, E. Durkheim, in seiner Studie zum Selbstmord (vgl. Durkheim 1983) thematisiert worden. Über den Zusammenhang zwischen Religionszugehörigkeit und Selbstmordrate versucht er zu belegen, daß Protestanten eine höhere Selbstmordneigung haben als Katholiken und die letzteren eine - zumindestens tendenziell - höhere Selbstmordneigung als Personen jüdischen Glaubens. Individuelle Variablen (Rasse, Vererbung, Alkoholismus etc.) traten konstant über alle Religionsgruppen auf, so daß diese als Ursachen für den dargelegten Zusammenhang ausschieden. Vielmehr sieht Durkheim erst Unterschiede in der sozialen Umgebung des Einzelnen (beispielsweise die Normen und Werte einer Religionsgemeinschaft) als Verursacher der unterschiedlichen Selbstmordraten. Obwohl er die Selbstmordrate, im Gegensatz zur Sozialpsychologie, als soziale Variable einstuft, ist er letztendlich mit der Erklärung individuellen Verhaltens befaßt (beispielsweise durch den Grad der Anomie in der Gesellschaft oder den Grad der Isolation von Individuen).[14] Durkheim vertritt den Anspruch, eine Wissenschaft der Gesellschaft zu begründen, deren Gesetzesaussagen auf der Kollektivebene angesiedelt sind. Die Resultate sind aber eher empirische Verallgemeinerungen auf der Kollektivebene, angereichert mit impliziten individualtheoretischen Annahmen. Empirische Verallgemeinerungen allein können jedoch noch nicht die Erklärungsleistungen erbringen, die von Theorien im Rahmen des Rational-Choice-Programms erwartet werden. Es sind bestenfalls "black box"-Theorien, d.h. Aussagesysteme über Relationen zwischen Eingangsgrößen und Ausgangsgrößen, ohne Angabe der Mechanismen, die Eingangsgrößen in Ausgangsgrößen umsetzen. In der Erklärungsstrategie des methodologischen Individualismus wird die Aufhellung der "black box" auf der Ebene von Annahmen über individuelle Motivationen, Kognitionen und Handlungen gesucht (vgl. Abschnitt 2.1.1). Damit soll nicht behauptet werden, daß empirische Verallgemeinerungen ihren Wert verlieren, ihr Erkenntnisgewinn liegt aber eher im deskriptiven als im theoretisch-erklärenden Bereich.

Die Beziehungen von empirischen Verallgemeinerungen auf der Kollektive-

[14] Die theoretische Rekonstruktion der in Durkheims Studien implizit enthaltenen Individualannahmen diskutiert Lindenberg (1975).

bene (Makroebene) zu theoretischen Aussagen auf der Individualebene (Mikroebene) hat Coleman in Anlehnung an die Ausführungen von McClelland (1961) sehr anschaulich dargestellt. Er spaltet einen zwischen Makrovariablen behaupteten Zusammenhang in drei Typen von Beziehungen auf (vgl. Coleman 1987: 155ff; Coleman 1995a: 9f.):

1. In die Beziehung zwischen einer unabhängigen Variablen für die Gesellschaft und einer abhängigen Variablen für das Individuum (Typ 1),
2. in die Beziehung zwischen einer unabhängigen und einer abhängigen Variablen für das Individuum (Typ 2) und
3. in die Beziehung zwischen einer unabhängigen Variablen für das Individuum und einer abhängigen Variablen für die Gesellschaft (Typ 3).

Abb. 2.1: Das Grundmodell soziologischer Erklärung am Beispiel der Theorie von Weber (nach Coleman 1995a: 10)

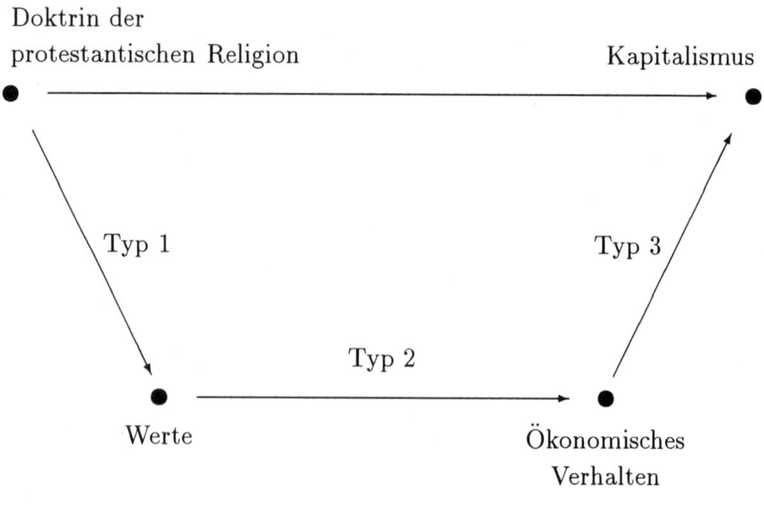

Coleman betrachtet diese Beziehungen nicht isoliert, sondern als ein Beziehungssystem zur Erklärung von gesellschaftlichem Wandel unter Berücksichtigung individueller Dispositionen. In einem Beispiel ordnet Coleman die zentrale These von M. Webers Werk "Die protestantische Ethik und der Geist des Kapitalismus" (1965) über den Zusammenhang zwischen protestantischer Ethik und der Entwicklung einer kapitalistischen Gesellschaftsform diesen drei Typen von Beziehungen zu (vgl. Coleman 1987: 154 und Abbildung 2.1):[15]

[15] Weber stützt seine Argumentation auf die "Tüchtigkeit" und den Antitraditionalismus

1. Die religiöse Ethik des Protestantismus erzeugt bestimmte Werte bei ihren Anhängern (Typ 1).
2. Individuen mit diesem Satz an Werten entwickeln bestimmte antitraditionalistische Orientierungen bezüglich ökonomischen Verhaltens (Typ 2).
3. Antitraditionalistisch ökonomisches Verhalten führt zu einer kapitalistisch orientierten Wirtschaftsorganisation (Typ 3).

Insbesondere die zuletzt genannte Relation steht im Mittelpunkt von Colemans Arbeiten, weil sie von der Individualebene zur Gesellschaftsebene zurückführt. Auf das Beispiel bezogen ist hiermit "ein kombinierter oder gemeinsamer Effekt des ökonomischen Verhaltens vieler Individuen gemeint, der eine Entwicklung des Kapitalismus bewirkt" (Coleman 1995a: 11). Für die Erklärung der Entstehung kapitalistisch orientierter Organisationen ist die Beantwortung der Frage, welche Position und welche Anreizstruktur die in diesen Organisationen handelnden Personen haben, unerläßlich. In Webers Analysen sind hierzu aber keine Hinweise zu finden.

Abstrahierend von dem diskutierten Beispiel stellt sich methodologisch die Frage, welcher Typ von Beziehungen das primäre Interesse von Soziologen findet. Trotz vieler Kontroversen innerhalb der Soziologie dürfte die Kennzeichnung einer zentralen Aufgabe dieser Disziplin auf breite Zustimmung stoßen: Wie werden soziales Handeln und kollektive Phänomene (z.B. kollektive Wertvorstellungen, Institutionen, soziale Strukturen) verursacht? Mit dieser Fragestellung sind eindeutig Phänomene auf der Makroebene angesprochen. Der Umstand, daß auf der Ebene, der das primäre Interesse aller Soziologen gilt, nur deskriptive Aussagen bzw. empirische Verallgemeinerungen (vgl. die Ausführungen zu Durkheim weiter oben) zu finden sind, und, daß für die Spezifikation von Mechanismen theoretische Aussagen auf der Individualebene erforderlich sind, führt zu der Konsequenz, Theorien zu formulieren, die soziale Phänomene im Sinne des diskutierten Schemas von Hempel und Oppenheim deduktiv erklären können.

H. Esser hat nun, basierend auf das in Abbildung 2.1 gezeigte Konzept, drei Schritte für ein Modell deduktiver Erklärung aufgezeigt, die äquivalent zu den von Coleman bezeichneten Relationen (Typ 1, 2 und 3) sind (Esser 1993: 94f.):

1. Die Logik der Situation (Typ 1),
2. die Logik der Selektion (Typ 2) und
3. die Logik der Aggregation (Typ 3)

Die *Logik der Situation* stellt die Verbindung zwischen der Makro-Ebene (spezielle soziale Situation) und der Mikro-Ebene (handelnde Individuen) her. Es wird festgelegt, welche Bedingungen in der Situation gegeben sind und welche Alternativen die handelnden Individuen haben. Die Verbindungen zwischen sozialer Situation und Individuen erfolgt bei der jeweiligen Erklärung

der kalvinistischen Doktrin, die das Wertsystem zur Entstehung des Kapitalismus geschaffen hat (vgl. Coleman 1995a: 8).

über Beschreibungen, die als *Brückenhypothesen* bezeichnet werden. Zu diesen Brückenhypothesen zählen perzipierte Handlungsalternativen der Akteure, perzipierte Handlungsfolgen[16] , die subjektive Bewertung und die subjektive Auftrittswahrscheinlichkeit dieser Handlungsfolgen[17] sowie die Handlungsrestriktionen bzw. Opportunitäten (vgl. auch Kelle/Lüdemann 1995: 252). Somit enthalten Brückenhypothesen die subjektiven Vorstellungen der Individuen über ihre Situation.

Die *Logik der Selektion* verbindet zwei Elemente auf der Mikroebene, die handelnden Individuen und das soziale Handeln. Die Eigenschaften der Akteure werden in der Handlungssituation mit der *Selektion* einer bestimmten Handlungsalternative verbunden. Diese Verbindung kann über eine (kausal formulierte) *Handlungstheorie* postuliert werden, die in ihren Ursachen die situationsspezifischen Erwartungen und Bewertungen der Akteure enthält und in ihren Folgen die verschiedenen, zur Wahl stehenden, Handlungsalternativen.[18] Die Wahl der geeigneten Handlungstheorie ist letztlich nur davon abhängig, ob diese die Formulierung von Brückenhypothesen zuläßt, allgemein formuliert und empirisch belegt ist und eine präzise Funktion für die Selektion der Alternativen angibt. In Kapitel 3 wird verdeutlicht, daß die hier gewählte Mikrotheorie den Bedingungen einer Handlungstheorie genügt, um eine Relation des Typs 2 im Sinne von Coleman abzubilden.

Die *Logik der Aggregation* beinhaltet die Transformation der individuellen Handlungseffekte auf das Explanandum der Makroebene. Es handelt sich somit um eine Mikro-Makro-Verbindung, die individuelle Handlungen mit kollektiven Folgen verknüpft. Diese aggregierenden Verknüpfungen werden als *Transformationsregeln* bezeichnet, die sowohl spezielle und inhaltliche Informationen als auch allgemeine und formale Ableitungen und Regeln enthalten (vgl. Esser 1993: 97). Die Formulierung von Transformationsregeln ist kompliziert, da die Art der Transformation von den jeweiligen Inhalten abhängt. Coleman (1995a: 25f.) beschreibt Fälle, in denen individuelle Handlungen Ergebnisse auf der Makroebene erklären können.[19] Formale Modelle der Ag-

---

16 Es können neben Handlungsfolgen auch Handlungsziele bestehen.

17 Hier fließen die ursprünglich in der Sozialpsychologie von Lewin und Tolman formulierten Konzepte von *Wert* und *Erwartung* ein. Wert erläuterte Lewin über den Begriff Valenz, während Tolman das Zielverlangen des Handelnden hervorhob. Erwartung wurde von Lewin als die Wahrnehmung des Handlungspfades umschrieben, der zum Zielbereich führt. Tolman sah in Erwartungen das erlernte Wissen um Zweck-Mittel-Bezüge (vgl. die historische Entstehung der Wert*Erwartungsansätze in Heckhausen 1980: 169f.).

18 Die Wert*Erwartungstheorie erfüllt diese Bedingung, da sie davon ausgeht, daß ein handelnder Akteur genau die Alternative wählt, bei der die *Nutzenerwartung* maximiert wird. Die Nutzenerwartung ist das Produkt des Wertes U bestimmter Folgen des Handelns mit der Erwartung p, daß diese Konsequenz mit dem Handeln eintritt ($U*p$). Gewählt wird demnach die Handlung mit der vergleichsweise höchsten Nutzenerwartung (vgl. Esser 1993: 95).

19 Beispielsweise führt ein bilateraler Austausch zwischen Tarifpartnern zu systembezogenen Ergebnissen, wie Tarifverträgen. Institutionelle Regeln bestimmen die Art und Interaktion zwischen den Akteuren.

gregation typischer Prozesse wie Gleichgewichtsprozesse im Markt oder in Spielsituationen können Teil dieser Transformationsregeln sein.[20]

Eine soziologische Erklärung eines bestimmten Explanandums besteht nach den Modellvorstellungen von Coleman und den Ausführungen von Esser aus drei Fragestellungen: 1. die *Beschreibung* der Situation über Brückenhypothesen, 2. die *Erklärung* der Handlungsselektionen durch eine allgemeine Handlungstheorie und 3. die *Aggregierung* der individuellen Handlungen zum kollektiven Explanandum durch Transformationsregeln. Die Gesamtheit der drei Schritte bildet eine, wie Esser formuliert, "*kausal*-analytische Konstruktion *zweiter* Ordnung" (Esser 1993: 97).

Opp et. al (1993) bzw. Opp/Gern (1993) und Lüdemann (1995) haben in Anlehnung an das Grundmodell soziologischer Erklärung (vgl. Abbildung 2.1) für ihre inhaltlichen Fragestellungen jeweils ein Mikro-Makro-Modell formuliert. Beide Modelle werden im folgenden kurz skizziert. Da die inhaltliche Umsetzung von Mikro-Makro-Modellen hier im Vordergrund der Betrachtung steht, wird auf die empirischen Ergebnisse der jeweiligen Untersuchungen nicht weiter eingegangen.

Ein Mikro-Makro-Modell zur Erklärung von politischem Protest

Opp et al. (1993) versuchten, mit retrospektiv erhobenen Daten einer Umfrage aus der Leipziger Bevölkerung die gewaltlosen Demonstrationen gegen die DDR-Regierung im Herbst 1989 theoretisch und empirisch mit Hilfe des Rational Choice-Ansatzes zu erklären. Eine reine makrosoziologische Erklärung ist nach Opp für das Aufkommen des kollektiven Protestverhaltens unbefriedigend. Die vom damaligen Präsidenten der UDSSR, M. Gorbatschow, eingeleiteten Reformen in der UDSSR werden gerne als Ursache für die Wende in der DDR genannt. Für den Rational Choice-Theoretiker bleibt aber die Frage unbeantwortet, inwieweit diese Reformbestrebungen die individuellen Anreize zu Protesten so verändern konnte, daß es zu gemeinsamen politischen Handlungen kam bzw. eine "neue soziale Bewegung" (vgl. auch Opp 1994) entstand.

Zur Beantwortung dieser Frage werden auf der Makroebene (vgl. Abbildung 2.2) zwei Ursachenfaktoren spezifiziert, die die Handlungsrestriktionen der Akteure beeinflussen: zunächst der *soziale Kontext,* bestehend aus sozialen Gruppen, persönlichen Netzwerken und koordinierenden Mechanismen, wie die regelmäßigen Montagsgebete in der Leipziger Nikolaikirche. Hierbei wird angenommen, daß Opportunitäten und Restriktionen der handelnden Akteure von den bestehenden sozialen Netzwerken abhängen, d. h. durch Kontakte Informationen ausgetauscht werden. Der zweite Faktor bezieht sich auf

[20] Spieltheoretiker wie Axelrod haben herausgefunden, daß die sogenannte "TIT FOR TAT"(Wie Du mir, so ich Dir)-Entscheidungsregel in unterschiedlichen Situationen die einfachste und auch die angemessenste war, vgl. Axelrod (1988).

politische Ereignisse, angefangen von den zunehmenden politischen Liberalisierungstendenzen in der damaligen UDSSR und in einigen anderen Staaten des Warschauer Paktes bis hin zur Duldung von illegalen Grenzüberschreitungen zwischen Österreich und Ungarn. Der kollektive *politische Protest* ist der Wirkungsfaktor auf der Makroebene, d. h. das Explanandum im Sinne des Schemas von Hempel und Oppenheim.

Auf der Mikroebene werden *Anreize* zur politischen Demonstration als zentrale Ursachenfaktoren spezifiziert, die über Brückenhypothesen mit den Makrovariablen verbunden sind. Diese Anreize differenzieren sich in soziale und moralische Anreize, den wahrgenommenen politischen Einfluß durch Protest und den Grad der staatlichen Repression als negativer Anreiz.[21] Zu den sozialen Anreizen gehören die Erwartungen, die Bezugspersonen äußern sowie deren positive Sanktionen wie Zuwendung und Anerkennung für das eigene Protestverhalten. Mit moralischen Anreizen sind "internalisierte" Normen gemeint, d. h. die Verpflichtung, sich an Protesten zu beteiligen. Die Entscheidung, an der Demonstration teilzunehmen, ist der Wirkungsfaktor auf der Mikroebene, der über eine geeignete Transformationsregel mit dem Kollektivereignis verbunden wird.

Abb. 2.2: Theoretisches Modell zur Erklärung von politischem Protest (nach Opp/Gern 1993: 660)

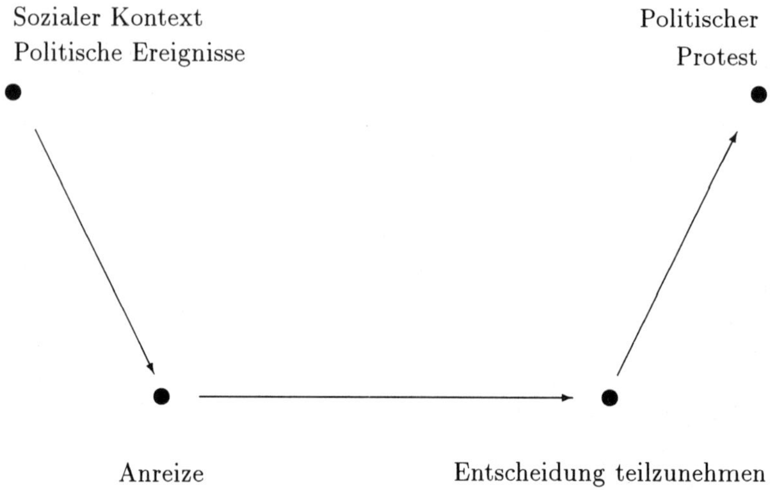

[21] Opp et al. (1993: 70f.) führen empirische Untersuchungen an, die zeigen, daß staatliche Sanktionen auch zu entgegengesetzten Effekten, also zu positiven Anreizen führen können. Die Autoren bezeichnen diese entgegengesetzte Wirkung als Radikalisierungseffekt.

Ein dynamisches Mikro-Makro-Modell zur Erklärung kollektiver Gewalt

Lüdemann (1995) hat versucht, die Entwicklung fremdenfeindlicher Gewalt theoretisch in einem dynamischen Mikro-Makro-Modell darzustellen (vgl. Abbildung 2.3). Das Explanandum im Sinne des Schemas von Hempel und Oppenheim wird als "Eskalation fremdenfeindlicher Gewalt" (Lüdemann 1995: 375) bezeichnet. Die relevanten Ursachenmerkmale der Makroebene sind die Wiedervereinigung und der Ausländeranteil in Deutschland, die Wirkungsfaktoren der Makroebene sind die Gesamthäufigkeit von Anschlägen und die Medienberichterstattung. Auf Grund der dynamischen Modellierung können die Wirkungsfaktoren ihrerseits wieder Ursachenmerkmale sein.

Die Befürchtungen, daß sowohl deutschstämmige Aussiedler aus Osteuropa als auch Übersiedler aus der ehemaligen DDR der damaligen BRD Nachteile bringen, haben die bereits vorhandenen negativen Einstellungen gegenüber Ausländern noch verstärkt. So werden bestimmte Folgen der Wiedervereinigung auf die Zunahme von Ausländern zurückgeführt, denen dann auch noch eine simplifizierende Rolle als "Sündenbock" für die Wahrnehmung eigener Handlungsrestriktionen zukommt.

Auf der Mikroebene sind zunächst die Wahrnehmungen und Bewertungen (Variable "Kogn." in Abbildung 2.3) von Ausländern, die zu bestimmten Einstellungen ("Att.") gegenüber Ausländern führen, von Bedeutung. Diese führen zu subjektiven Annahmen über die Folgen eines hohen Ausländeranteils und zur Ermittlung des Nettonutzens ("Nnutz.") der Handlungsfolgen eines Anschlages gegen Ausländer.[22] Die Verbindung zwischen dem Nettonutzen und dem Verhalten stellt Lüdemann über ein Schwellenwertmodell her, das sich auf die absolute Anzahl von Personen bezieht, die für den Handelnden subjektiv notwendig sind, ehe er selbst die Handlung ("Ansch.") ausführt (vgl. Lüdemann 1995: 369). Als Transformationsregel wird eine "analytisch-definitorische Aggregierungsrelation" (Lüdemann 1995: 376) verwendet, die die Beziehung zwischen Einzelhandlungen auf der Mikroebene und der Gesamthäufigkeit von Anschlägen gegenüber Ausländern herstellt.[23] Medienberichte über die Häufigkeit von Anschlägen übernehmen Informations- und Koordinierungsfunktionen für potentielle Gewalttäter und beeinflussen wiederum den Nettonutzen der Handlungsfolgen.

---

22 Der Nettonutzen eines Verhaltens bezieht sich auf die subjektiven Erwartungen und Bewertungen der Konsequenzen, die handelnde Personen mit der Ausführung oder Nicht-Ausführung eines Anschlags verbinden. Innerhalb der Nutzentheorie (Opp 1984) oder kognitiven Handlunsgtheorie (Esser 1981, 1984) wird Nettonutzen als subjektive Nutzenerwartung (subjective expected utility, abgekürzt SEU) bezeichnet.

23 Der in Abbildung 2.3 gezeigte Pfeil von der Mikro- auf die Makroebene zeigt demnach eine analytische Relation an.

Abb. 2.3: Dynamisches Modell zur Erklärung fremdenfeindlicher Gewalt (in Anlehnung an Lüdemann 1995: 375)

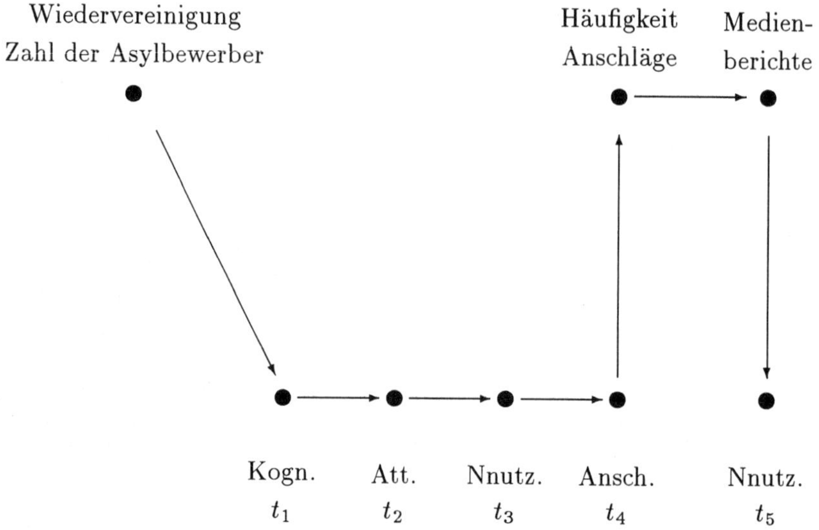

Zu den Abkürzungen, siehe den Text

Der Unterschied zwischen dem Mikro-Makro-Modell von Opp et al. und Lüdemann liegt im wesentlichen in der Dynamisierung: Während die Erklärung des Protestverhaltens der Leipziger Bevölkerung im Herbst 1989 als relativ abgeschlossener Prozeß betrachtet wird, unterliegen die Erklärungen zur kollektiven Gewalt gegenüber Ausländern einem Prozeß, der sich über die Zeit verändern kann. Das in Abbildung 2.3 verdeutlichte Modell zeigt insofern nur bestimmte *Sequenzen* zur Erklärung sozialer Prozesse. Das in der ersten Sequenz erklärte Explanandum (die Häufigkeit der Anschläge) wird in der folgenden Sequenz ein Teil des Explanans für ein weiteres Explanandum (die Medienberichte).[24] Das Grundmodell soziologischer Erklärung läßt sich somit in horizontaler Perspektive erweitern und erlaubt die Integration unterschiedlicher Typen sozialer Prozesse (vgl. hierzu die Ausführungen von Esser 1993: 107f.).

Eine Erweiterung dieses Grundmodells in vertikaler Perspektive führt zu sogenannten *Mehr-Ebenen-Modellen.* Wenn auch kollektive Phänomene als aggregierte Folge des situationsorientierten Handelns von Individuen prinzipiell auf der Makroebene erklärt werden können, bietet sich für eine differenziertere Betrachtung eine Erweiterung der Mikro-Makro-Perspektive durch

---

[24] Esser (1993: 103) kennzeichnet die Dynamisierung des Modells der soziologischen Erklärung als Spezialfall der *genetischen Erklärung,* die von Hempel im Zusammenhang mit der Möglichkeit, historische Prozesse analytisch-nomologisch zu analysieren, entwickelt wurde.

eine Zwischenebene, die *Meso-Ebene,* an. Diese Meso-Ebene verdeutlicht die Einbettung kollektiver Phänomene in weitere soziale Kontexte und umfassendere soziale Gebilde. Die Unterscheidung in gesellschaftliche Makrokontexte, die Meso-Ebene(n) der sozialen Gruppe(n) und die Mikro-Ebene des sozialen Handelns der individuellen Akteure macht eine soziologische Analyse komplizierter, aber auch adäquater (vgl. hierzu die Beispiele von Esser 1993: 113f.).

Insgesamt betrachtet scheint eine Erweiterung des Grundmodells soziologischer Erklärung durch eine dynamische Perspektive in horizontaler Hinsicht und eine Mehr-Ebenen-Perspektive in vertikaler Hinsicht für viele zu erklärende Sachverhalte sinnvoll zu sein. Die Umsetzung des so erweiterten Grundmodells durch geeignete Brückenhypothesen, Handlungstheorien und Transformationsregeln in Anwendung auf das kollektive Phänomen "Sexualverhalten" wird Gegenstand des Abschnitts 2.4 sein.

Zuvor soll im folgenden Abschnitt 2.3 eine umfassende Einführung in den inhaltlichen Rahmen dieser Arbeit gegeben werden, die die wesentlichen "Variablen" für ein zu entwickelndes Mikro-Makro-Modell zum Sexualverhalten verdeutlicht. Hierbei wird einerseits die Entwicklung der AIDS-Infektionsrate seit den 80er-Jahren für unterschiedliche Personengruppen aufgezeigt, andererseits Implikationen für eine handlungstheoretisch orientierte Forschung über AIDS-präventives Verhalten verdeutlicht.

2.3 Die weltweite Ausbreitung des HIV und die Implikationen für eine Forschung über risikominimierendes und präventives Sexualverhalten

2.3.1 Entwicklungen und Trends der HIV-Infektionen und der AIDS-Fälle

Im Jahre 1981 berichteten die amerikanischen CDC (Centers for Disease Control) in Atlanta über fünf Homosexuelle, die an einer seltenen Infektion[25] erkrankt waren. Wenige Monate später konnte bei weiteren 26 Homosexuellen ein mit dem Gefäßsystem zusammenhängende Tumorart (Karposi-Sarkom) identifiziert werden, die Rückschlüsse auf eine Schwächung des Immunsystems zuließ. Bemerkenswert und neu an der Tumorerkrankung war das gleichzeitige Auftreten von bösartigen Geschwülsten und fieberhaften Entzündungen an jüngeren Personen, bei denen derartige Symptome bisher nicht festgestellt wurden. Im Jahre 1982 wurden auf Grund zunehmender Krankheitsfälle mit ähnlichen Symptomen diese unter dem Namen AIDS (Acquired Immune Deficiency Syndrome) zusammengefaßt.[26] Der Begriff AIDS wird angewandt für

---

[25] *Pneumocystis carinii* pneumonia (PCP): Erreger einer interstistiellen plasmazellulären Pneumonie, vgl. Pschyrembel (1982: 940)

[26] Das klinische Bild von AIDS wurde von den CDC in folgender Weise definiert: "Auftreten einer Erkrankung, die einen Defekt zellulärer Immunität zumindestens einigermaßen wahrscheinlich macht bei gleichzeitiger Abwesenheit einer schon bekannten Immunschwäche beziehungsweise jeder anders erklärbaren Herabsetzung der Immunität." (vgl.

jede nennenswerte Immunschwäche, für die keine andere Erklärung vorliegt. Intensiv wurde in den letzten Jahren daran gearbeitet, die Ursache für das Auftreten der Immunschwäche AIDS zu finden, um diese zu bekämpfen. Als Verursacher konnte ein Retrovirus, genannt HIV (Human Immunodeficiency Virus), ermittelt werden, der sich in einem speziellen weißen Blutkörperchen (T-4-Lymphozyt) mit lebenswichtigen Aufgaben bei der Regulation der Immunantwort einnistet. Der Virus vermehrt sich erst dann, wenn das weiße Blutkörperchen durch eine andere Infektion (z. B. das Karposi-Sarkom) stimuliert wird. Die Vermehrung führt zum Absterben der für das Immunsystem wichtigen weißen Blutkörperchen und letztendlich zu einer so starken Schwächung des Immunsystems, daß Infektionen, die normalerweise ungefährlich sind, zum Tode führen können.

Bei den meisten HIV-Infektionen verläuft die Krankheit zunächst nach gleichem Muster, wobei die Zeitabstände zwischen den unterschiedlichen Erkrankungsphasen extrem variieren können.[27] Das Endstadium AIDS ist durch eine Immunschwäche geprägt, in deren Folge es zu opportunistischen Infektionen und Tumoren kommt (vgl. die aufgelisteten Krankheitsbilder in RKI 1995: 114).

HIV ist u. a. im Blut, im Sperma und in der Muttermilch nachgewiesen worden. Daher findet eine Verbreitung dieses Virus über den intravenösen Gebrauch von Drogen, ungeschützte Sexualkontakte und Schwangerschaften infizierter Frauen (sogenannte prä- oder perinatale Infektion) statt. Das Infektionsrisiko ist bei Sexualkontakten, insbesondere durch den bei Homosexuellen gebräuchlichen Analverkehr, am größten.

Seit 1982 ist ein rapider Anstieg der Krankheitsfälle und eine kontinuierliche Ausbreitung von AIDS zu verzeichnen. Bis Ende Juni 1995 wurden von der Weltgesundheitsorganisation (WHO) 1.169.811 Erkrankungen weltweit registriert, wobei sich 35.7% auf den afrikanischen Kontinent, 49.6% auf

Jensen 1990: 10; Brookmeyer/Gail 1994: 3)

[27] Im natürlichen Verlauf der HIV-Infektion werden folgende wichtige Abschnitte unterschieden:

- Die Infektion, deren Zeitpunkt selten festgestellt werden kann (z. B. bei Bluttransfusionen),
- die Inkubationszeit bis zum Auftreten von Antikörpern im Blut (Serokonversion);
- die Zeitspanne (Latenzzeit) zwischen Serokonversion und Manifestation der HIV-typischen Erkrankungen, die sich über viele Monate und Jahre hinzieht,
- das Stadium des leichten Lymphadenopathie-Syndroms (LAS) mit generalisierter Lymphknotenschwellung, wobei noch keine bedeutsame Abwehrschwäche besteht,
- das Stadium des schweren Lymphadenopathie-Syndroms (AIDS-related complex, abgekürzt ARC) mit Fieber, Gewichtsverlust, Durchfall und leichten opportunistischen Infektionen, wobei bereits eine bedeutsame Abwehrschwäche besteht und
- das Vollbild von AIDS mit schwerem Immundefekt und daraus resultierenden Infektionen und Tumoren.

Zur Virologie und Immmunologie des HIV, vgl. Deutscher Bundestag (1988: 67f.).

den amerikanischen Kontinent, 12.1% auf Europa, 2.0% auf Asien und und 0.01% auf Ozeanien verteilen (WHO 1995). Bis Dezember 1995 registrierte die WHO 1.291.810 Erkrankungen, was eine Steigerung um mehr als 25% gegenüber den Zahlen von 1994 bedeutet (WHO 1996). Es muß aber darauf hingewiesen werden, daß die Statistiken der WHO nur die Fälle berücksichtigen, die ein voll ausgeprägtes Krankheitsbild zeigen. Außerdem veröffentlichen viele Länder aus unterschiedlichen Gründen ihre Zahlen nicht oder machen niedrigere Angaben. Die WHO schätzt die weltweite Zahl der HIV-Infektionen auf etwa 21 Millionen Erwachsene und mehr als 1.5 Millionen Kinder, wobei sich zwei Drittel auf den afrikanischen Kontinent verteilen.

Die überraschend hohe Quote für den amerikanischen Kontinent ist darum auch auf die präzise Erfassung der relevanten epidemiologischen Daten durch die CDC zurückzuführen. Etwa 76% der für den amerikanischen Kontinent gemeldeten AIDS-Fälle fallen auf die USA. Die bis Ende Juni 1996 registrierte Zahl beträgt 506.538. Hiervon sind 51% homo- oder bisexuelle Personen, 32% Drogenabhängige und 8% heterosexuelle Personen (CDC 1995).[28]

In Deutschland sind nach dem Beginn der systematischen Erfassung durch das AIDS-Fallregister des AIDS-Zentrums im Robert-Koch-Institut (RKI, Berlin) vom Jahre 1982 bis zum 31. 3. 1996 insgesamt 14.518 Personen mit AIDS-Infektion registriert (RKI 1996a: 5). 67.3% dieser Fälle sind homo- oder bisexuelle Personen, 14.6% Drogenabhängige und 5.4% sind Heterosexuelle.[29] Etwa 64.5% aller infizierten Personen sind bis März 1996 verstorben. Neben den Fallberichten über eine AIDS-Erkrankung werden vom AIDS-Zentrum positive HIV-Bestätigungsteste auf Grund einer Laborberichtsverordnung[30] anonym erfaßt.

Durch die systematische Erfassung läßt sich heute über einen Zeitraum von etwa 12 Jahren die Entwicklung der AIDS-Infektionsrate für die unterschiedlichen Personen- bzw. Fallgruppen verfolgen. Während für die homo- und bisexuellen Personen sowie Drogenabhängige nahezu ein Gleichgewicht erreicht ist, nimmt die Zahl der heterosexuell Infizierten weiter zu (von 2.3% vor 1988 auf 7.4% im Jahre 1995). Werden die Heterosexuellen nach Geschlecht differenziert, dann ist für die Frauen eine höhere Steigerungsrate festzustellen (RKI 1996b: 14). Bei den an AIDS erkrankten Frauen sind heterosexuelle Kontakte der am zweithäufigsten genannte Infektionsweg (30%).

Trotz dieser zunehmenden Tendenz wird nach dem heutigen Informationsstand nicht von einer eigenständigen Epidemie innerhalb der allgemeinen hete-

[28] Die restlichen AIDS-Fälle verteilen sich auf Hämophile (1%), Infektionen durch Bluttransfusionen (1%) und Fälle ohne Angaben (7%). Die Anzahl der Personen unter 13 Jahren mit AIDS-Infektion beträgt 6948.

[29] Die restlichen Fälle verteilen sich auf Hämophile (3.4%), Infektionen durch Bluttransfusionen (1.8%), Personen, die aus Ländern mit einer hohen HIV-Prävalenz und vorwiegender heterosexueller Transmission als Übertragungsweg stammen (z. B. Zentral- und Westafrika, 1.6%), HIV-infizierte Kinder (0.6%) und Fällen ohne Angaben (5.4%), vgl. RKI (1996a: 10).

[30] BGBl. III 2116-1-8-2 vom 1. 1. 1988 zitiert aus RKI (1995: 120).

rosexuellen Bevölkerung ausgegangen, da die absolute Anzahl der infektiösen Kontakte dafür nicht ausreicht. Eine endemische Verbreitung in einzelnen Subgruppen ist aber trotzdem nicht auszuschließen. Auf Grund der in Kapitel 5 erörterten Längsschnittstudie zur Jugendsexualität wird im folgenden insbesondere der aktuelle Stand der Infektionen für die Gruppe der Jugendlichen und jungen Erwachsenen hervorgehoben.

Tab. 2.1: Verteilung der AIDS-Fälle (oben) und der bestätigten HIV-Antikörperteste (unten) in Deutschland für die Altersgruppe zwischen 15 und 24 Jahren (Stand: 30. 6. 1996, RKI 1996b)

Verteilung der AIDS-Fälle						
Infektions-risiko	Altersgruppe				Gesamt	
	15-19 Jahre		20-24 Jahre			
	Anzahl	Anteil	Anzahl	Anteil	Anzahl	Anteil
Homo/Bi	10	14.7%	208	46.6%	218	42.4%
IVDA	6	8.8%	69	15.5%	75	14.6%
Hämo	40	58.8%	72	16.1%	112	21.8%
Trans	3	4.4%	8	1.8%	11	2.1%
Hetero	2	2.9%	37	8.3%	39	7.6%
Pattern-II	5	7.4%	29	6.5%	34	6.6%
Unbekannt	2	2.9%	23	5.2%	25	4.9%
Gesamt	68	100.0%	446	100.0%	514	100.0%

Verteilung der bestätigten HIV-Antikörperteste						
Infektions-risiko	Altersgruppe				Gesamt	
	15-19 Jahre		20-24 Jahre			
	Anzahl	Anteil	Anzahl	Anteil	Anzahl	Anteil
Homo/Bi	115	9.2%	1051	13.9%	1166	13.3%
IVDA	115	9.2%	1033	13.7%	1148	13.1%
Hämo	251	20.0%	267	3.5%	518	5.9%
Trans	14	1.1%	39	0.5%	53	0.6%
Hetero	67	5.3%	396	5.3%	463	5.3%
Pattern-II	62	4.9%	226	3.0%	288	3.3%
Unbekannt	632	50.3%	4523	60.0%	5155	58.6%
Gesamt	1256	100.0%	7535	100.0%	8791	100.0%

Homo/Bi	=	Homo- oder bisexuelle Männer
IVDA	=	intravenös Drogenabhängige
Hämo	=	Hämophile
Trans	=	Empfänger von Bluttransfusionen (außer Hämophilie)
Hetero	=	Heterosexuelle Kontakte (außer Pattern-II-Länder)
Pattern-II	=	Heterosexuelle Kontakte mit Personen aus Pattern-II-Länder (nach der Definition durch die WHO sind dies Länder, in denen HIV endemisch ist und überwiegend heterosexuell übertragen wird)
Unbekannt	=	Keine Angaben

Betrachtet man Jugendliche und junge Erwachsene in der Altersgruppe zwischen 15 und 19 Jahren, so beträgt die Anzahl der bis zum 30. 6. 1996 gemeldeten AIDS-Infektionen 68 (davon 7 Frauen), dagegen in der Altersgruppe zwischen 20 und 24 Jahren 446 Personen (davon 97 Frauen, vgl. Tabelle 2.1, oberer Teil). Die Anzahl der bestätigten HIV-Antikörperteste fällt allerdings weit höher aus: Für die Altersgruppe zwischen 15 und 19 Jahren sind es 1256 (davon 330 Frauen) und für die Altersgruppe zwischen 20 und 24 Jahren 7535 Personen (davon 2210 Frauen, vgl. Tabelle 2.1, unterer Teil).

Nach den Homo- bzw. Bisexuellen (42.4%), den Hämophilen (21.8%) und den Drogenabhängigen (14.6%), d. h. den auch in der Erwachsenenpopulation stark betroffenen Personengruppen, liegt der Anteil der heterosexuell AIDS-Infizierten bei 7.6% (in der Altersgruppe zwischen 20 und 24 Jahren sogar bei 8.3%).

Zum Vergleich werden die Angaben der amerikanischen CDC herangezogen, die nach männlichen und weiblichen AIDS-Infizierten differenziert sind (vgl. Tabelle 2.2). Aus dieser Zusammenstellung ist eindeutig erkennbar, daß es ein unterschiedliches Infektionsrisiko für männliche und weibliche Jugendliche und junge Erwachsene gibt: Während für homo- bzw. bisexuelle Jugendliche das Risiko am höchsten ist und der Anteil der Infektion durch heterosexuelle Kontakte vergleichsweise unbedeutend ist (3.4%), werden bei Frauen mehr als 51% der Infektionen durch heterosexuelle Kontakte verursacht. Der hohe Anteil auch bei den zwischen 13 und 19 Jahre alten weiblichen Jugendlichen (54%) macht deutlich, wie nötig effektive Präventionskampagnen und Interventionen sind, um das Wissen über AIDS und über Methoden der Verhütung zu erhöhen.

Insgesamt sind die Anteile der jugendlichen bzw. jungen homo- oder bisexuellen infizierten Personen, der Drogenabhängigen und der Heterosexuellen in den USA höher als in Deutschland während die Anteile für die Hämophilen und die durch Bluttransfusion infizierten Personen niedriger ausfallen.[31]

Auf Grund der sexuellen Liberalisierung in der Jugendphase werden die ersten sexuellen Erfahrungen von Jugendlichen heute früher gemacht.[32] Sexuelle Beziehungen sind gerade in und kurz nach der Pubertätsphase kürzer, ohne daß dieses Verhalten als Promiskuität (häufig wechselnde Partnerschaft) erlebt wird. Die sexuelle Orientierungsphase von Jugendlichen und jungen Erwachsenen birgt damit insgesamt die Gefahr, daß auf Grund fehlender Informationen über Ansteckungsrisiken und Verhütungsmöglichkeiten die AIDS-Infektionsrate für diese Subpopulation ansteigt.

---

31 Für den Vergleich ist zu beachten, daß die CDC die jüngere Altersgruppe schon ab 13 Jahren definiert, das AIDS-Zentrum diese erst ab 15 Jahren.

32 Beispielsweise berichten Oswald/Pforr (1994) in einem Vergleich zum Sexual- und Verhütungsverhalten von Jugendlichen aus Ost- und Westberlin, daß 46% (West) bzw. 34% (Ost) der 16jährigen und älteren Jugendlichen koituserfahren waren.

Tab. 2.2: Verteilung der AIDS-Fälle in den USA für die Altersgruppe zwischen 13 und 24 Jahren getrennt nach Geschlecht (Stand: 31. 12. 1995, CDC 1995)

Männliche AIDS-Infizierte						
Infektions-risiko	Altersgruppe				Gesamt	
	13-19 Jahre		20-24 Jahre			
	Anzahl	Anteil	Anzahl	Anteil	Anzahl	Anteil
Homo/Bi	578	38.0%	10646	74.0%	11224	70.5%
IVDA	97	6.0%	1803	13.0%	1900	11.9%
Hämo	646	42.0%	539	4.0%	1185	7.4%
Trans	66	4.0%	101	1.0%	167	1.0%
Hetero	38	2.0%	505	3.0%	543	3.4%
Unbekannt	109	7.0%	802	5.0%	911	5.7%
Gesamt	1534	100.0%	14396	100.0%	15930	100.0%

Weibliche AIDS-Infizierte						
Infektions-risiko	Altersgruppe				Gesamt	
	13-19 Jahre		20-24 Jahre			
	Anzahl	Anteil	Anzahl	Anteil	Anzahl	Anteil
IVDA	132	16.0%	1430	31.0%	1562	29.0%
Hämo	9	1.0%	12	0.0%	21	0.0%
Trans	60	7.0%	105	2.0%	165	3.0%
Hetero	440	54.0%	2338	51.0%	2778	51.0%
Unbekannt	179	22.0%	674	15.0%	853	16.0%
Gesamt	820	100.0%	4559	100.0%	5379	100.0%

Zu den Bezeichnungen der Infektionsrisiken, siehe die Legende der Tabelle 2.1

Da bislang wegen des fehlenden Impstoffes keine Therapie oder Immunisierung des HIV vorgenommen werden kann, müssen Präventions- und risikominimierende Verhaltensstrategien zur Eindämmung der Ansteckungen entwickelt und angewendet werden.

Die Enquete-Kommission des Deutschen Bundestages[33] stellte in ihrem Zwischenbericht fest, daß es bis zum Jahre 1988 keine repäsentativen Untersuchungen über das tatsächliche Sexualverhalten der Gesamtbevölkerung für die Bundesrepublik Deutschland gibt und daß speziell über die Auswirkungen von AIDS auf das Sexualverhalten der heterosexuellen Population keine Studien vorliegen (vgl. Deutscher Bundestag 1988: 43). Ende 1988 wurden die Sozialwissenschaften in das AIDS-Förderprogramm des Bundesministeriums für Forschung und Technologie (BMFT) einbezogen. Die bereitgestellten Mittel hatten einen Umfang von 7.6 Millionen DM (vgl. Deutscher Bundestag 1990: 548).[34] Das BMFT betrachtete die geförderten und noch in der Durchführung

[33] Die Enquete-Kommission "Gefahren von AIDS und wirksame Wege zu ihrer Eindämmung" wurde im Mai 1987 durch den 11. Deutschen Bundestag eingesetzt.

befindlichen Forschungsprojekte als einen Ansatzpunkt zur Wiederbelebung der fast fehlenden deutschen Public-Health-Forschung.

Präventionsmaßnahmen gegenüber AIDS können sich einerseits auf gesetzliche Regelungen stützen, die auf eine direkte Verhaltensbeeinflussung auch unter Einsatz von Zwangsmaßnahmen[35] zielen, sich andererseits auch auf Aufklärungskampagnen beziehen, mit deren Hilfe Personen zu freiwilligen Schutzmaßnahmen veranlaßt werden sollen.

Durch seine Mitarbeit an der Enquete-Kommission hat der Sozialwissenschaftler R. Rosenbrock wesentliche Teile seines Präventionskonzeptes in die staatliche *Primärprävention,* d. h. in die Gestaltung und Durchführung von Kampagnen zielgruppenspezifischer Prävention, einbringen können. Dieses auf Kampagnen gestützte Präventionskonzept hat drei Stufen (vgl. Rosenbrock 1988: 13f.):

1. Die zentralstaatliche Organisation allgemeiner Prävention in Form von bevölkerungsweit gestreuten Botschaften über geeignete Massenmedien, wobei diese Botschaften über die Risikosituationen (penetrierender Geschlechtsverkehr) und die individuellen Schutzmöglichkeiten mit hoher Sicherheit (Kondome) aufklären sollen.
2. Die Entwicklung zielgruppenspezifischer Kampagnen, die sich an homosexuelle und promisk lebende heterosexuelle Personen wenden, wobei nicht nur die Informationsvermittlung im Vordergrund stehen soll, sondern auch Einstellungs- und Verhaltensänderungen erreicht werden sollen.
3. Die persönliche Beratung von Personen, die riskant im Sinne einer möglichen Ansteckung durch AIDS leben oder gelebt haben, wobei die Risikolage zu klären ist und Möglichkeiten der individuellen Prävention zu besprechen sind.

In diesem Konzept geht es um die Umsetzung der Regel, daß Menschen ihr Verhalten dann an ehesten ändern, wenn sie sich von der Ansteckungsgefahr persönlich betroffen fühlen, überzeugt sind, sich durch eigenes Verhalten vor der Gefahr schützen zu können, von der eigenen sozialen Umgebung positiv zur Verhaltensänderung beeinflußt werden und die als notwendig angesehene Verhaltensänderung in ihre bestehende Lebensweise integrieren können.

---

34 Zu diesem Zeitpunkt stand die sozialwissenschaftliche AIDS-Forschung in der Bundesrepublik erst am Anfang. Der Förderschwerpunkt AIDS des BMFT besteht seit 1983, wobei zunächst naturwissenschaftliche Forschungsvorhaben gefördert wurden. Der Umfang der bereitgestellten Mittel betrug 85 Mio. DM (vgl. Deutscher Bundestag 1990: 548).

35 Die weitestgehenden gesetzlichen Vorschläge zum "Schutz" der Bevölkerung gegen AIDS-Infizierte wurden Mitte der 80ger Jahre von dem damaligen parlamentarischen Staatssekretär im bayrischen Innenministerium, Peter Gauweiler, formuliert. Die bayrische Staatsregierung stellte einen Maßnahmenkatalog zur Ermittlung AIDS-infizierter Personen auf, der sich auf das Seuchenrecht, das Polizeirecht und das Ausländerrecht stützt. Die gesundheitspolitische Wirksamkeit dieser sogenannten "Suchstrategie" (Rosenbrock 1988: 18) erwies sich als weitgehend unwirksam.

In einer Bestandsaufnahme zur Situation der Primärprävention (Verhütung der HIV-Infektion) kam die Enquete-Kommission zu der Feststellung, daß außerhalb strikter Monogamie die Kondombenutzung als Mittel zur Prävention gegenüber AIDS zu empfehlen ist (vgl. Deutscher Bundestag 1988: 144). Um Verhaltensänderungen zu erzielen, müssen Aufklärungskampagnen die Wichtigkeit der Kondombenutzung hervorheben, wie sie beispielsweise durch die Kino- und Fernsehkampagnen der Bundeszentrale für gesundheitliche Aufklärung (BZgA) vorgenommen werden. Für die Situation der Jugendlichen und jungen Erwachsenen wird von der Kommission die Wichtigkeit betont, das Informationsdefizit hinsichtlich der Infektionsgefahr und der Schutzmaßnahmen zu verringern. Präventionsaussagen sind neben der Wissensvermittlung über Infektionswege in einer klaren, offenen und nicht-moralisierenden Sprache mit Verhaltensregeln zu benennen, die bis zu einer dauerhaften Partnerschaft auf die Anwendung von Kondomen beim Gechlechtsverkehr hinauslaufen (vgl. Deutscher Bundestag 1988: 170).[36]

Mit einer langfristig angelegten und jährlich durchgeführten Evaluationsstudie begleitet die BZgA ihre AIDS-Aufklärungskampagnen seit 1987. Im einzelnen wird die Reichweite der Kampagnen, der Informationsstand der Bevölkerung über AIDS, der Abbau irrationaler Ängste gegenüber AIDS-Kranken und die Förderung selbstbestimmten und verantwortungsbewußten Handeln untersucht (vgl. BZgA 1995).[37]

Bezüglich der Informationsquellen über AIDS zeigt sich, daß Massenmedien (Fernsehen und Zeitungen) eindeutig vor persönlichen Gesprächen, Büchern und Broschüren dominieren, wobei die redaktionelle Berichterstattung gegenüber den vergangenen Jahren zugenommen hat. 73% der Bevölkerung nennen die Fernsehspots, 56% Fernsehsendungen, 51% Zeitungsberichte und 24% Zeitungsanzeigen als Informationsquelle, während Gespräche mit Bekannten bzw. Verwandten von 21% bzw. 19%, Broschüren von 19% und Bücher von 6% der Bevölkerung angegeben werden (vgl. BZgA 1995: 7). TV-Spots und Zeitungsberichte haben die größte Gesamtreichweite. Hierbei muß berücksichtigt werden, daß die Kontaktraten in den neuen Bundesländern durchweg höher sind als in den alten.[38] Betrachtet man die Nutzung der Informationsquellen im Zeitverlauf zwischen 1987 und 1994 so ist die Entwicklung tendenziell rücklaufig, insbesondere im Vergleich der Jahre 1993 und 1994. Diese Tendenz wird auch nicht durch eine verstärkte interpersonelle Kommunikation aufge-

[36] Insbesondere die katholische Kirche unterläuft diese Empfehlungen dadurch, daß sie in ihren Aufklärungsbroschüren den alleinigen Kondomgebrauch zum Schutz vor AIDS als fatal und unzutreffend und erst den Geschlechtsverkehr in der Ehe als moralisch richtig und für die Prävention als das Sicherste deklariert, vgl. die Ausführungen zur Position der Kirchen in Deutscher Bundestag (1988: 57f.).

[37] Es werden jährlich etwa 3500 Personen ab 16 Jahren in den alten und neuen Bundesländern repräsentativ ausgewählt und befragt. Ein disproportional geschichteter Stichprobenplan sorgt für eine Überrepräsentanz der Befragten unter 45 Jahren, vgl. BZgA (1995: 5).

[38] Die Differenz beträgt bei den Zeitungsberichten 7%, bei den Zeitungsanzeigen sogar 20%.

fangen. Eine Folge wäre, daß die von der BZgA angestrebte und erreichte flächendeckende Information der Bevölkerung nicht mehr erreicht wird. Diese Entwicklung zeichnet sich aber bis jetzt nicht ab. Mindestens eine Informationsquelle wird von fast allen befragten Personen (99%) erreicht (vgl. BZgA 1995: 9). Ebenso bleibt die Entwicklung der Information über die Infektionsrisiken in Alltagssituationen über die Zeit stabil hoch. Beispielsweise wissen 98% der Befragten, daß ungeschützter Geschlechtsverkehr mit unbekannten Partner ein Infektionsrisiko bedeutet (vgl. BZgA 1995: 27). Allerdings bestehen Unsicherheiten darüber, ob Samen- und Scheidenflüssigkeit, Speichel und Schweiß die Übertragbarkeit des Virus ermöglichen.[39] Insgesamt gesehen nimmt die Berichterstattung über AIDS in den Medien für die Wahrnehmung und Nutzung staatlicher Angebote der AIDS-Prävention eine ebenso wichtige Rolle ein wie die Existenz von Informations- und Beratungsmöglichkeiten.

Im folgenden Abschnitt soll nun die bisherige Forschung über präventives Verhalten, also hauptsächlich der Gebrauch von Kondomen beim Geschlechtsverkehr, exemplarisch evaluiert werden. Da die heterosexuellen Beziehungen und insbesondere die von Jugendlichen und jungen Erwachsenen im Vordergrund der Betrachtung stehen, wird die vorgenommene Auswahl sich auch daran orientieren.

2.3.2 Einstellungen und Verhaltensweisen heterosexueller Personen gegenüber AIDS und HIV

In der allgemeinen Bevölkerungsumfrage der Sozialwissenschaften (ALLBUS), die alle zwei Jahre vom Zentrum für Umfragen, Methoden und Analysen (ZUMA) in Mannheim durchgeführt wird, wurden 1988 erstmals Fragen eingebaut, die sich auf AIDS und HIV beziehen. Diese Fragen sollten die Wahrnehmung von AIDS und die Besorgnis, sich mit HIV zu infizieren, messen sowie die Wirkung staatlicher und individueller Präventionsmaßnahmen erfassen (vgl. Koch 1990). In den ALLBUS-Untersuchungen 1990 und 1992 wurden diese Indikatoren teilweise repliziert.

In allen ALLBUS-Untersuchungen konnte ein hoher Wahrnehmungsgrad der Krankheit AIDS ermittelt werden (im Durchschnitt 99%, vgl. Häder 1994: 239). Im ALLBUS 1988 wurde die Einstellung der Befragten zu vier möglichen staatlichen Maßnahmen gegenüber AIDS-infizierten Personen ermittelt:

1. Höherer Beitrag in der gesetzlichen Krankenversicherung,
2. Entlassung eines Arbeitnehmers bei Infektion,
3. Verweigerung der Einreise infizierter Ausländer und
4. namentliche Meldepflicht infizierter Personen.

[39] Für die alten Bundesländer geben 74% an, daß der Virus durch Samenflüssigkeit übertragen wird, 64% sehen die Übertragbarkeit des Virus durch die Scheidenflüssigkeit, 83% schließen die Übertragung durch den Schweiß aus, aber nur 44% geben eine Nichtübertragung durch den Speichel an, vgl. BZgA (1995: 33).

Die Entlassung des Arbeitnehmers und den höheren Beitrag in der gesetzlichen Krankenversicherung wurde von den Befragten überwiegend abgelehnt (80% bzw 75%, vgl. Koch 1990: 7) während die Einreiseverweigerung von Ausländern überwiegend Zustimmung fand (67%). Die namentliche Meldepflicht wurde zu etwa gleichen Teilen befürwortet (44%) oder abgelehnt (42%).[40] Im ALLBUS 1990 und 1992 verstärkten sich die Ablehnungs- bzw. Befürwortungsquoten der ersten drei weiter oben aufgeführten staatlichen Maßnahmen in die gleiche Richtung während die zunächst unentschiedene Frage der Meldepflicht über die Jahre kontinuierlich zugunsten der Befürworter zunahm (vgl. Häder 1994: 243).[41]

Bezüglich der individuellen Präventionsmaßnahmen wurde im ALLBUS 1988, 1990 und 1992 zunächst global gefragt, ob persönlich irgendwelche Präventions- oder Schutzmaßnahmen unternommen worden sind oder in Zukunft unternommen werden. Personen, die diese globale Frage bejahten, sollten mögliche Präventionsstrategien nennen, die in Tabelle 2.3 für die einzelnen repräsentativen Bevölkerungsumfragen zusammengestellt sind.

Von den Befragten des ALLBUS 1988 berichteten insgesamt 21% über Präventionsmaßnahmen, im ALLBUS 1990 und 1992 waren es schon 28%. Die Betrachtung der einzelnen von den Befragten konkret genannten Präventionsmaßnahmen zeigen im Zeitverlauf kaum Veränderungen, die beispielsweise auf öffentliche Diskussionen, Medienberichte und AIDS-Aufklärungskampagnen zurückgeführt werden könnten. Die abnehmenden Nennungen bei der Vorsicht gegenüber fremden Personen, bei der Reduktion der Sexualpartner und bei der sexuellen Enthaltsamkeit deuten aber auf einige "Korrekturen" in der Bedeutung dieser eher untauglichen Maßnahmen der AIDS-Prävention hin. Bei wirkungsvollen Maßnahmen, wie dem Kondomgebrauch, zeigen sich allerdings kaum Veränderungen hinsichtlich einer verstärkten Nutzung.

Insgesamt betrachtet können mit den Ergebnissen aus dem ALLBUS 1988 bis 1992 nur tendenzielle Entwicklungen auf der Aggregatebene betrachtet werden, da diesen repräsentativen Befragungen, was die Wiederholung gleicher Fragen und Items betrifft, ein Trenddesign (jeweils neue Stichproben aus derselben Grundgesamtheit) zugrundeliegt. Individuelle Entwicklungen sind dagegen nur durch den Einsatz von wiederholten Befragungen der gleichen Personen anhand eines Paneldesigns analysierbar, wie die in Kapitel 5 erörterte empirische Studie zeigen wird (zum Vergleich von Panel- und Trenddesign, siehe Engel/Reinecke 1994: 3f.). Desweiteren sind die Fragen zu AIDS und AIDS-Prävention innerhalb des ALLBUS nicht in ein theoretisches Konzept zum Sexualverhalten im allgemeinen und zur AIDS-Prävention im speziel-

[40] Die restlichen Prozente fallen in die Kategorie "weiß nicht". Koch (1990: 9) zeigt in einer Subgruppenanalyse, daß die Befürworter von staatlichen Maßnahmen zumeist älter sind, eine geringere Schulbildung haben, konservative Parteien wählen und ein größeres Ansteckungsrisiko wahrnehmen.

[41] Neben Subgruppenanalysen sind in Häder (1994) auch Vergleiche zwischen alten und neuen Bundesländern dokumentiert, die hier nicht näher erläutert werden.

len eingebunden. Auskünfte über die durch ihr Verhalten für eine Infektion prädestinierten Subpopulationen (z. B. Homosexuelle) können mit Hilfe der ALLBUS-Daten nicht vorgenommen werden.

Tab. 2.3: Nennung individueller Präventionsmaßnahmen im ALLBUS 1988, 1990 und 1992

Präventionsmaßnahme	Nennungen		
	1988	1990	1992
Keine flüchtigen sexuellen Kontakte	56%	54%	55%
Sorgfältige Auswahl der Partner	36%	33%	31%
GV nur mit Kondom[0]	29%	33%	28%
Reduktion Sexualpartner	15%	10%	8%
Sexuelle Enthaltsamkeit	14%	11%	10%
Vorsicht mit Fremden	41%	35%	35%
Kontaktvermeidung infizierter Personen	21%	15%	16%
Keine Benutzung öffentl. Bäder, Toiletten etc.	8%	8%	6%
AIDS-Test Partner	7%	6%	4%
AIDS-Test Befragter	15%	18%	18%
Sonstige Maßnahmen[1]	8%	13%	12%

Die relativen Häufigkeiten beziehen sich nur auf Personen, die die globale Frage nach den Präventions- und Schutzmaßnahmen bejaht haben. Dies sind im ALLBUS 1988 21.3% (N=651) der Befragten, im ALLBUS 1990 28.4% (N=866) und im ALLBUS 1992 28.3% (N=1005).

[0] Geschlechtsverkehr (GV) nur mit Kondom bezieht sich auf "mir weniger gut bekannten Personen".

[1] Zu den sonstigen Maßnahmen, die von den Befragten genannt wurden, zählen Hygiene (Handschuhe, Mundschutz etc.), Treue bei fester Partnerschaft, Aufklärungsgespräche, Information und generelle Vermeidung von Sexualkontakten.

Theoretische Konzepte zum Sexualverhalten sind in die amerikanische, repräsentative Sexualitätsstudie von Laumann et al. (1994) eingeflossen, die, trotz aller Widerstände von offizieller Regierungsseite[42], zwischen Februar und September 1992 durchgeführt wurde und 3432 Befragte umfaßt. Diese

[42] Durch eine Initiative von Senator Jesse Helms stimmte der US-Senat im September 1991 gegen eine Finanzierung dieser Studie durch Regierunsgstellen. Zur Entstehung und Finanzierung, siehe Michael et al. (1994: 28f.).

theoretischen Konzepte beinhalten den skripttheoretischen Ansatz (scripting theory), den entscheidungstheoretischen Ansatz (choice theory) und den netzwerktheoretischen Ansatz (network theory). Der skripttheoretische Ansatz versucht Sexualverhalten aus dem jeweiligen kulturellen Kontext der Individuen zu erklären, während der netzwerktheoretische Ansatz die sexuellen Partnerschaften (sexual dyad) als wesentlichstes Erklärungsmoment hervorhebt (vgl. Laumann et al. 1994: 5-8 und 16-24). Der entscheidungstheoretische Ansatz setzt einen bewußt rational handelnden Akteur voraus und ist ähnlich zu den in dieser Arbeit verfolgten Erklärungsmodellen (vgl. Abschnitt 2.4). Im folgenden werden einige Ergebnisse zu Verhaltensweisen gegenüber AIDS und HIV aus dieser Sexualitätsstudie hervorgehoben, ohne auf die theoretischen Ansätze und deren empirische Gültigkeit näher einzugehen.

Die Autoren unterscheiden drei Typen von Verhaltensweisen, die die Infektionsrate beeinflussen:[43] Die sexuelle Aktivität selber (z. B. Berühren und Küssen von Genitalien), Praktiken, um Ansteckungen zu vermeiden (z. B. Verwendung von Kondomen) und riskante sexuelle Verhaltensweisen, die durch Drogenkonsum beeinflußt sind und das Risiko einer Infektion erhöhen.

Befragte mit einem Sexualpartner in den letzten 12 Monaten verwendeten nach den vorliegenden Ergebnissen kaum Kondome (13.7%). Allerdings stieg die Verwendungsrate, je promisker die Befragten lebten. Für verheiratete Personen, die keinen weiteren Sexualpartner angaben, liegt die Rate nur bei 7.6% (Laumann et al. 1994: 413f.). In einer differenzierten Analyse wird der Zusammenhang zwischen Kondomgebrauch und demographischen Variablen erörtert. Hierbei zeigen sich keine Differenzen zwischen dem Geschlecht der befragten Person, während jüngere Personen häufiger Kondome benutzten als ältere. Personen mit höherer Bildung neigen ebenso zu häufigerem Kondomgebrauch wie nicht verheiratete Personen. Die genannten Unterschiede bleiben erhalten, wenn die befragten Personen mehr als einen Sexualpartner haben, nur der jeweilige relative Anteil der Kondombenutzer verstärkt sich (vgl. Laumann et al. 1994: 417). Promisk lebende Personen zeigen demnach ein höheres Präventionsverhalten als solche mit einer monogamen Beziehung. Alkohol- und Drogenkonsum beinflußt nachhaltig den Kondomgebrauch: So gaben fast 60% der promisken Befragten an, daß sie keine Kondome verwenden würden beim Geschlechtsverkehr mit Alkohol bzw. Drogen (vgl. Laumann et al. 1994: 416).

43 Es sei erwähnt, daß Laumann et al. (1994: 376f.) sich in ihrer Studie mit der Ansteckung von Infektionen durch Geschlechtsverkehr (Sexually transmitted infections) allgemein befassen, wobei Infektionen durch HIV bzw. AIDS den Schwerpunkt bilden.

Tab. 2.4: Der Kondomgebrauch heterosexueller erwachsener Personen in verschiedenen Untersuchungen

Erwachsene Personen						
Untersuchung		Kondomgebrauch				
	N	fast nie (nein)	manchmal	häufig	immer (ja)
Catania et al. (1992)[0]	803	37.8%	28.1%	17.1%	17.0%
Christiansen/Töppich (1994)	k. A.	65.0%	--	--	35.0%
Bock (1994)	2205	76.0%	--	--	24.0%
Laumann et al. (1994)[1]	2610	65.9%	22.2%	--	12.0%
	429	47.3%	17.2%	--	35.4%
BZgA (1994)[2]	k. A.	34.0%	24.0%	17.0%	25.0%
	k. A.	29.0%	26.0%	21.0%	24.0%
	k. A.	32.0%	21.0%	18.0%	29.0%
BZgA (1995)[2]	455	38.0%	25.0%	14.0%	23.0%
	199	28.0%	17.0%	20.0%	28.0%
	156	33.0%	26.0%	11.0%	30.0%

Bei dichotomen Antwortkategorien (nein/ja) sind nur in den Spalten 2 und 5 Häufigkeitsangaben zu finden. Addieren sich die Zeilensummen nicht zu 100%, ist der Rest auf fehlende Angaben zurückzuführen. Der Kondomgebrauch bezieht sich, wenn nichts anderes angegeben wird, auf die letzten 6 bis 12 Monate.

[0] Die Häufigkeiten beziehen sich auf Personen mit mehreren Sexualpartnern.

[1] Diese Studie differenziert nach Personen mit einem Sexualpartner (erste Zeile) und Personen mit zwei Sexualpartnern (zweite Zeile) in den letzten 12 Monaten.

[2] Diese Studien differenzieren nach Alleinlebenden zwischen 16 und 45 Jahren (erste Zeile), Befragte mit mehreren Sexualpartnern (zweite Zeile) und 16 bis 20jährigen Jugendlichen (dritte Zeile).

Tabellen 2.4 und 2.5 geben einen vergleichenden Überblick über die Angaben zum Kondomgebrauch in verschiedenen Untersuchungen, die heterosexuelle erwachsene und jugendliche Personen zu ihrem Sexual- bzw. Präventionsverhalten befragten.[44]

Im einem Teil dieser Untersuchungen werden relativ niedrige Quoten über die Verwendung von Kondomen während des Geschlechtsverkehrs ermittelt. Eine promiske Lebensweise verstärkt eindeutig das Präventions- und Verhütungsverhalten und erhöht den Anteil derer, die regelmäßig Kondome verwenden (vgl. Laumann et al. 1994; Lange 1993). Die teilweise unterschiedlichen Ergebnisse der einzelnen Studien sind auf die jeweiligen Messun-

[44] Die Untersuchungen zur Population der heterosexuell erwachsenen Population schliessen junge Erwachsene (ab 18 Jahren) in der Regel ein. So ist die getroffene Differenzierung in den Tabellen 2.4 und 2.5 nur auf die in den jeweiligen Untersuchungen spezifizierte Zielpopulation zurückzuführen.

gen und Operationalisierungen zurückzuführen. Die dichotomen Antwortkategorien (nein/ja) geben keine Information über die Häufigkeit der Verwendung, während ordinale Messungen diese beinhalten. So haben die Verteilungen der Variablen, die die Häufigkeit des Kondomgebrauchs ordinal erfassen, meist einen u-förmigen Verlauf (vgl. Richard/van der Pligt 1991; Basen-Enquist/Parcel 1992; Müller-Dohm/Belchner 1993; Laumann et al. 1994). Diese Ergebnisse deuten darauf hin, daß, unabhängig von der untersuchten Population, Kondome konsequent immer oder gar nicht verwendet werden (vgl. auch Becker/Joseph 1988).

Tab. 2.5: Der Kondomgebrauch heterosexueller Jugendlicher und junger Erwachsener in verschiedenen Untersuchungen

Jugendliche und junge Erwachsene					
Untersuchung	Kondomgebrauch				
	N	fast nie (nein)	manchmal	häufig	immer (ja)
Kegeles et al. (1988)[0]	325	66.0%	--	--	34.0%
	204	64.0%	--	--	36.0%
Richard/van der Pligt (1991)	206	20.4%	12.6%	18.0%	49.0%
Basen-Enquist/Parcel (1992)	1720	21.9%	10.4%	20.5%	47.1%
Hingson et al. (1992)	1152	63.0%	--	--	37.0%
Walter et al. (1992)	531	63.6%	--	--	36.4%
Winslow et al. (1992)[1]	1035	25.6%	--	--	13.7%
Lange (1993)[2]	687	55.0%	--	--	45.0%
Fishbein et al. (1993)	1196	47.3%	30.3%	--	22.6%
Müller-Dohm/Belchner (1993)	630	37.0%	14.0%	15.0	34.0%
Oswald/Pforr (1994)	205	67.5%	--	--	32.5%
Kröhn/Sydow-Kröhn (1994)	1000	38.0%	45.0%	--	17.0%
White et al. (1994)	164	37.0%	--	--	56.0%
Jemmott/Jemmott (1994)[1]	157	21.0%	--	--	30.0%
Nickel et al. (1995)[3]	638	78.3%	--	--	21.7%
	670	62.9%	--	--	37.1%
BZgA (1996)[3]	1500	57.0%	--	--	43.0%
	1500	43.0%	--	--	57.0%
Thompson et al. (1996)	211	53.0%	--	--	47.0%

Bei dichotomen Antwortkategorien (nein/ja) sind nur in den Spalten 2 und 5 Häufigkeitsangaben zu finden. Addieren sich die Zeilensummen nicht zu 100%, ist der Rest auf fehlende Angaben zurückzuführen. Der Kondomgebrauch bezieht sich, wenn nichts anderes angegeben wird, auf die letzten 6 bis 12 Monate.

[0] Die Angaben beziehen sich auf zwei Erhebungswellen mit etwa einem Jahr Zeitabstand.

[1] Die Angaben für die mittleren Kategorien waren nicht zu ermitteln.

[2] Die Häufigkeiten beziehen sich auf den ersten Geschlechtsverkehr.

[3] Diese Studien differenzieren nach Mädchen (erste Zeile) und Jungen (zweite Zeile).

Bei diesen deskriptiven Vergleichen muß die in einigen Studien relativ unspezifische Fragestellung nach der Anwendung von Kondomen ebenso berücksichtigt werden, wie die davon getrennte Frage nach der Beziehungssituation (z. B. ein oder mehrere Sexualpartner). Präventionsverhalten gegenüber AIDS wird beispielsweise bei einer neuen sexuellen Beziehung eine andere Bedeutung haben als bei Sexualpartnern, die in einer festen Beziehung leben. Gerade neue und häufig wechselnde sexuelle Kontakte sind für Jugendliche und junge Erwachsene typische Verhaltensmuster. Entsprechende spezifische Fragestellungen zum Kondomgebrauch müssen diese Situationen berücksichtigen. Die Messung spezifischer Verhaltensweisen als zentrale abhängige Variable einer allgemeinen Handlungstheorie (vgl. hierzu Kapitel 3) führt zu genaueren Erklärungen und Prädiktionen des zu untersuchenden Sexualverhaltens.

2.4 Die Entwicklung eines Mikro-Makro-Modells zum Sexualverhalten

In Anlehnung an die Ausführungen in Abschnitt 2.2.2 kann ein Mikro-Makro-Modell zur Erklärung des Sexualverhaltens und, in dynamischer Perspektive betrachtet, zur Erklärung der *Veränderung* des Sexualverhaltens in Zeiten des Risikos einer AIDS-Infektion die folgenden Makrovariablen beinhalten: Die *AIDS-Infektionsrate* der Bevölkerung, *gesetzliche Regelungen,* die ein Ansteckungsrisiko vermindern sollen[45], *Medienberichte* über die Ausbreitung der Infektion sowie mit modernen Kommunikationsmitteln gesteuerte *Kampagnen,* die auf Ansteckungsrisiken hinweisen und Methoden der Prävention visuell verdeutlichen.[46] Auf der Makroebene kann dann folgende Hypothese aufgestellt werden: Die zunehmende Verbreitung des AIDS-Virus, die Medienberichte darüber, die Aufklärungskampagnen und die gesetzlichen Bestimmungen und Regelungen beeinflussen und verändern das Sexualverhalten der Bevölkerung. Das Sexualverhalten ist somit das Explanandum der Makroebene im Sinne des Schemas von Hempel und Oppenheim (vgl. Abbildung 2.4).

Über Brückenhypothesen wird das Explanans der Makroebene (AIDS-Infektionsrate, Medienberichte, Kampagnen, Gesetze) mit dem Explanans der Mikroebene, den Überzeugungen (Überz.) für präventives Verhalten gegenüber AIDS, verbunden.[47] Überzeugungen, auf die Gefahr einer AIDS-Infizierung zu reagieren, sind die erklärenden Komponenten einer allgemeinen Handlungstheorie, die aus Erwartungen und Bewertungen bezüglich eines risikominimierenden Präventionsverhaltens bestehen.

---

[45] Als Beispiele können hier AIDS-Tests, Meldepflicht und arbeitsrechtliche Bestimmungen genannt werden.

[46] Hier können in erster Linie die AIDS-Aufklärungskampagnen der BZgA genannt werden, vgl. die Ausführungen in Abschnitt 2.3.1.

[47] Für die Brückenhypothesen ist das Explanans der Mikroebene selbstverständlich Explanandum, da es als Folge der Kollektivereignisse gesehen wird.

Diese Überzeugungen beeinflussen die Motivation (Motiv.) der handelnden Individuen, die nach dem Konzept des "rational choice" nach Präferenzen und Restriktionen ihre geplanten Handlungen abwägen. Die Motivation beeinflußt die Intention (Int.), d. h. den Nutzen für präventives Verhalten und diese dann schließlich das eigentliche Präventionsverhalten. Eine Präzisierung dieser Kausalkette wird mit der Erörterung der hier verwendeten Handlungstheorie in Kapitel 3 vorgenommen. Im Modell von Lüdemann werden im Prinzip ähnliche Komponenten auf der Mikroebene verwendet: Für die Überzeugungen stehen dort die Kognitionen, für die Motivation die Einstellung und für die Intention der Nettonutzen, der das konkrete Verhalten (Anschlag auf Ausländer) bestimmt (vgl. Abbildung 2.3).

Auf der Mikroebene kann dann folgende Hypothese aufgestellt werden: Überzeugungen, sich präventiv gegenüber der Ansteckung mit AIDS zu verhalten, bestimmen die motivationale Haltung der Individuen, die wiederum die Intention (Nutzen) des Präventionsverhaltens beeinflußt. Die Intention ist dann erklärender Faktor für das Präventionsverhalten (vgl. Abbildung 2.4).

Wie im vorhergehenden Abschnitt erläutert, impliziert das individuelle Verhalten das Explanandum auf der Makroebene, d. h. das Sexualverhalten der Bevölkerung. Als Transformationsregel kann hier beispielsweise der Schluß von der Stichprobe auf die Grundgesamtheit verwendet werden, die nach den empirischen Ergebnissen festlegt, mit welcher Wahrscheinlichkeit das Präventionsverhalten in der Bevölkerung auftritt.

Betrachtet man die dynamische Perspektive des Mikro-Makro-Modells in Abbildung 2.4, so kann das kollektive AIDS-präventive Sexualverhalten und die veränderten AIDS-Infektionsraten die Überzeugungen auf der individuellen Ebene verändern, was wiederum die motivationale und intentionale Haltung der handelnden Personen gegenüber Präventionsmaßnahmen ändert. Das zentrale Interesse in der dynamischen Perspektive ist die Frage, ob auf individueller und letztendlich auch kollektiver Ebene das Präventions- bzw. Sexualverhalten einem Gleichgewichtsprozeß unterliegt. Hierauf werden die dynamischen Analysen in Kapitel 5, Abschnitt 5.6 einige Antworten geben können.

Abb. 2.4: Dynamisches Modell zur Erklärung präventiven Sexualverhaltens

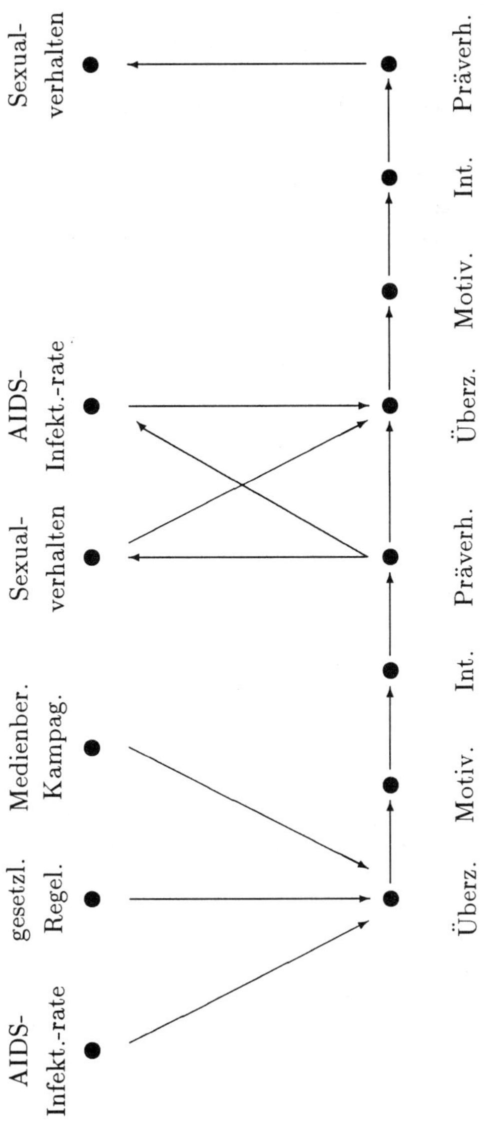

Die in Abschnitt 2.2.2 erörterte Erweiterung des Grundmodells soziologischer Erklärung in vertikaler Perspektive zu einem Mehrebenenmodell ist auch für den Fall des präventiven Sexualverhaltens praktikabel. Der Einfachheit halber wird auf der Makroebene nur der Zusammenhang zwischen der AIDS-Infektionsrate und dem Sexualverhalten betrachtet (vgl. Abbildung 2.5). Präventives Sexualverhalten setzt eigentlich Verhaltensweisen zweier Akteure voraus. Dies bedeutet, daß sowohl die Brückenhypothesen als auch die Transformationsregeln Ableitungen bezüglich des Verhaltens einer "Gruppe" (die Sexualpartner) enthalten und nicht einzelner Individuen. Die Einführung einer Mesoebene, die die Sexualpartnerschaft als soziales Gebilde repräsentiert, ist demnach schlüssig. Die handlungstheoretischen Komponenten der Mikroebene müssen dann nach den Sexualpartnern (in Abbildung 2.5 als Partner A und B) differenziert werden. Somit sind Brückenhypothesen von Makro- auf die Mesoebene, von der Makro- auf die Mikroebene und von der Meso- auf die Mikroebene aufzustellen. Beispielsweise werden Überzeugungen über AIDS-präventives Verhalten nicht ausschließlich auf Kollektivereignisse zurückzuführen sein, sondern auch auf die soziale Situation in der Partnerschaft. Ähnlich verhält es sich mit den Transformationsregeln. Implikationen für ein verändertes, präventiv orientiertes Sexualverhalten sind nicht nur im individuellen Verhalten zu suchen, sondern gerade auch im partnerschaftlichen Sexualverhalten. Erklärungsversuche von präventiv orientiertem Sexualverhalten wird die Mesoebene der Sexualpartnerschaft zu berücksichtigen haben. Gruppenanalysen können hierzu wichtige Hinweise liefern.

Im Vorgriff auf die methodologisch-statistischen Möglichkeiten zur Behandlung horizontaler und vertikaler Perspektiven sei hier angemerkt, daß eine komplexe Modellierung soziologischer Prozesse auch eine entsprechende Komplexität der statistischen Modellierung nötig werden läßt (vgl. hierzu Kapitel 4). Ein großer Stellenwert wird daher der Verbindung zwischen dem theoretischen Anspruch und der statistischen Modellierung eingeräumt.

Der Schwerpunkt der theoretischen Betrachtung wird die Mikroebene der handelnden Akteure sein. Zur Erklärung des Sexualverhaltens und dessen Veränderung durch AIDS-präventives Handeln wird eine Handlungstheorie erforderlich, die *allgemeingültig,* d. h. empirisch soweit validiert ist, daß die Entwicklung von Transformationsregeln von der Mikro- auf die Makroebene möglich werden. Wie in Abschnitt 2.2.2 erläutert wendet Opp in seinen Untersuchungen, die Theorie rationalen Handelns als Handlungstheorie zur Erklärung politischen Protests an. Mit diesem Ansatz ist es möglich, den Einfluß der Restriktionen und Präferenzen auf das zu erklärende Verhalten zu überprüfen. Auch wenn die jeweiligen Meßinstrumente und die damit durchgeführten statistischen Analysen kritische Reaktionen auslösten, ist der hohe Informationsgehalt und die Allgemeingültigkeit der Theorie rationalen Handelns relativ unumstritten.

Abb. 2.5: Vertikal erweitertes Modell zur Erklärung präventiven Sexualverhaltens

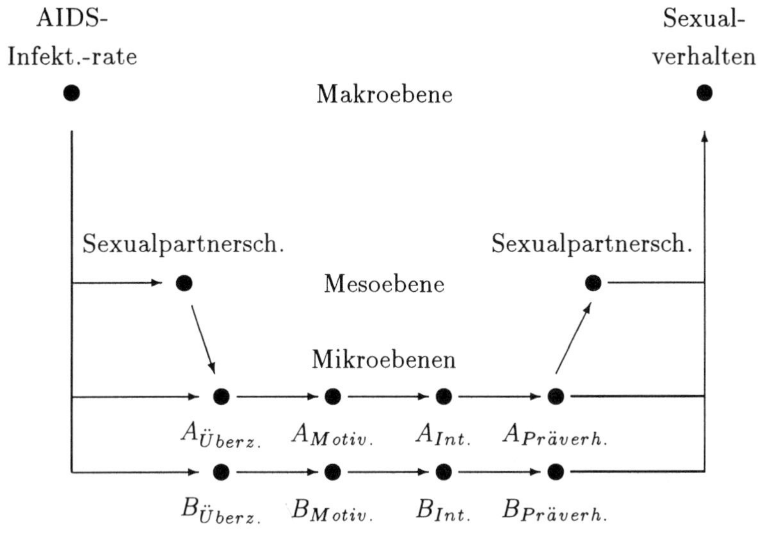

Aus Gründen der Übersicht wird hier auf die dynamische Perspektive verzichtet.

In dieser Arbeit wird aber ein anderer Weg eingeschlagen. Mikrosoziologisch bzw. sozialpsychologisch orientierte Ansätze werden als Handlungstheorie zur Erklärung präventiven Sexualverhaltens eingesetzt. Hierzu zählen im wesentlichen die *Theorie überlegten Handelns* bzw. die *Theorie geplanten Verhaltens.* Diese Theorieansätze stehen nicht im Widerspruch zur Theorie rationalen Handelns, da auch hier vom rational kalkulierenden Akteur ausgegangen wird. Sie berücksichtigen aber explizit neben der handelnden Person, ihren Handlungskontext, die Handlungsabsicht und bei der Theorie des geplanten Verhaltens auch die Handlungsrestriktionen. Mit diesen theoretischen Konzepten ist auch eine Erfassung individueller, handlungsrelevanter Konsequenzen verbunden, die auf unbeabsichtigte kollektive Folgen (z. B. HIV-Verbreitung) hinweisen. Eine Berücksichtigung der Mikro-Makro-Verbindung ist damit zumindestens ansatzweise gegeben.

3 Mikrosoziologische Theorien im Kontext der Gesundheitsforschung (Prävention und Kontrazeption)

Die Theorie des überlegten Handelns (Theory of Reasoned Action, im folgenden abgekürzt TORA), die im folgenden Abschnitt 3.1.1 erörtert wird, erfüllt die Voraussetzungen einer allgemeinen und empirisch validierten Handlungstheorie wie ihre Weiterentwicklung, die Theorie des geplanten Verhaltens (Theory of Planned Behavior, im folgenden abgekürzt TOPB), die aus der Diskussion über den Geltungsbereich der TORA entstanden ist (Abschnitt 3.1.2). Empirische Untersuchungen aus unterschiedlichen Kontexten einschließlich der Forschung über präventives Sexualverhalten bestätigen den Allgemeinheitsgrad dieser theoretischen Ansätze.[1] Eine Übersicht über verschiedene Untersuchungen zum präventiven Sexualverhalten, die den theoretischen Rahmen der TORA und TOPB verwenden, gibt Abschnitt 3.1.3. In Abschnitt 3.2 wird der Stellenwert anderer Modelle zum Gesundheitsverhalten und speziell zur AIDS-Prävention erörtert, wobei deren empirischer Geltungsbereich und die Unterschiede zur TORA und TOPB hervorgehoben werden sollen.

3.1 Die Theorien des überlegten Handelns beziehungsweise geplanten Verhaltens

3.1.1 Die Theorie des überlegten Handelns (TORA)

Ausgangspunkt für die Entwicklung einer allgemeinen Theorie zur Erklärung von Verhalten war die Tatsache, daß in verschiedenen empirischen Untersuchungen nur ein geringer Zusammenhang zwischen Einstellungen und Verhalten festgestellt wurde (für einen Überblick, vgl. Wicker 1969; Ajzen/Fishbein 1977). Mit Einstellungen sind relativ stabile Dispositionen von Individuen gemeint, auf ein Objekt (z. B. eine Person oder eine Idee) mit Gefühlen, Wahrnehmungen, Vorstellungen sowie Verhaltensweisen zu reagieren (vgl. Fuchs-Heinritz et al. 1994: 160). Einstellungen sind aber keineswegs eindimensional zu betrachten. Es werden in der Regel drei Komponenten unterschieden. Die Wahrnehmungen und Vorstellungen von einem Objekt werden als *kognitive*

[1] Im Vorgriff auf die empirische Untersuchung (vgl. Kapitel 5) sei erwähnt, daß dort die Theorie des geplanten Verhaltens für den Gebrauch von Kondomen zur AIDS-Prävention *und* zur Schwangerschaftsverhütung operationalisiert wurde. Die Operationalisierungen zur Schwangerschaftsverhütung werden aus methodologischen Gründen in die Analyse einbezogen.

Komponente, die gefühlsmäßigen, emotionalen Regungen gegenüber dem Objekt als *affektive* und die Verhaltenstendenzen als *konative* Komponente bezeichnet. Fishbein und Ajzen sehen die Mehrdimensionalität von Einstellungen als erste Ursache für den geringen empirischen Zusammenhang zwischen Einstellung und Verhalten (vgl. Fishbein 1967: 257; Ajzen/Fishbein 1980: 20; Ajzen 1988: 5).[2] Eine einzelne Einstellungsmessung kann daher nicht alle drei Komponenten adäquat wiedergeben und damit auch Verhalten nicht gut vorhersagen (Ajzen/Fishbein 1978: 405). Die zweite Ursache ist in der Relevanz anderer Variablen zu suchen (z. B. Normen, Persönlichkeitseigenschaften), die einen nicht unerheblichen Einfluß auf Verhalten haben können und deshalb mit in die Vorhersage einbezogen werden müssen. Hier bemängeln die Autoren, daß in den meisten Einstellungsuntersuchungen die Relevanz anderer Variablen nicht systematisch untersucht worden ist (vgl. Ajzen/Fishbein 1978).

Die ernüchternden Resultate jahrzehntelanger sozialpsychologischer Forschungstradition bewog Fishbein und Ajzen Anfang der 70er dieses Verhältnis mit einem eigenen, differenzierten Theorieansatz systematischer zu untersuchen. Nach ihrem eigenen Anspruch sollte es dieser Ansatz ermöglichen, daß

1. die Vorhersage spezifischer Verhaltensweisen bei einer Menge von gegebenen Bedingungen aufgestellt werden können, und
2. eine Erklärung für das Fehlen systematischer Beziehungen zwischen traditionellen Einstellungsmaßen und Verhalten gefunden werden kann.

Diese Theorie wurde von den beiden Wissenschaftlern als Theorie des überlegten Handelns (Theory of Reasoned Action) bezeichnet (vgl. Fishbein/Ajzen 1975; Ajzen/Fishbein 1980). Verhalten basiert hiernach auf vier verschiedenen Elementen (Ajzen/Fishbein 1977: 889; Ajzen/Fishbein 1980: 39):

1. der Handlung (action)
2. dem Ziel, auf das das Verhalten gerichtet ist (target)
3. dem Kontext, in dem das Verhalten gezeigt wird (context) und
4. der Zeit, in der das Verhalten gezeigt wird (time).

Jedes dieser Elemente kann mehr oder weniger spezifisch für ein bestimmtes Verhalten sein. So kann ein spezifisches Verhalten auf ein Ziel gerichtet sein, aber in verschiedenen Kontexten und zu verschiedenen Zeitpunkten auftreten. Einstellung korrespondiert nur dann mit Verhalten, wenn eine Beziehung zwischen Einstellung und den vier genannten Elementen von Verhalten besteht. Um das Verhältnis zwischen Einstellung und Verhalten in eine empirisch zu interpretierende Theorie zu bringen, gehen die Autoren davon aus,

[2] Es ist zusätzlich anzumerken, daß Fishbein und Ajzen von einem tripartiten, hierarchischen Modell der Einstellung ausgehen, das von Rosenberg/Hovland (1960) entwickelt wurde. Der Faktor 2. Ordnung ist bei diesem Modell ein allgemeines Einstellungskonstrukt, die Faktoren 1. Ordnung sind die Konstrukte Kognition, Affekt und Konation (vgl. auch Ajzen 1988: 20).

daß der größte Teil des interessierenden Verhaltens unter willentlicher Kontrolle (volitional control) ist und in einer gegebenen Situation eine Person eine spezifische Absicht hat oder bildet, die das folgende Verhalten determiniert (vgl. Ajzen/Fishbein 1978: 406). Die Absicht, das Verhalten auszuführen, also die *Verhaltensintention* ist die zentrale erklärende Variable für das Verhalten. Die Variable beinhaltet motivationale Faktoren, die das Verhalten beeinflussen und zeigt an, wie stark die Personen gewillt sind oder wie groß das Ausmaß ihrer Anstrengungen ist, das Verhalten zu zeigen. Es existieren nun zwei Konstrukte, die das Verhältnis zwischen Verhaltensintention und Verhalten determinieren: *Einstellung gegenüber bestimmtem Verhalten* und *subjektiv empfundene Normen gegenüber bestimmtem Verhalten* (Ajzen/Fishbein 1980: 54f.):

$$B \sim BI = w_0(Att) + w_1(Norm) \qquad (3.1)$$

B ist das overte Verhalten (behavior), BI die Verhaltensintention (behavioral intention), Att die Einstellung gegenüber bestimmtem Verhalten (attitude toward the behavior), $Norm$ die subjektive Norm (subjective Norm) und w_0 bzw. w_1 sind empirische Gewichte, die die Stärke des Einflusses von Einstellung bzw. Norm anzeigen. Die Konstrukte Einstellung und Norm werden jeweils als Produkt einer Wert- und einer Erwartungsvariable gebildet. Für die Einstellung sind dies die Erwartungen, daß ein zu zeigendes Verhalten zu einem Ergebnis führt und die Bewertungen des Ergebnisses; für die subjektive Norm sind dies die Erwartungen, daß Mitglieder einer Bezugsgruppe die Ausführung des zu zeigenden Verhaltens realisieren würden und die Motivationen, mit den wahrgenommenen Erwartungen übereinzustimmen (Ajzen/Fishbein 1980: 62f.):

$$Att = \sum_{i=1}^{n} b_i e_i ; Norm = \sum_{j=1}^{g} n_j m_j \qquad (3.2)$$

b_i steht für die Wahrscheinlichkeit (Erwartung), daß ein zu zeigendes Verhalten zum Ergebnis i führt (beliefs that the behavior leads to certain outcomes), e_i ist die Bewertung des Ergebnisses i (evaluation of the outcomes) und n ist die Anzahl der Kognitionen. n_j steht für die Wahrscheinlichkeit, daß Mitglieder einer Bezugsgruppe die Ausführung des zu zeigenden Verhaltens erwarten (beliefs that specific referents think I should or should not perform the behavior), m_j für die Motivation zur Konformität mit wahrgenommenen Erwartungen der Bezugsgruppe (motivation to comply with specific referents) und g ist die Anzahl der Bezugsgruppen (vgl. Ajzen/Fishbein 1980: 8f.). Motivation zur Konformität bedeutet entweder, sich der Bezugsgruppe zu fügen oder sich auf spezifische Erwartungen der Bezugsgruppe einzulassen. Der Term *specific* wird in der Diskussion um die TORA zunehmend durch den Term *salient* ersetzt (vgl. Eagly/Chaiken 1993: 172). Die Ermittlung der *salient beliefs* (bedeutsame Überzeugungen) und der *salient referents* (bedeutsame Bezugspersonen) für das zu untersuchende Verhalten erfolgt mit Hilfe von Vorstudien (elicitation studies, vgl. Ajzen/Fishbein 1980: 62f.; Ajzen 1988: 33). Beispielsweise könnten die ersten zehn am häufigsten genannten Überzeugungen für die eigentliche Hauptuntersuchung ausgewählt werden, um die Erwartungskomponente der Einstellung zum Verhalten adäquat operationalisieren zu können. In ähnlicher Weise können die bedeutsamen Bezugspersonen ermittelt werden. Die Messung der bedeutsamen Überzeugungen und Bezugspersonen sind ein wichtiger und notwendiger Schritt zur Konstruktion der Brückenhypothesen, die das Explanans der Makroebene mit dem Explanans der Mikroebene verbinden (vgl. hierzu Abschnitt 2.4 und Kelle/Lüdemann 1995: 260).

Abb. 3.1: Das Modell der Theorie des überlegten Handelns (TORA)

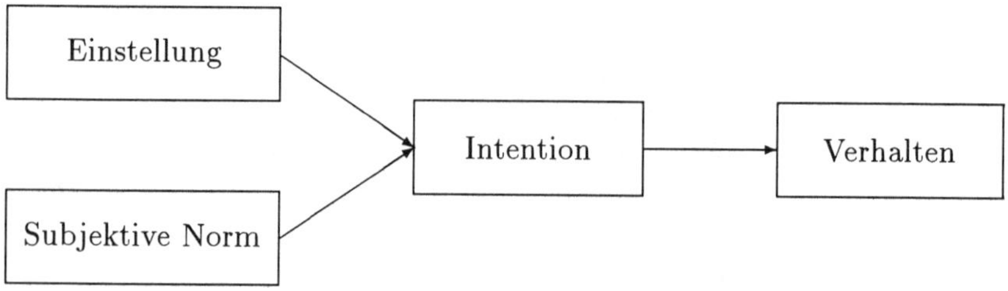

Die Überprüfung des Modells der TORA gemäß den Gleichungen 3.1 und 3.2 (vgl. Abbildung 3.1) erfolgt auf der Grundlage von Korrelationsmatrizen, wobei die Stärke der Beziehungen zwischen den Variablen über multiple Regressionsanalysen, Pfadanalysen oder Strukturgleichungsmodelle (vgl. hierzu Kapitel 4) ermittelt werden.

Unter diesen theoretischen Gesichtspunkten ergeben sich vier Schlußfolgerungen für die empirische Umsetzung des theoretischen Modells der TORA:

1. Verhaltensintention ist ein direkter Prädiktor von beobachtbarem Verhalten. Dabei muß die Messung von Intentionen mit dem Verhalten in *action, target, context* und *time* korrespondieren und darf sich vor einer Verhaltensbeobachtung nicht ändern.
2. Einstellung gegenüber bestimmtem Verhalten und subjektive Norm stehen in direkter Beziehung zur Verhaltensintention, aber nicht zum Verhalten.
3. Einstellung gegenüber bestimmtem Verhalten und subjektive Norm werden als Wert$*$Erwartungsprodukte aus Verhaltensvorstellungen bzw. normativen Vorstellungen gebildet.
4. Die postulierten Beziehungen der Konstrukte untereinander sind linearer Art, so daß Modelle durch lineare Gleichungssysteme (multiple Regression, Pfad- und Strukturgleichungsmodelle) getestet werden können.

Für ein tieferes Verständnis der Faktoren, die Verhalten beeinflussen, ist es nach Ajzen und Fishbein notwendig, daß auch mögliche Determinanten von Einstellung und subjektive Norm (sog. externe Variablen) mit in die Theorie einbezogen werden. Diese externen Variablen (z. B. demographische Variablen, allgemeine Einstellungen, Persönlichkeitsmerkmale) stehen nach ihrer Argumentation in einem indirekten Verhältnis zu beobachtbarem Verhalten. Allein Einstellung und subjektive Norm sind über die Verhaltensintention Prädiktoren für Verhalten.

Die Leistung der Theorie besteht auch darin, daß sie eine Ordnung in die Zahl der Variablen zu bringen versucht, die zur Erklärung von Verhalten herangezogen werden können. Diese Variablen werden entweder als unabhängige Variablen (Einstellung und subjektive Norm), oder als Hintergrundvariablen, die Verhaltensvorstellungen und normative Vorstellungen beeinflussen, klassifiziert (vgl. Liska 1984). In diesem Sinne läßt sich auch der Versuch von Ajzen und Fishbein werten, nahezu die Gesamtheit sozialpsychologischer Forschung bezüglich des Verhältnisses von Einstellung und Verhalten aus der Perspektive ihrer Theorie zu betrachten und integrativ zusammenzufassen.

3.1.2 Kritik an der Theorie überlegten Handelns (TORA) und die Erweiterung zur Theorie geplanten Verhaltens (TOPB)

Die TORA ist von Ajzen und Fishbein sowie anderen Forschern aus der Psychologie, Soziologie und der Ökonomie über verschiedene Themengebiete (z. B. Diätverhalten, berufliche Orientierung von Frauen, Familienplanung, Wahlverhalten, vgl. die Studien in Ajzen/Fishbein 1980) überprüft und bestätigt worden. Fishbein/Ajzen (1996) können in einer bibliographischen Zusammenstellung über 600 Artikel mit über 200 direkten Überprüfungen der TORA auflisten.[3] Die bis heute durchgeführten Metaanalysen berichten über durchschnittliche Varianzaufklärungen zwischen 44% und 46% in der Verhaltensintention und 38% im Verhalten (Sheppard et al. 1988; van den Putte 1993).

Die Meßinstrumente der TORA bestehen in der Regel aus bipolaren numerischen Ratingskalen oder semantischen Differentialen.[4] Ajzen und Fishbein nehmen durch ihre verwendeten Skalentypen Messungen auf Intervallskalenniveau an. Dieses Niveau sollte ausreichen, um eine angemessene statistische Prüfung der TORA erreichen zu können. Orth (1985, 1987) weist in einer formalen Analyse allerdings nach, daß die in Gleichung 3.2 vorgenommene Aufsummierung von Produkttermen eine Messung der Variablen b_i, e_i, n_j und m_j auf Ratioskalenniveau voraussetzt. Dieses Niveau ist mit Ratingskalen und semantischen Differentialen nicht zu erreichen. Um die Messung auf Intervallskalenniveau beizubehalten, schlägt Orth (1985) eine Skalentransformation

[3] Empirische Studien in Deutschland haben die TORA bzw. die TOPB beispielsweise bezüglich Interviewer- und Befragtenverhalten (vgl. Reinecke 1991), Verkehrsverhalten (vgl. Bamberg/Schmidt 1993, 1994) und Wahlverhalten (vgl. Kühnel 1993) überprüft.

[4] Als Beispiel sei hier ein Item zur Messung von Verhaltensintention genannt:
"Ich beabsichtige in den nächsten zwei Monaten mein Gewicht zu reduzieren."
wahrscheinlich - : – : – : – : – : - unwahrscheinlich
Vgl. Ajzen/Fishbein (1980: 111) und den Standardfragebogen im Anhang des Buches (Ajzen/Fishbein 1980: 261f.).

vor, die bewirkt, daß Gleichung 3.2 nicht mehr ausschließlich eine Produktsumme, sondern Summen von Skalenwerten enthält:

$$Att = \sum_{i=1}^{n}(b_i + p) * (e_i + q); \; Norm = \sum_{j=1}^{g}(n_j + p) * (m_j + q) \tag{3.3}$$

wobei p und q reelle Konstanten sind. Diese Reskalierung ist in einigen Untersuchungen auch schon erfolgreich angewandt worden (Doll et al. 1991; Ajzen/Driver 1992).[5] Bamberg/Schmidt (1994: 86) weisen aber zu Recht darauf hin, daß die inhaltliche Bedeutung der Reskalierungskoeffizienten und damit die formale Änderung insgesamt ungeklärt ist.

In vielen empirischen Untersuchungen ist eine reduzierte Form des Modells der TORA benutzt worden, d. h. in der Regel sind die Beziehungen zwischen Einstellung, subjektive Norm, Intention und Verhalten Gegenstand der Überprüfung, ohne daß die Wert- und Erwartungskomponenten b_i und e_i für die Einstellung sowie n_j und m_j für die subjektive Norm gemessen wurden (vgl. Bentler/Speckart 1979, 1981; Budd/Spencer 1985). Das erörterte Skalierungsproblem stellt sich hierfür natürlich nicht.

Einzelne Differenzierungen des Modells in Abbildung 3.1 beziehen sich auf die Berücksichtigung "intervenierender" Variablen (z. B. unterschiedliche, aber in kausaler Folge stehende Intentionen, vgl. Ajzen/Fishbein 1980: 108) oder auf Bildung von Differenzen zwischen verschiedenen Einstellungsbzw. Normmessungen (vgl. Ajzen/Fishbein 1980: 123).

Andere Untersuchungen (vgl. Reinecke 1991: 70f.) weisen auf einige Inkonsistenzen zwischen der theoretischen Formulierung und den jeweiligen Operationalisierungen und statistischen Modellierungen hin. Während nach Gleichung 3.2 die Variablen Einstellung (Att) und subjektive Norm ($Norm$) als Resultate von Wert$*$Erwartungsprodukten hergeleitet werden, sind in verschiedenen empirischen Modellen korrelative Beziehungen zwischen Wert/Erwartungsvariablen und den Konstrukten Einstellung bzw. subjektive Norm angegeben (vgl. Ajzen/Fishbein 1980: 141, 181, 210). Dies bedeutet, daß beispielsweise die Beziehungen zwischen normativen Vorstellungen (n_j) und subjektive Norm ($Norm$) *empirisch geprüft* und nicht, wie theoretisch formuliert, als *analytische Beziehung* in die empirische Überprüfung einbezo-

---

5 Zur Berechnung der Konstanten wird Gleichung 3.3 umformliert (hier nur für Att demonstriert):

$$Att = \sum_{i=1}^{n} b_i e_i + p \sum_{i=1}^{n} b_i + q \sum_{i=1}^{n} e_i + pq \tag{3.4}$$

Zur Schätzung der Konstanten p und q wird eine Regression zwischen Att und den Größen $\sum_{i=1}^{n} b_i e_i$, $\sum_{i=1}^{n} b_i$ und $\sum_{i=1}^{n} e_i$ durchgeführt. Die ermittelten unstandardisierten Regressionskoeffizienten für $\sum_{i=1}^{n} b_i$ und $\sum_{i=1}^{n} e_i$ werden dann jeweils durch den entsprechenden Regressionskoeffizienten für $\sum_{i=1}^{n} b_i e_i$ dividiert. Die ermittelte Koeffizient für $\sum_{i=1}^{n} b_i$ ist eine least-square Schätzung von p und der Koeffizient für $\sum_{i=1}^{n} e_i$ eine least-square Schätzung von q (vgl. Ajzen 1991: 193).

gen werden. Immerhin enthält Gleichung 3.2 im Unterschied zu Gleichung 3.1 keine Regressionsparameter.

Ein weiterer Kritikpunkt bezog sich auf die unzureichende Überprüfung der Meßtheorie für die TORA. In den bisher angesprochenen Untersuchungen ist auf die Überprüfung des Verhältnisses zwischen Konstrukt (z. B. Einstellung) und Itemformulierung verzichtet worden, um etwa unsystematische Meßfehler kontrollieren zu können und systematische Meßfehler identifizieren oder modellieren zu können (d. h. mit in die Meßtheorie aufzunehmen).[6]

Bentler/Speckart (1979, 1981) überführten die Theorie von Ajzen und Fishbein in ein Strukturgleichungsmodell, wobei sie die Theorie um vergangenes Verhalten (past behavior) erweiterten. In diesen Untersuchungen wurden auch Längsschnittmodelle (Panelmodelle) getestet, wobei die wichtigsten Ergebnisse die Prädiktion von jetzigem Verhalten durch früheres Verhalten betrafen: Verhalten zum Zeitpunkt t_1 beeinflußt Verhalten zum Zeitpunkt t_2 direkt als auch indirekt über die Verhaltensintention (vgl. hierzu auch Fredricks/Dosett 1983 und Bagozzi 1981). Auch in neueren Studien (vgl. beispielsweise Bagozzi/Warshaw 1992; Ajzen/Driver 1992) konnte ein hoher Zusammenhang zwischen gegenwärtigem und vergangenem Verhalten aufgezeigt werden. Die Prädiktion durch schon gezeigtes, vergangenes Verhalten zeigt, daß es sinnvoll sein kann, weitere Längsschnittinformationen zu berücksichtigen, um genauere Prädiktionen für gegenwärtiges Verhalten zu erhalten.

Verschiedene Metaanalysen zur TORA (vgl. beispielsweise van den Putte 1993: 23) weisen nach, daß die ausschließliche Prädiktion von Verhalten durch die Verhaltensintention dann zu akzeptablen Ergebnissen führt, wenn das Verhalten unter willentlicher Kontrolle (volitional control) des Handelnden steht. Die Theorie verliert ihre Prädiktionsfähigkeit, wenn Personen in vertrauten Reaktionsmustern (z. B. nach Gewohnheiten) handeln.

Um die Einschränkung auf willentlich kontrollierbares Verhalten zu überwinden, konzeptualisierte Triandis (1977, 1980) drei zusätzliche Faktoren (Konstrukte), die neben Verhaltensintention beobachtbares Verhalten direkt erklären sollten: *Gewohnheiten* (habits), *erleichternde Bedingungen* (facilitating conditions) und *physiologische Erregung* (physiological arousal). Mit Gewohnheiten (habits) bezeichnet Triandis Verhaltenssequenzen, die ohne das Auftreten von Selbstinstruktionen automatisiert ablaufen. Damit ist auch regelmäßiges, oft gezeigtes Verhalten gemeint.[7] Erleichternde Bedingungen (facilitating conditions) für ein Verhalten unterscheidet Triandis nach zwei Arten (Triandis 1980: 205): "Objektive Faktoren", die auch als Umgebungsbedingungen bezeichnet werden können und "interne Faktoren" wie z. B. die Wahrnehmung des Handelnden, daß eine Handlung in einer gegebenen Situation einfach zu bewerkstelligen ist. Die physiologische Erregung (physiological

---

[6] Ein Beispiel für die Aufnahme systematischer Meßfehler in die Meßtheorie zeigt Reinecke (1991) am Beispiel der sozialen Erwünschtheit.

[7] In einer Beobachtungsstudie zeigen Landis et al. (1978), daß durch Gewohnheiten das Verhalten von Lehrern besser als durch Intentionen vorhergesagt werden konnte.

arousal) wird von Triandis als relevant für die Ausführung eines Verhaltens angesehen. Diese Dimension kann vom Schlafen (keine Wahrscheinlichkeit für ein Verhalten) bis zur stärksten Erregung (hohe Wahrscheinlichkeit für ein Verhalten) reichen. Genauere Operationalisierungen, insbesondere der letzten beiden Konstrukte, werden von Triandis allerdings nicht dokumentiert. Seibold/Roper (1979) formalisieren das Modell von Triandis und vergleichen es empirisch mit der TORA, wobei sie mit dem Triandis-Modell 7% mehr Varianz in der Verhaltensintention aufklären können als mit der TORA.

Andrews (1984) kommt in einer vergleichenden Arbeit der Modelle von Ajzen und Fishbein, Bentler und Speckart und Triandis zu dem Schluß, daß die erweiterten Modelle (zum einen durch vergangenes Verhalten, zum anderen durch die Faktoren von Triandis) eine höhere Erklärungskraft für Verhalten haben. Nach den Analysen von Andrews müssen die Erklärungsmodelle dahingehend differenziert werden, inwieweit Verhalten eher willensmäßig oder eher zielgerichtet ist (volitional behavior versus goal-directed behavior). Sie plädiert wie Triandis für die Entwicklung umfassenderer Erklärungsmodelle (comprehensive models), während Ajzen und Fishbein die Reduktion auf die wesentlichen Prädiktoren für Verhalten betonen (parsimonious models).

Wie weiter oben schon ausgeführt wird in der TORA angenommen, daß der größte Teil des Verhaltens unter willentlicher Kontrolle steht und die getroffenen Verhaltensabsichten in Verhalten umgesetzt werden. Die Intentions-Verhaltensbeziehungen sind meistens um so stärker, je geringer der Zeitabstand zwischen der Messung der Intention und des Verhaltens ist (vgl. van den Putte 1993: 25). Ändert sich beispielsweise die Intention zwischen den beiden Meßzeitpunkten auf Grund von unvorhergesehenen Ereignissen, die auch die Einstellungen zum Verhalten und die subjektive Norm ändern können, dann kann Verhalten nicht mehr zuverlässig prädiziert werden. Allerdings können Intentionen in der mit ihnen verbundenen Intensität und Richtung variieren, ohne daß dies im Verhalten sichtbar wird. Wird eine Intention mit großer Sicherheit geäußert, so werden auch neue Informationen ein geplantes Verhalten nicht ändern. Sind Intentionen mit geringerer Sicherheit assoziiert, so können auch unvorhergesehene Ereignisse von geringer Bedeutung eine Intentionsänderung und damit auch eine Verhaltensänderung zur Folge haben (vgl. Ajzen et. al. 1982). Interindividuelle Unterschiede sind ebenso für Variationsunterschiede in der Intentions-Verhaltensbeziehung verantwortlich: So zeigten Versuchspersonen mit geringer Selbstbeobachtung und Selbstkontrolle (self-monitoring) höhere Einstellungs-Verhaltens-Korrelationen als Versuchspersonen mit entsprechend hohen Ausprägungen (vgl. Snyder/Swann 1976; Zanna et al. 1980). Desweiteren hatten Personen mit übersituationalem konsistentem Verhalten auch engere Einstellungs-Verhaltensbeziehungen als Personen mit vergangener Verhaltensvariabilität in ähnlichen Situationen.

Um die Einschränkung auf Verhaltensweisen, die unter der willentlichen Kontrolle der handelnden Personen stehen, aufzuheben, begann Ajzen Mitte der achtziger Jahre das mit Fishbein entwickelte Modell der TORA um einen wesentlichen Prädiktor für Verhalten bzw. Verhaltensintention zu erweitern, nämlich um *die wahrgenomme Verhaltenskontrolle* (perceived behavioral control, im folgenden abgekürzt PBC, vgl. Ajzen 1987, 1988, 1989, 1991). Ajzen geht dabei auf Diskussionen zurück, die die Relevanz von *facilitating conditions* (Triandis 1977), *the context of opportunity* (Sarver 1983), *resources* (Liska 1984) und *action control* (Kuhl 1985) für die Vorhersage von Verhalten thematisieren. Bei dieser neuen Komponente muß zwischen wahrgenommener Verhaltenskontrolle und tatsächlicher Verhaltenskontrolle unterschieden werden. Die wahrgenommene Verhaltenskontrolle erfaßt die Überzeugung einer Person, wie leicht oder wie schwierig ein Verhalten für sie auszuüben ist bzw. wieviele Ressourcen und Fertigkeiten sie glaubt zu besitzen, um das Verhalten zu zeigen. Die wahrgenommene Verhaltenskontrolle wird neben Einstellung und subjektiver Norm als ein eigenständiges drittes Konstrukt aufgefaßt, das auf Verhaltensintention wirkt. Desweiteren wird auch postuliert, daß wahrgenommene Verhaltenskontrolle auf das Verhalten direkt wirken kann (vgl. Abbbildung 3.2), wenn sie die tatsächliche Kontrolle über das Verhalten reflektiert.[8] Wie die Konstrukte Einstellung und subjektive Norm wird Verhaltenskontrolle als Produkt einer Wert- und einer Erwartungsvariable gebildet (vgl. Ajzen 1988: 134; Ajzen 1991: 197):

$$PBC = \sum_{i=1}^{n} c_i p_i \tag{3.5}$$

c_i steht für die Wahrscheinlichkeit (Erwartung), daß ein zu zeigendes Verhalten kontrolliert werden kann (control beliefs), p_i ist die Bewertung der wahrgenommenen Fähigkeiten zur Durchführung des Verhaltens (perceived facilitations) und n ist die Anzahl der Kognitionen. Die modifizierte Theorie bezeichnet Ajzen als Theorie des geplanten Verhaltens (Theory of Planned Behavior).

Intention wird auch in der Theorie des geplanten Verhaltens als unmittelbar erklärende Variable für Verhalten postuliert. Je stärker diese Intention ist, desto eher wird das Verhalten gezeigt. Die Umsetzung des Verhaltens wird aber auch über Faktoren erklärt, die die *aktuelle Kontrolle* der Personen beinhalten (z. B. Zeit, Geld, Kooperation, vgl. die zusammenfassende Diskussion in Ajzen 1985). Das Ausmaß, in dem Personen über Opportunitäten und Ressourcen verfügen und die Absicht, das Verhalten auszuführen, determiniert die Umsetzung des Verhaltens. Gegenüber der aktuellen Kontrolle ist die wahrgenommene Kontrolle über das Verhalten und ihre direkten Wirkungen auf die Intention und das Verhalten von größerem psychologischen Interesse. Zwei Begründungen für diese direkten Beziehungen können angeführt werden: Zum einen steigen die Anstrengungen, ein Verhalten zu

[8] Umgekehrt können wahrgenommene und tatsächliche Kontrolle soweit auseinanderliegen, daß kein direkter Effekt auf das Verhalten zu ermitteln ist. Aus diesem Grunde wird in den Abbildungen der modifizierten Theorie (z. B. in Ajzen 1988: 133) der entsprechende Pfeil von wahrgenommener Verhaltenskontrolle auf Verhalten gestrichelt.

einem erfolgreichen Abschluß zu führen, mit der wahrgenommenen Kontrolle über dieses Verhalten. Zum anderen kann die wahrgenommene Verhaltenskontrolle oft als Substitut der aktuellen Kontrolle verwendet werden. Diese Verwendung ist aber abhängig davon, wie genau die Personen ihre Wahrnehmungen eingeschätzt haben. Eine Kontrolle über das Verhalten ist dann nicht realistisch, wenn eine Person relativ wenig Informationen über das Verhalten hat, wenn die zur Verfügung stehenden Ressourcen sich verändert haben oder wenn neue und wenig vertraute Elemente die Situation prägen. Eine direkte Prädiktion des Verhaltens durch die Verhaltenskontrolle ist gegeben, wenn die untersuchten Personen eine realistische Einschätzung über das Ausmaß der Kontrollmöglichkeiten haben (vgl. Ajzen 1985). Zu den Hypothesen der Theorie des geplanten Verhaltens gehört auch die Interaktion zwischen der Verhaltenskontrolle und der Intention.[9] Dies läßt sich dadurch begründen, daß neben der Fähigkeit auch die Motivation vorhanden sein muß, ein Verhalten in die Tat umzusetzen, insbesondere wenn es nicht unter willentlicher Kontrolle steht (vgl. Locke 1965; Vroom 1964). Es wird erwartet, daß sich mit steigender Kontrolle auch die Prädiktionskraft der Intention erhöht.

Abb. 3.2: Das Modell der Theorie des geplanten Verhaltens (TOPB)

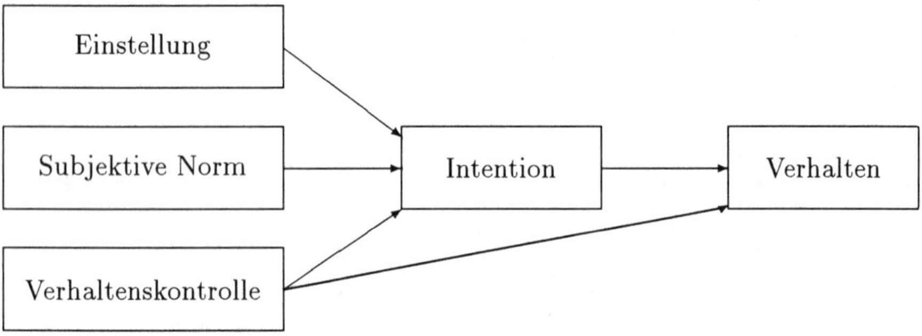

Direkte Vergleichsstudien zwischen dem alten Modell der TORA und dem neuen, durch wahrgenommene Verhaltenskontrolle erweiterten, Modell der TOPB zeigen, daß bei willensmäßigem, kontrollierten Verhalten die Prädiktion von Verhaltensintention verbessert wird (vgl. Netemeyer et al. 1990, 1991). Handelt es sich um Verhalten, daß nicht vollständig kontrolliert werden kann (z. B. Diätverhalten, vgl. Schifter/Ajzen 1985), werden die erklärten Varianzen der Verhaltensintention und des Verhaltens durch die wahrgenommene Verhaltenskontrolle erhöht (vgl. die Übersicht bei Ajzen 1991: 190). Direkte Vergleichstudien zwischen der TORA und der TOPB zeigen, daß sich auch

9 Einen entsprechenden Formalisierungsvorschlag macht Ajzen (1994: 51).

unabhängig vom Grad der Kontollierbarkeit die erklärte Varianz in der Verhaltensintention durch die wahrgenommene Verhaltenskontrolle steigern läßt (vgl. Madden et al. 1992; Kurland 1995).

Ein kritischer Punkt innerhalb der TOPB (und auch der TORA) ist die Verbindung zwischen Intention und Verhalten, die zwischen der Umsetzung einer Absicht und tatsächlichem Handeln besteht. Ist beispielsweise die beabsichtigte Handlung sehr neu, komplex oder schwierig, dann wird ein aufwendiger Planungsprozeß notwendig sein, der über kognitive Einschätzungen der Mittel und Wege vorgenommen wird.[10] Liegen dagegen Erfahrungen bezüglich der beabsichtigten Handlung vor, dann können die ausgesprochenen Intentionen leichter in Handlungen umgesetzt werden. Heckhausen (1980: Kap. 6) hat motivationspsychologische Konzepte aufgestellt, die den Handlungsverlauf zwischen Intention und Verhalten kennzeichnen. Er unterscheidet zwei Handlungsphasen: die *prädeziosionale* Phase und die *postdezisionale* Phase. Die prädezisionale Phase kennzeichnet die Auswahl zwischen Wünschen, die nach Kriterien der Realisier- und Wünschbarkeit vorgenommen wird. Die Entscheidung für einen bestimmten Wunsch verwandelt diesen in ein verbindliches Ziel. Die Realisierung dieses verbindlichen Ziels wird in der postdezisionalen Phase weitergeführt.[11] Die postdezisionale Phase beschreibt also einerseits die Konkretisierung von Zielintentionen und andererseits Planungsprozesse zur Umsetzung dieser Intentionen in konkretes Verhalten. In experimentellen Studien (vgl. z. B. Heckhausen et al. 1987) konnte nachgewiesen werden, daß Prozesse der Informationsverarbeitung, die die Realisierung von Intentionen begünstigen, die theoretischen Modelle der TORA und der TOPB ergänzen können. Diese Studien unterscheiden drei Merkmale der Informationsverarbeitung (vgl. Frey et al. 1993: 388):

1. Es kommt zu einer bevorzugten Verarbeitung solcher Informationen, die sich auf Handlungsinitiierung und -durchführung beziehen.
2. Die anreizbezogenen Informationen werden parteiisch und die realisierungsbezogenen Informationen werden subjektiv analysiert.
3. Die verfügbaren Informationen werden selektiv verarbeitet.

Aufbauend auf den motivationspsychologischen Arbeiten von Heckhausen hat sich die psychologische Volitionsforschung noch differenzierter mit der Diskrepanz zwischen Intentionen und Verhalten beschäftigt. Diese Forschungsrichtung differenziert zwischen zwei Typen von Intentionen: den Zielintentionen oder Absichten (goal intentions) und den Realisierungsintentionen

---

[10] Beispielsweise nennt die Selbstregulationstheorie von Bagozzi (1992) hier drei Komponenten: Kompetenzerwartung, instrumentelle Überzeugungen und die Gefühlsregung gegenüber den Mitteln. Für die Phase zwischen Intention und Verhalten werden zwei psychologische Prozesse postuliert: die Willensstärke (commitment) und die Anstrengung. Empirische Anwendungen der Selbstregulationstheorie stehen aber noch aus (vgl. Bagozzi et al. 1992).

[11] Der Übergang zwischen beiden Phasen wird im Handlungsphasenmodell von Heckhausen als das Überschreiten des Rubikons bezeichnet, vgl. Heckhausen (1980: 203f.).

oder Vorsätzen (implementation intentions). Während nun Zielintentionen das Realisieren von Zielen insbesondere durch bewußte Prozesse steuern (wie im Handlungsphasenmodell von Heckhausen beschrieben), ist im Vorsatz die Ausführung eines bestimmten Verhaltens beim Auftreten der im Vorsatz spezifizierten Gelegenheit festgelegt (z. B. Ich will in der Situation x die Handlung y ausführen, vgl. Frey et al. 1993: 389; Gollwitzer 1993). Die TORA und die TOPB spezifizieren in ihren Modellen ausschließlich Zielintentionen. In beiden Modellen wird nicht berücksichtigt, daß Personen zu ihren jeweiligen Zielintentionen auch Vorsätze bilden können, wann und wie sie Ihre Ziele in Verhalten umsetzen. Die Bildung von Vorsätzen ist durch die Forschungsgruppe "Intention und Verhalten" auch experimentell untersucht worden. Wurden Versuchsteilnehmer durch Zielintentionen mit Vorsätzen ausgestattet, wann und wo mit der Realisierung begonnen werden sollte, so verdoppelte sich die Realisierungsrate (vgl. Gollwitzer 1993: 14f.). Dies bedeutet, daß in Modellen, die ausdrücklich Vorsätze als eigenständiges Konstrukt zwischen Zielintentionen und Verhalten konzeptualisieren, ein größerer Varianzanteil im Verhalten aufgeklärt werden kann.[12] Darum könnten die Modelle der TORA und der TOPB soweit modifiziert werden, daß das Konstrukt Intention in ein Konstrukt *Zielintention* und ein Konstrukt *Realisierungsintention* differenziert wird und die Kausalabfolge von der Zielintention über die Realisierungsintention zum Verhalten verläuft. Für nicht-experimentell orientierte sozialwissenschaftliche Forschungsansätze wird allerdings diese Differenzierung in den jeweiligen Erhebungen kaum konstruktvalide operationalisierbar sein.

Neben dem Problem der Differenzierung des Intentionsbegriffs haben sich verschiedene Forscher mit der Frage auseinandergesetzt, ob die TOPB durch die Erweiterung um das Konstrukt der wahrgenommenen Verhaltenskontrolle zu einer suffizienten Theorie geworden ist, wie dies ursprünglich schon für die TORA behauptet worden war (für eine Übersicht, vgl. Eagly/Chaiken 1993: 185f.). Selbst Beck/Ajzen (1991) weisen nach, daß bei der Vorhersage unehrlichen Verhaltens die persönlichen Moralvorstellungen zusätzlich zu den Konstrukten der TOPB signifikant zur Varianzaufklärung des Verhaltens beitragen. Manstead und Parker (1995) zeigen, daß auch über den Kontext der TOPB hinausgehende Aspekte, wie emotionale Reaktionen, die Verhaltensabsicht und indirekt das Verhalten beeinflußten.

Diese Untersuchungen belegen, daß das ursprünglich für die TORA postulierte Suffizienzprinzip auch für die TOPB nicht hinreichend belegt werden kann. Ajzen (1991: 198f.) argumentiert selber, daß das Suffizienzprinzip eine zu starke theoretische Beschränkung bedeuten würde. Die Erweiterung der TOPB durch inhaltlich spezifische Prädiktoren können für bestimmte Verhaltensbereiche wichtige Erkenntnisse liefern, da auch statistisch kontrolliert werden kann, wie hoch die Varianzbeiträge dieser zusätzlichen Variablen bei Kon-

[12] In ähnlicher Weise argumentieren Eagly/Chaiken (1993: 211) über das Verhältnis zwischen Intention und Verhalten: "The link between intentions and behavior is often mediated by planning processes."

stanthaltung des Einflusses der Konstrukte der TOPB sind. Sorgfältige theoretische Argumente sollten bei einer spezifischen Erweiterung den methodisch-statistischen Prüfungen selbstverständlich vorausgehen.

Die Aufgabe des Suffizienzprinzips betrifft allerdings nicht nur die Prädiktoren der Intention bzw. des Verhaltens (vgl. Jonas/Doll 1996). Da in der Regel nur eine Verhaltensweise als abhängige Variable untersucht wird, verringert sich die Prädiktionskraft der TOPB für Verhaltensbereiche, in denen eine Vielzahl potientieller Verhaltensweisen mit ähnlichen Konsequenzen zur Auswahl steht. In dem einfachsten Fall, in der dichtomen Wahlsituation, können die Variablen der TOPB für beide Verhaltensalternativen erhoben werden, um dann die Modellprüfung mit den Differenzen der Variablenwerte durchzuführen. Bamberg/Lüdemann (1996) zeigen dies für die Nutzung öffentlicher Verkehrsmittel (Fahrrad versus Bus) und für das Sortieren von Hausmüll (konventionell Entsorgung versus sortierte Entsorgung).

Die Einbettung der TOPB in ein soziologisch-theoretisches Modell zur Erklärung der Verkehrsmittelwahl wird von Bamberg et al. (1995) diskutiert. Sie benutzen die TOPB als Ansatz zur Erklärung beobachtbarer Verkehrsmittelnutzung und interpretieren die Einstellungen zum Verhalten als *Präferenzen,* die subjektive Norm als *Restriktionen,* die Intention als *Nutzen* und das Verhalten als *Entscheidung* (vgl. auch Bamberg 1995 und Bamberg/Bien 1995). In ihren Untersuchungen werden auch konkrete Brückenhypothesen abgeleitet, die sich auf objektive Randbedingungen der Verkehrsmittelnutzung beziehen (z. B. objektiv zur Verfügung stehende Verkehrsmittelalternativen). Die hier angestrebte Berücksichtigung der TOPB als Handlungstheorie innerhalb eines Mikro-Makro-Modells (vgl. Abbildung 2.4) wird in den von Bamberg et al. (1995) diskutierten Modellen und Untersuchungen ähnlich geführt, wobei dort eine explizite Differenzierung in eine Mikro- und Makroebene ausbleibt und über das "beobachtbare Nutzungsverhalten" hinausgehende Aggregierungrelationen als "technisch organisatorische Maßnahmen" nur implizit formuliert werden (vgl. Abbildung 1 und Tabelle 4 in Bamberg et al. 1995). Insgesamt betrachtet sind die Voraussetzungen der TOPB als eine differenzierte Theorie rationaler Akteure in die theoretische Diskussion des Rational Choice-Programms einzufließen sehr günstig, da dieser theoretische Ansatz nicht nur Restriktionen und Nutzen beinhaltet, sondern auch Präferenzänderungen erklären kann. Hier kann eine Längsschnittdesign die erforderlichen Informationen liefern.

3.1.3 Empirische Untersuchungen zur TORA und TOPB im Kontext der AIDS-Prävention und der Kontrazeption

Bezüglich der AIDS-Prävention und der Kontrazeption nimmt die TORA an, daß das jeweilige risikoreduzierende Verhalten unter willentlicher Kontrolle ist und präzise aus der Intention, dieses Verhalten zu zeigen, prädiziert werden kann. Die Intention wird wiederum erklärt durch die Einstellung gegenüber risikoreduzierendem Verhalten und der subjektiven Norm, d. h. dem wahrgenommenen sozialen Druck (vgl. Fishbein/Middlestadt 1989). Die TOPB postuliert darüberhinaus den Einfluß der wahrgenommenen Schwierigkeiten in der Umsetzung präventiven Verhaltens (Verhaltenskontrolle) auf die Intention und, soweit die wahrgenommene mit der tatsächlichen Verhaltenskontrolle übereinstimmt (vgl. Ajzen 1991), den Einfluß des gleichen Konstruktes auf das Präventionsverhalten. In der Regel wird das Präventionsverhalten durch den berichteten Gebrauch von Kondomen während des Geschlechtsverkehrs erfaßt. Fishbein stellt in der Einleitung für einen Reader, der Studien zur AIDS-Prävention auf der Grundlage der TORA und der TOPB zusammenfaßt (vgl. Terry et al. 1993), folgende Zielsetzungen für den Gebrauch der Theorieansätze auf:

> "We must find ways to reduce the likelihood that people will engage in behaviors that put them at risk for AIDS and/or increase the likelihood that they will engage in safe or 'safer' behaviors. The more one understands the determinants of these behaviors, the more likely one is to design effective programs to influence them." (Fishbein 1993: xxi)

Untersuchungen mit Homosexuellen (Cochran et al. 1992; Fishbein et al. 1992, 1993a; Fisher et al. 1995; McLaws et al. 1993), heterosexuellen Erwachsenen (Fishbein et al. 1993b; Fishbein et al. 1995; Kashima et al. 1992, 1993; Middlestadt et al. 1995; Morrison et al. 1995), heterosexuellen Studenten (Chan/Fishbein 1993; Fisher et al. 1995; Galligan/Terry 1993), ("undergraduate")-Studenten (Bardeleben et al. 1989; Doll/Orth 1993; Nucifora et al. 1993; Timmins et al. 1993; Terry 1993; Warwick et al. 1993, White et al. 1994), Jugendlichen (Basen-Enquist/Parcel 1992; Boldero et al. 1992; Fisher et al. 1995; Moore et al. 1993; Richard/van der Pligt 1991), Drogenabhängigen (Corby et al. 1996) und ethnischen Minoritäten (Rigby et al. 1993) haben die TORA zur Prädiktion AIDS-präventiven Verhaltens empirisch überprüft und deren Hypothesen bestätigt.[13] In den Untersuchungen von Chan/Fishbein (1993), Kashima et al. (1992, 1993), Nucifora et al. (1993), Terry (1993) und White et al. (1994) ist die TOPB überprüft worden. Tabelle 3.1 gibt einen Überblick über die erklärten Varianzen in den Konstrukten Intention (Int.) und Verhalten (Beh.) aus den jeweiligen Untersuchungen in Zusammenhang mit den jeweiligen Untersuchungsdesigns.

[13] Die hier getroffene Unterscheidung der Studentenstichproben richtet sich nach dem jeweiligen Untersuchungsplan. Homosexuelle Studenten sind explizit in den Untersuchungen von Chan/Fishbein (1993) und Galligan/Terry (1993) ausgeschlossen. Fisher et al. (1995) untersucht das Präventionsverhalten von Homosexuellen, von heterosexuellen Studenten und von Jugendlicher in getrennten Untersuchungen.

Tab. 3.1: Erklärte Varianzen in der Verhaltensintention (Int.) und im Verhalten (Beh.) in Untersuchungen bezüglich AIDS-Prävention und Kontrazeption

Untersuchung	Theorie	Erklärte Varianz		Panel
		Int.	Beh.	
Bardeleben et al. (1989)	TORA	.29	–	nein
Richard/van der Pligt (1991)[0]	TORA	–	.64/.40[3]	nein
Basen-Enquist/Parcel (1992)[0]	TORA	.17	.19	nein
Boldero et al. (1992)[1]	TORA	.27	log.[4]	ja
Fishbein et al. (1992)	TORA	.44	–	nein
Kashima et al. (1992)	TOPB	.50	–	ja
Chan/Fishbein (1993)	TOPB	.27	–	nein
Doll/Orth (1993)	TORA	.43/.65[3]	–	nein
Fisher et al. (1995)[2]	TORA	.23	.34	ja
	TORA	.54/.68[3]	.35/.42	ja
	TORA	.16/.29[3]	.01/.05	ja
Galligan/Terry (1993)	TORA	.13	.14	ja
Nucifora et al. (1993)	TOPB	.44	.56	ja
Rigby et al. (1993)	TORA	.37	–	ja
Terry (1993)[0]	TOPB	.58	.37	ja
Warwick et al. (1993)	TORA	.60	.80	ja
White et al. (1994)[0]	TOPB	.63	.64	ja
Morrison et al. (1995)[05]	TORA	.48	.14	ja
	TORA	.34	.07	ja
Corby et al. (1996)[5]	TORA	.36	–	nein
	TORA	.48	–	nein

Es sind nur Studien aufgeführt, die explizit Angaben über erklärte Varianzen gemacht haben.

Panel = Es wurde ein Längsschnittdesign durchgeführt.

[0] In diesen Studien ist zusätzlich die Variable Kompetenzerwartung (self-efficacy) zur Erklärung der Verhaltensintention bzw. des Verhaltens eingesetzt worden.

[1] Die Datengrundlage ist identisch zur Studie in Moore et al. (1993).

[2] Die TORA wird hier an drei verschiedenen Stichproben (Homosexuelle, Studenten und Jugendliche) getestet.

[3] Der jeweils erste Wert bezieht sich auf männliche, der zweite auf weibliche Befragte.

[4] Hier wurde eine logistische Regression zur Berechnung der Beziehung zwischen Verhaltensintention und Verhalten durchgeführt.

[5] Die Theorie wird an zwei Subgruppen (Personen mit festen Partnern und Personen mit wechselnden Partnern) getestet.

Wie in den Abschnitten 3.1.1 und 3.1.2 näher ausgeführt, setzen die TORA wie auch die TOPB ein Längsschnittdesign zur Prädiktion des Verhaltens voraus. Ist ein Querschnittsdesign verwendet worden, kann nur die Verhaltensintention in Betracht gezogen werden, wie dies beispielsweise in Chan/Fishbein

(1993) durchgeführt wurde. Wird dagegen Verhalten in einem Querschnittsdesign gleichzeitig mit der Verhaltensintention gemessen (wie bei Richard/van der Pligt 1991), so handelt es sich um der Verhaltensintention vorausgegangenes Verhalten (vgl. hierzu auch die Diskussion in Eagly/Chaiken 1993). Eine kausale Interpretation zwischen der Verhaltensintention (d. h. hier der Absicht, zukünftig Kondome zu verwenden) und dem Verhalten (d. h. Kondome beim *letzten* Sexualkontakt eingesetzt zu haben) ist daher nicht schlüssig und widerspricht dem theoretischen Konzept der TORA und der TOPB.

Ein Schwergewicht in einzelnen der hier aufgeführten Studien wird auf die Ermittlung der *bedeutsamen Überzeugungen* (salient beliefs) für die Einstellung zum Kondomgebrauch und der *bedeutsamen Bezugspersonen* (salient referents) für die subjektive Norm gelegt. Beispielsweise ermittelt Fisher et al. (1995) für Homosexuelle die Risikoreduzierung gegenüber AIDS-Infektion und STD,[14] und für Studenten bzw. Jugendliche die Risikoreduzierung gegenüber AIDS-Infektion und die "Gefahr", schwanger zu werden als *salient beliefs.* Freunde, Familie und Partner sind für Homosexuelle *salient referents.* Entsprechend sind dies bei Studenten Freunde, Partner und Eltern während bei Jugendlichen die Eltern an erster Stelle stehen, gefolgt von den Freunden und den Verwandten wie Brüder/Schwestern oder Tanten/Onkeln (vgl. Fisher et al. 1995: Tabellen 1, 7 und 13). Dieses Beispiel verdeutlicht, daß eine gruppenspezifische Ermittlung der Prädiktoren für die Einstellung und subjektive Norm bezüglich der AIDS-Prävention und der Kontrazeption äußerst wichtig ist, um eine korrekte Überprüfung der Theorieansätze zu gewährleisten. White et al (1994: 2177) können zeigen, daß die Gruppennorm ein von der subjektiven Norm unabhängigen Effekt auf die Verhaltensintention haben können (vgl. auch die theoretische Diskussion über den Zusammenhang zwischen wahrgenommenen Normen und AIDS-Prävention in Fisher et al. 1995).

Die TOPB benötigt für die wahrgenommene Verhaltenskontrolle die Messung der relevanten *Kontrollüberzeugungen* (control beliefs, vgl. Gleichung 3.5). Aus Tabelle 3.1 ist zu entnehmen, daß im Kontext der AIDS-Prävention bisher nur fünf Studien die TOPB als theoretische Grundlage benutzten. Beispielsweise wurden in Chan/Fishbein (1993: 1461) drei Items[15], in Nucifora et al. (1993: 55) sechs Items[16] eingesetzt. Wenn auch die Relevanz der "control beliefs" und des Konstruktes PBC von Fishbein (1993: xx) auch im Kontext der AIDS-Prävention nicht unbedingt akzeptiert wird, so kann im Vorgriff auf

[14] Sexual Transmitted Disease

[15] "My telling my partner to use a condom every time I have sexual intercourse is ... on three 7-point semantic differential scales: *easy-—difficult; up to me—-not up to me;* and *under my control—-dependent upon other people or events.*" (Chan/Fishbein 1993: 1461)

[16] "...the likelihood of the sexual partner wanting to use condoms next time, having a condom readily available next time, having an agreement to use a condom next time, forgetting to use a condom next time, the amount of control over using a condom for the next sexual intercourse, and the difficulty involved in using a condom for the next sexual intercourse." (Nucifora et al. 1993: 55). Die Items wurden mit 7er-Skalen gemessen.

die in Kapitel 5 erörterte Repräsentativstudie konstatiert werden, daß gerade für Jugendliche und junge Erwachsene, die Kontrollierbarkeit der Situation ein wesentlicher Prädiktor für die Verhaltensintention und das Verhalten ist. Für AIDS-präventives Verhalten müßte die TOPB in der Regel der TORA überlegen sein.

Abschließend sei noch erwähnt, daß trotz der häufigen Anwendung und empirischen Bestätigung der TORA (und auch der TOPB) im Kontext der AIDS-Prävention und der Kontrazeption in keiner der hier aufgeführten Studien, die ein Längsschnittdesign verwendeten, Stabilität und Wandel der Einstellung, der subjektiven Norm, der wahrgenommenen Verhaltenskontrolle, der Verhaltensintention und des Verhaltens überprüft wurden. Beziehungen im Längsschnitt sind dort ausschließlich zwischen Verhaltensintention und Verhalten und (bei Anwendung der TOPB) zwischen wahrgenommener Verhaltenskontrolle und Verhalten spezifiziert und getestet worden. Diesbezüglich werden mit der in Kapitel 6 erörterten Repräsentativstudie neue Modelle und Ergebnisse diskutiert werden.

3.2 Der Stellenwert anderer theoretischer Modelle zum Gesundheitsverhalten

Neben der TORA und der TOPB, die als *allgemeine* Theorieansätze zur Erklärung menschlichen Verhaltens konzeptualisert wurden und die sich auch in dem speziell betrachteten Kontext der Gesundheitsforschung (Kontrazeption und AIDS-Prävention) bewährt haben, existieren mehr oder weniger *spezielle* theoretische Modelle über das Gesundheitsverhalten (für einen Überblick, vgl. Schwarzer 1992). Der Schwerpunkt soll hier auf Ansätze gelegt werden, die in ihren jeweiligen empirischen Anwendungen die AIDS-Prävention thematisieren. Hierzu gehört das Modell gesundheitlicher Überzeugungen (Health-Belief-Model, Abschnitt 3.2.1), die Selbstwirksamkeitstheorie (Self-Efficacy Theory, Abschnitt 3.2.2), die Theorie der Schutzmotivation (Protection Motivation Theory, Abschnitt 3.2.3), das AIDS-Risikominimierungsmodell (AIDS Risk-Reduction Model, Abschnitt 3.2.4) und das Information-Motivations-Verhaltensmodell (Information-Motivation-Behavior Model, Abschnitt 3.2.5). Anknüpfungspunkte und Verbindungen zur TORA bzw. zur TOPB werden jeweils aufgezeigt und diskutiert.

3.2.1 Die Theorie gesundheitlicher Überzeugungen (Health Belief Model)

Die "klassische" Theorie zum Gesundheitsverhalten ist das ursprünglich von Sozialpsychologen des US Public Health Service entwickelte Health Belief Model (im folgenden abgekürzt HBM, vgl. Rosenstock 1966; Becker 1974). Das HBM sollte aufzeigen, warum Personen kein gesundheitliches Vorsorgeverhalten zeigen, obwohl die Prävention in frühen Stadien einer lebensbedrohlichen Krankheit, wie z. B. Krebs, am besten geeignet ist, diese Krankheiten zu bekämpfen. Zur Vorhersage des Gesundheitsverhaltens werden sozial-kognitive Variablen angeführt, die, vermittelt über die Variable *Bedrohung,* das Gesundheitsverhalten determinieren. Eine sozial-kognitive Variable bezieht sich auf die *subjektive Vulnerabilität* (perceived susceptibility to illness), d. h. die Empfindung, gegenüber Erkrankungen verwundbar zu sein. Eine weitere sozial-kognitive Variable bezieht sich auf den *erlebten Schweregrad* (perceived severity) von Symptomen. Der Schweregrad und die Verwundbarkeit determinieren beide den wahrgenommenen *Bedrohungsgrad* einer Krankheit, die wiederum das Gesundheitsverhalten beeinflußt. Neben diesen sozial-kognitiven Variablen ist die Erwartung über das Vorhandensein einer wirksamen Gegenmaßnahme von Bedeutung, wobei *Kosten-Nutzen*-Überlegungen handlungsleitend sind. Interne und externe Reize, die als Handlungsanstöße (cues to action) wirken, sind zusätzliche Variablen, die die Bedrohung determinieren.

Beispielsweise kann ein Raucher mit Übergewicht und hohem Blutdruck ein hohes Risiko der Erkrankung seiner Herzkranzgefäße wahrnehmen (Schweregrad) und annehmen, daß diese Erkrankung zum Infarkt oder zum Tode führen kann (Verwundbarkeit). Neben der Bedrohung sind nach dem HBM Kosten-Nutzen-Überlegungen für das Gesundheitsverhalten entscheidend, d. h. inwieweit Personen davon überzeugt sind, daß eine bestimmte gesundheitsfördernde Maßnahme den Gesundheitszustand verbessert (Nutzen) und die damit verbundenen negativen Umstände (z. B. Schmerzen) gering gehalten werden können (Kosten). Der erwähnte Raucher würde also abwägen, ob der Verzicht auf das Rauchen und die Reduktion seines Übergewichtes (als Nutzen) den damit verbundenen Verlust von Genüssen (als Kosten) rechtfertigt.

In einer späteren Arbeit von Rosenstock (1974) sind interne und externe *Handlungsreize* (cues to action), die die Bedrohung determinieren, dem HBM hinzugefügt worden. Für den angesprochenen Raucher könnten plötzlich auftretende Schmerzen (interner Reiz) oder ärztlicher Rat, sofort den Lebensstil zu ändern (externer Reiz), den Bedrohungsgrad drastisch erhöhen (vgl. Abbildung 3.3).

Die Beziehungen zwischen den Variablen sind im Originalmodell nicht explizit formalisiert worden. Erst Seibold und Roper (1979) schlugen nach Durchsicht unterschiedlicher empirischer Anwendungen, folgende mathematische Repräsentation vor:

$$HB = PVw_1 + PSw_2 + (PB - PC)w_3 \tag{3.6}$$

wobei PV der wahrgenommene Bedrohungsgrad, PS der erlebte Schweregrad, PB der wahrgenommene Nutzen und PC die entsprechenden Kosten sind. w_1, w_2 und w_3 sind empirische Gewichte, die die Stärke des Einflusses auf das Gesundheitsverhalten HB anzeigen.[17] Der in Abbildung 3.3 gezeigte

[17] Jonas (1993) diskutiert Möglichkeiten, die Komponenten des HBM multiplikativ miteinander zu verknüpfen, die eine angemessenere formale Repräsentation des Theoriemodells

Einfluß demographischer und sozioökonomischer Variablen auf die erörterten Komponenten bindet soziologische Komponenten in das HBM ein und eröffnet damit auch Fragestellungen, die über den üblichen sozialpsychologischen Forschungskontext hinausgehen.

Abb. 3.3: Das Health-Belief-Model (HBM)

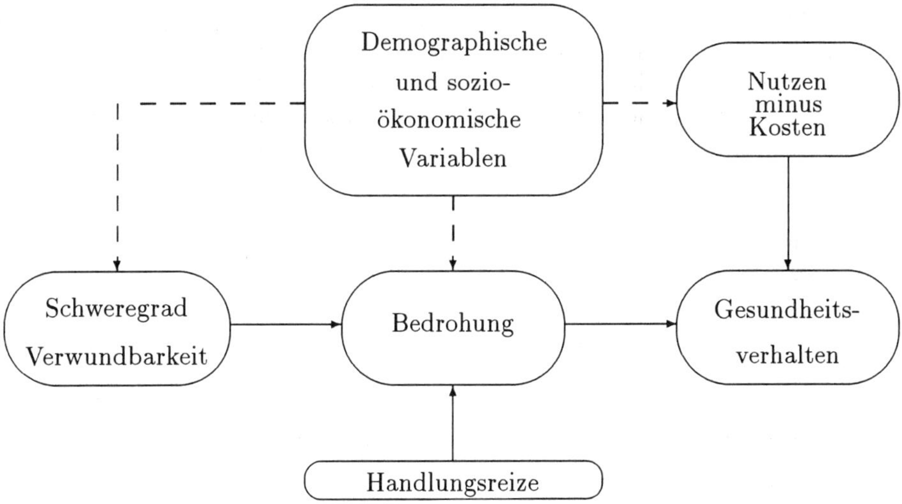

Janz und Becker (1984) reviewten 46 Studien, die das HBM als theoretische Grundlage verwendeten. Auf der Basis bivariater Assoziationsmaße sind überwiegend statistisch signifikante Zusammenhänge ermittelt worden. Allerdings sind die Zusammenhangsstärken und damit die erklärten Varianzen im Gesundheitsverhalten durchweg gering (vgl. auch die Zusammenfassung in Schwarzer 1992: 42f.).

Hinsichtlich des AIDS-präventiven Verhaltens wird im HBM angenommen, daß dieses Verhalten eine Funktion der aktiv empfundenen Verletzbarkeit durch AIDS und der wahrgenommenen Kosten und Nutzen für ein präventives Verhalten ist (vgl. Rosenstock et al. 1994: 12f.). Empirische Studien, die präventives Verhalten von Jugendlichen auf der Grundlage des HBM untersuchen, bestätigen die geringe Vorhersagekraft der Konstrukte. Sowohl in einer Querschnittsuntersuchung (vgl. Walter et al. 1992) als auch in einem Längsschnittdesign (vgl. Abraham et al. 1993) konnte kaum Varianz in riskantem bzw. präventivem Verhalten der Jugendlichen aufgeklärt werden. Auch in einer die TORA und das HBM vergleichenden Untersuchung mit "undergraduates" konnte kaum zusätzliche Varianz durch die Konstrukte des

ergeben sollen.

HBM in der Verhaltensintention aufgeklärt werden (vgl. Warwick et al. 1993). Nur die in Gerrard et al. (1993: 66) tabellarisch zusammengestellten Studien, die Verhaltensänderungen retrospektiv miterhoben haben, können die Hypothesen des HBM bestätigen. Für die übrigen Studien müssen die Autoren konstatieren, daß "...the most obvious conclusion to be drawn from this review is that the general hypothesis is correct, but it does not extend to AIDS preventive behavior" (Gerrard et al. 1993: 77).

Zu den wichtigsten Kritikpunkten am HBM zählt die Überschätzung der Bedrohung durch eine Krankheit, Infektion u. a. als wesentlicher Prädiktor für das Gesundheitsverhalten, das Fehlen kognitiver Vermittlungsgrößen wie Bandura's Kompetenzerwartung (siehe hierzu den folgenden Abschnitt) und die fehlende Unterscheidung zwischen einer motivationalen und volitionalen Handlungsphase, in der einerseits die individuelle Entscheidung erfolgt und andererseits gesundheitliches Handeln geplant und in die Tat umgesetzt wird (vgl. Schwarzer 1992: 43f.; Brown et al. 1991: 53f.). Insofern bietet das Modell der TOPB durch die Relationen zwischen Einstellung gegenüber bestimmtem Verhalten, subjektiver Norm, wahrgenommener Verhaltenskontrolle und Intention eine Spezifikation der *motivationalen* Handlungsphase einerseits und durch die Relation zwischen Intention und Verhalten eine (wenn auch nur unzureichende) Spezifikation der *volitionalen* Handlungsphase andererseits (vgl. die Ausführungen im vorhergehenden Abschnitt). Damit ist die TOPB in ihrer Vorhersagekraft für Gesundheitsverhalten im allgemeinen und AIDS-Prävention im speziellen dem HBM überlegen.

3.2.2 Die Selbstwirksamkeitstheorie (Self Efficacy Theory)

Die Wahrnehmung von Selbstwirksamkeit ist das zentrale psychologische Konstrukt der Selbstwirksamkeitstheorie (self-efficacy theory, im folgenden abgekürzt SET) von Bandura (1986, 1988). Eine zentrale Variable dieser Theorie ist die Selbstwirksamkeitserwartung (self-efficay) bzw. Kompetenzerwartung.[18] Innerhalb der Kompetenzerwartung werden drei Aspekte unterschieden (vgl. Bandura 1986: 390f.):

1. Das Niveau (magnitude), d. h. der Schwierigkeitsgrad der Aufgabe,
2. der Allgemeinheitsgrad (generality), d. h. die Menge der unterschiedlichen Situationen, für die eine Kompetenzerwartung gilt und
3. die Stärke (strength), d. h. das Ausmaß an Sicherheit wirklich über die eigene Kompetenz zu verfügen.

Kompetenzerwartung ist eine Kognition und umfaßt die Erwartungshaltungen einer Person bezüglich ihrer Handlungsmöglichkeiten zur Bewältigung dieser Situation. Kompetenzerwartung hat sowohl motivationale als auch volitionale Bedeutung. Bei der Motivation geht es um die Auswahl von Situationen, die Präferenz für bestimmte Tätigkeiten und die Bildung einer Hand-

[18] Selbstwirksamkeitserwartung und Kompetenzerwartung sind synonyme Begriffe.

lungsintention. Bei der Volition geht es um die Umsetzung einer Intention in tatsächliches Handeln und um die Aufrechterhaltung einer Handlung gegen Widerstände (vgl. Schwarzer 1992: 17). Die wesentliche Rolle der Kompetenzerwartung wird dadurch unterstrichen, daß die TOPB im Unterschied zur TORA die Kompetenzerwartung in Form der wahrgenommenen Verhaltenskontrolle (perceived behavioral control) als erklärende Variable für Intention und Verhalten berücksichtigt (vgl. Abbildung 3.2). Insofern hat die SET die Weiterentwicklung der TORA zur TOPB ermöglicht.

Die SET zur Erklärung von präventivem Verhalten gegenüber AIDS betont die Bedeutung von Informationen über AIDS, Fähigkeiten des einzelnen, dem Ansteckungsrisiko angemessen zu begegnen, der soziale Kontext und als wichtigste Variable das subjektive Empfinden, fähig zu sein, selbst etwas zur AIDS-Prävention beitragen zu können (vgl. Bandura 1989, 1992, 1994). Die Prädiktion AIDS-präventiven Verhaltens durch die SET zeigt, daß die Kompetenzerwartung bei Jugendlichen (vgl. Basen-Enquist 1992; Basen-Enquist/Parcel 1992) und bei Erwachsenen (vgl. Brafford/Beck 1991) ein von anderen Konstrukten unabhängigen Beitrag zur Erklärung des Verhaltens leistet. Interventionsstudien, die die SET zur theoretischen Grundlage hatten, können beachtliche Erfolge nachweisen. So zeigten beispielsweise Jugendliche, die ein selbstregulatives Interventionsprogramm durchlaufen haben, höheres Wissen über Infektionskrankheiten, eine geringere Akzeptanz riskanter Sexualpraktiken und dementsprechend geringeres riskantes Sexualverhalten mit weniger Sexualpartnern als Jugendliche aus der Kontrollgruppe (vgl. Jemmott et al. 1992; Jemmott/Jemott 1994: 151f.).

Ein integratives, multivariates Modell der SET zur Erklärung AIDS-präventiven Verhaltens ist bislang nicht spezifiziert und empirisch getestet worden. Die Berücksichtigung der Kompetenzerwartung durch die TOPB (in Form der wahrgenommenen Verhaltenskontrolle) erübrigt die Notwendigkeit, die SET theoretisch für den gesundheitswissenschaftlichen Forschungsbereich weiter zu konkretisieren. Umstritten ist allerdings, ob Kompetenzerwartung und wahrgenommene Verhaltenskontrolle konzeptuell als gleiche oder unterschiedliche Konstrukte aufgefaßt werden sollen (vgl. Lewis/Kashima 1993: 41). Wird von unterschiedlichen Konstrukten ausgegangen, so ist außerdem das Problem konstruktvalider (d. h. dimensional unterschiedlicher) Messungen zu lösen (vgl. hierzu Terry 1993: 139f. und White et al. 1994: 2174f.).

3.2.3 Die Theorie der Schutzmotivation (Protection Motivation Theory)

Die Theorie der Schutzmotivation (protection motivation theory, im folgenden abgekürzt PMT) ist von Rogers (1975, 1983) entwickelt worden und verbindet Elemente des HBM, der TORA und der SET zur Vorhersage des zu untersuchenden Gesundheitsverhaltens. Das theoretische Modell beinhaltet vier Komponenten: der *wahrgenommene Schweregrad* einer Gesundheitsbedrohung, die *wahrgenommene Verletzlichkeit* gegenüber dieser Gesundheitsbedrohung, die *wahrgenommene Wirksamkeit* einer Maßnahme zur Verhütung und die *Kompetenzerwartung,* die zentrale Variable der SET (vgl. Abschnitt 3.2.2).

Verschiedene Untersuchungen, die Schwarzer (1992: 53f.) zusammenfaßt, heben insbesondere die Bedeutung der wahrgenommenen Wirksamkeit einer Maßnahme und die Selbstwirksamkeitserwartung als Prädiktoren der Verhaltensintention und des Verhaltens hervor.

Bengel (1993) hat eine leicht abgewandelte Version der PMT auf den Bereich des AIDS-präventiven Verhaltens angewendet. In dem aufgestellten Modell werden die Ausgangsbedingungen des präventiven Handelns nach Individual- und Kontextvariablen differenziert, die direkt auf die Verhaltensintention wirken (vgl. Abbildung 3.4).

Die erklärenden Variablen der PMT differenzieren sich in Bengels Modell nach der wahrgenommenen Schwere, nach dem wahrgenommenen Infektionsrisiko (Vulnerabilität), nach der wahrgenommenen Wirksamkeit der Schutzmaßnahmen und nach den Selbstwirksamkeitserwartungen. Allerdings werden auf Grund von empirischen Ergebnissen bidirektionale Kausalrichtungen angenommen (vgl. Bengel et al. 1996), so daß AIDS-präventives Verhalten auch die erklärenden Komponenten beeinflußt.[19]

Über die klassische Version der PMT hinaus werden von Bengel weitere AIDS-spezifische Faktoren[20] berücksichtigt, die das Präventionsverhalten vorhersagen sollen. Es handelt sich um die *Bedeutung der Sexualität*, das *Bedürfnis nach sozialem Kontakt*, die *Kommunikation über Sexualität und AIDS*, die *Selbstbehauptung*, die *Einstellungen gegenüber Kondomen*, das *Stigma von AIDS*, das *Rollenverständnis* und das *Partnerschaftsideal* (vgl. Bengel 1996: 43).

---

[19] Hier sei angemerkt, daß eine genauere Bestimmung der Wirkung des Verhaltens auf die erklärenden Komponenten der PMT erst durch Längsschnittdaten möglich wird. Das gezeigte Modell könnte daher auch als Prozeßmodell dargestellt werden.

[20] Diese Faktoren sind in Abbildung 3.4 aus Gründen der Übersicht nicht enthalten.

Abb. 3.4: Das Modell der Theorie der Schutzmotivation (PMT)

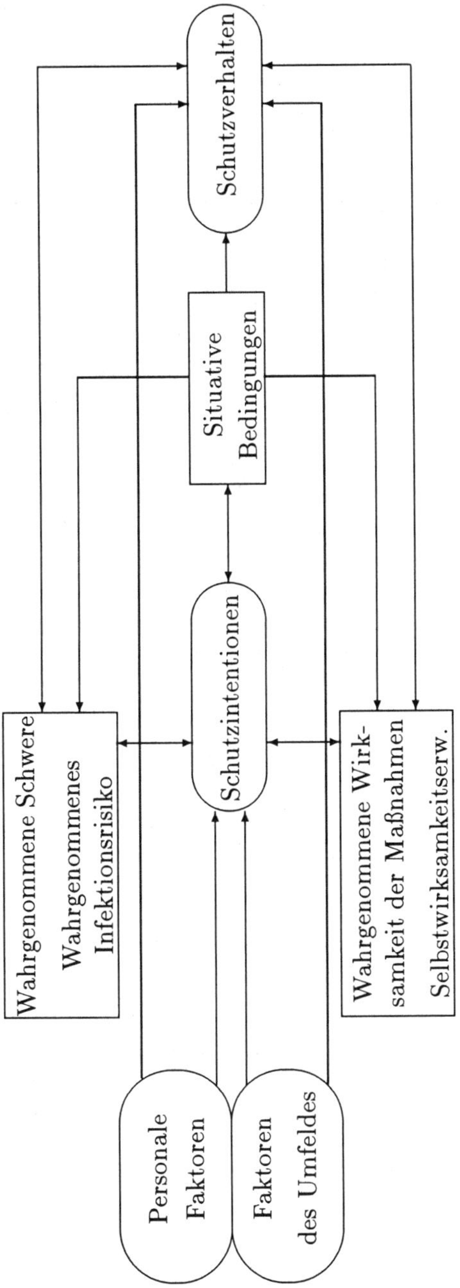

Empirische Überprüfungen zum AIDS-Präventionsverhalten bestätigen einerseits die Schwierigkeiten mit den Konstrukten, die dem HBM entnommen sind (Vulnerabilität und wahrgenommene Schwere, vgl. van der Felde/van der Pligt 1991). Andererseits kann Bengel (1996: 230f.) die Bedeutung der in der PMT enthaltenen Prädiktoren sexuellen Risikoverhaltens nachweisen: Je höher die Einschätzung eigener kommunikativer Fertigkeiten, je größer das Vertrauen in die Fähigkeit zur Durchsetzung von Schutzbedürfnissen, je höher die Einschätzung der Effektivität öffentlich propagierter HIV-Schutzmaßnahmen und je größer die wahrgenommene Bedrohung durch AIDS, desto eher wird ein Schutzverhalten gezeigt. Den einzelnen Prädiktoren kann unterschiedliche Bedeutung für das Verhalten zukommen. So wird die kommunikative Kompetenz ein wesentlicher Faktor sein, um die eigenen Schutzbedürfnisse beim Sexualpartner durchzusetzen, während über die Selbstwirksamkeitserwartung die Kontrollfähigkeiten gesteuert werden. Personen mit höherer Selbstwirsamkeitserwartung werden weniger Schwierigkeiten haben, praktische Schutzmaßnahmen (beispielsweise die Handhabung von Kondomen) während des Geschlechtsverkehrs einzusetzen.

Das Modell der PMT ist stark mit der TOPB verwandt, da auch hier die Verhaltensintention zwischen kognitiven Prädiktoren und dem Verhalten steht. Allerdings werden hier die situativen Bedingungen explizit zwischen Intention und Verhalten als intervenierende Variablen modelliert. Die zum Teil nicht festgelegten Kausalrichtungen zwischen den einzelnen Konzepten schützen das Modell der PMT stärker vor Widerlegungen als das der TOPB. In der Untersuchung von Bengel (1996: 133f.) konnte eine den Modellvorstellungen nicht entsprechende Kausalrichtung zwischen Verhalten und Vulnerabilität nachgewiesen werden: Nicht die wahrgenommene, persönliche Gefährdung beeinflußt das Verhalten, sondern die bisherigen sexuellen Erfahrungen dienen als Grundlage der Verwundbarkeitseinschätzung. Wenn die etwas unrealistisch wirkenden direkten Beziehungen zwischen personalen Faktoren und Verhalten sowie Umfeldfaktoren und Faktoren relativiert würden und das Modell als Prozeß- bzw. Längsschnittmodell umformuliert würde, dann ließe sich hieraus eine, auf dem Kontext der AIDS-Prävention bezogene, Erweiterung der TOPB entwickeln.

3.2.4 Das AIDS-Risikominimierungsmodell (AIDS Risk Reduction Model)

Im Unterschied zum HBM und zur SET ist das AIDS-Risikominimierungsmodell (AIDS risk-reduction model, im folgenden abgekürzt ARRM) speziell für den Forschungsbereich der AIDS-Prävention entwickelt worden (Catania et al. 1989, 1990; Boyer/Kegeles 1991). Das ARRM ist als Prozeßmodell formuliert worden, daß neben emotionalen und interpersonellen Einflüssen Bestandteile des HBM, der SET und der TORA bzw. TOPB integriert. Die Autoren differenzieren drei Stufen, die zur Erreichung eines risikoredizierenden Sexualverhaltens nötig sind (vgl. Abbildung 3.5):

1. Die *Problemerkennung,* d. h. die Identifizierung und Etikettierung der eigenen Verhaltensweise als riskant,
2. die *Verpflichtung* risikoreduzierendes Verhalten zu zeigen, und
3. die *Einlösung der Verpflichtung,* sich weniger riskant zu verhalten.

Abb. 3.5: Die Stufen des AIDS-Risikominimierungsmodell mit Einflußgrößen und entsprechenden Variablen (nach Breakwell et al. 1994: 193)

Stufen	Einflußgrößen	Variablen
Problemerkennung (labeling)	Kenntnisse über AIDS	Risikowahrnehmung
	Aversive Emotionen	Allgemeine Angst
	Soziale Faktoren	Informationseinfluß
		Normativer Einluß
	Werte	Gesundheitswerte
	Anfälligkeit	Wahrnehmung der Anfälligkeit
Verpflichtung (commitment)	Aversive Emotionen	AIDS-spezifische Angst
	Kompetenzerwartung	sexuelle Kompetenz
	Kosten-Nutzen	zwischenmenschliche Kosten
		Nutzen durch Kondome
	globale Verpflichtung	Wichtigkeit des sicheren Sexualverhaltens
	Intentionen	Intention
Einlösung der Verpflichtung (enactment)	Situationale Faktoren	
	Verhalten	Kondomgebrauch

Mit der ersten Stufe (Problemerkennung) werden die Identifizierung und Etikettierung der eigenen Verhaltensweise innerhalb des ARRM beschrieben. Hierzu gehören das Wissen über die Ansteckungsgefahr, die Wahrnehmung der eigenen Anfälligkeit für die Ansteckung, normative Einflüsse und die Wertschätzung der eigenen Gesundheit. Mit der zweiten Stufe (Verpflichtung) werden die Bedingungen für eine Änderung des Verhaltens in Richtung auf ein sicheres Sexualverhalten gekennzeichnet. Hierzu gehören Einstellungen zur Wichtigkeit des sicheren Sexualverhaltens, der subjektiv erwartete Nutzen bei Gebrauch von Kondomen unter Abwägung der zwischenmenschlichen Kosten und die Kompetenzerwartung (vgl. hierzu die Ausführungen im vorhergehenden Abschnitt). Die dritte Stufe (Einlösung) beschreibt schließlich die Umsetzung der Verpflichtung in konkretes, entsprechendes Verhalten, wobei situationalen Faktoren (z. B. die Fähigkeit zur sexuellen Kommunikation) eine entscheidende Bedeutung zukommt.

Das ARRM wird in der Regel als heuristischer Rahmen in empirischen Untersuchungen verwendet. Es liegen mittlerweile auch Studien vor, die die Konstrukte innerhalb der drei Stufen operationalisieren und in multivariate Regressionsmodelle integrieren. Kowalewski et al. (1994) überprüften mit einem repräsentativen Sample von Drogensüchtigen die ersten beiden Stufen des ARRM, um die Wahrnehmung der eigenen Ansteckungsanfälligkeit mit AIDS (erste Stufe) und die Intention, Kondome im Sexualkontakt zu gebrauchen (zweite Stufe), vorherzusagen. Die Wahrnehmung der eigenen Ansteckungsanfälligkeit konnte bei Kondombenutzern zu 41% und bei Nichtbenutzern zu 27% vorhergesagt werden. Die erklärte Varianz der Verhaltensintention lag bei 17% bzw. 27%, wobei hier die Kompetenzerwartung jeweils stärkster Prädiktor war (Kowalewski et al. 1994: 2017). Breakwell et al. (1994) konnten mit ihrer Untersuchung über den Kondomgebrauch von 16 bis 20jährigen Jugendlichen alle drei Stufen des ARRM überprüfen. Sie konzeptualisierten für jede Stufe ein multivariates Regressionsmodell. Im ersten Modell konnten die Autoren 17% Varianz der AIDS-spezifischen Angst erklären, im zweiten Modell 9% Varianz in der Verhaltensintention und im dritten Modell 27% Varianz des vergangenen Verhaltens. Ein viertes, zusätzliches Modell überprüfte die Beziehungen der Variablen zum zukünftigen Verhalten. Hier konnte etwa 30% der Varianz aufgeklärt werden (Breakwell et al 1994: 194). Auch in dieser Untersuchung war die Kompetenzerwartung eine der stärksten Prädiktoren.

Gegenüber der TORA und der TOPB wird im ARRM die Berücksichtigung möglichst vieler, für den Forschungskontext relevanter Variablen hervorgehoben, um die Komplexität des Prozesses zwischen Problemerkennung und Verhalten abzubilden. Die erwähnten Studien, die das ARRM multivariat überprüfen, können allerdings nicht mehr Varianz in der Verhaltensintention und im Verhalten aufklären als solche, die die TORA bzw. TOPB zugrundelegen. Für eine Berücksichtigung von spezifischen "externen" Variablen zur Erklärung der Einstellung zum Verhalten, der subjektiven Norm und der Verhaltenskontrolle ist das ARRM allerdings sehr hilfreich.

3.2.5 Das Informations-Motivations-Verhaltensmodell (Information-Motivation-Behavior Model)

Auf Grund einer kritischen Evaluation von Studien, die sich mit AIDS-Prävention, Risikoreduzierung und Interventionsmaßnahmen beschäftigte, kommen Fisher/Fisher (1992) zu folgenden Schlußfolgerungen:

> "Our review of the AIDS-risk-reduction literature has identified a number of intervention characteristics that seem to favor risk reduction behavior change. It appears that AIDS risk-reduction interventions that are conceptually based and group specific and that focus on providing AIDS-risk-reduction *information, motivation* and *behavioral skills* are the most impactful and sound bases for intervention." (Fisher/Fisher 1992: 463; Hervorhebungen durch den Autor)

Ihre Konzeptualisierung eines über verschiedene Populationen allgemein gültigen Handlungsmodells führt nach diesem Zitat zur Definition von drei Konstrukten, die wesentliche Prädiktoren für Verhaltensänderungen in Richtung AIDS-präventiven Verhaltens sind:

1. *Information,* d. h. das Wissen über die Ansteckungsgefahr durch AIDS und die Methoden, sich gegen AIDS zu schützen,
2. *Motivation,* d. h. individuelle Einstellungen gegenüber Präventionsverhalten sowie der wahrgenommene soziale Druck, präventiv zu handeln und
3. *Fähigkeiten,* die Methoden zur AIDS-Prävention richtig anwenden zu können.

Im Unterschied zum ARRM postulieren die Autoren kausale Abhängigkeiten zwischen den Konstrukten und ermöglichen damit einen direkten empirischen Test der einzelnen Beziehungen (vgl. Abbildung 3.6). Ihr Modell bezeichnen sie als Informations-Motivations-Verhaltensmodell (Information-Motivation-Behavior Model, im folgenden abgekürzt IMB).

Abb. 3.6: Das Informations-Motivations-Verhaltensmodell

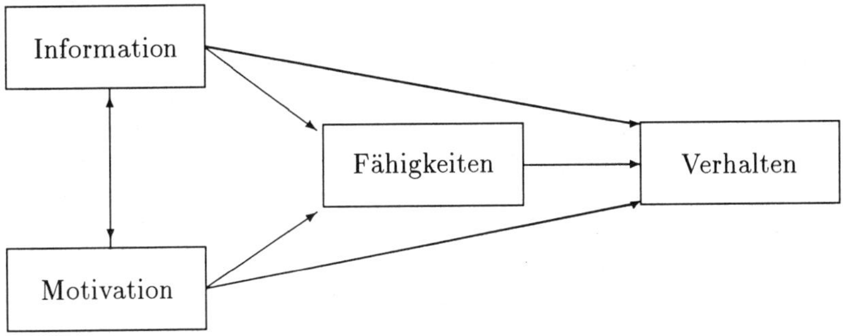

Im IMB-Modell wirken die Konstrukte Information und Motivation sowohl direkt als auch indirekt (über das Konstrukt Fähigkeiten) auf das Präventionsverhalten. Fisher/Fisher (1993: 131) sehen, trotz der in vielen Studien ermittelten widersprüchlichen Resultate bezüglich eines direkten Einflusses der Informationen über AIDS auf das Verhalten, die Notwendigkeit, diesen Zusammenhang in Verbindung mit den anderen Prädiktoren im IMB-Modell zu postulieren.

Zur Operationalisierung der Konstrukte setzen die Autoren bewußt bewährte und validierte Instrumente ein. Information wird u. a. über die von Kelly et al. (1989) entwickelte "AIDS-Risk Behavior Knowledge Scale" erfaßt. Motivation wird über die Konstrukte und Messungen der TORA operationalisiert. Fisher et al. (1994: 243) setzen für die Einstellung gegenüber Präventionsverhalten, für die subjektive Norm und für die Verhaltensintention jeweils

Skalen ein. Allerdings wird aus den Publikationen nicht klar, ob die Konstrukte der TORA dann einfach additiv zusammengefaßt oder als Subfaktoren in einem Faktorenmodell höherer Ordnung eingesetzt werden (vgl. hierzu auch Abschnitt 5.3). Das Konstrukt Fähigkeiten wird über Skalen gemessen, die die wahrgenommene Effektivität und die wahrgenommenen Schwierigkeiten des Präventionsverhaltens thematisieren. Das Präventionsverhalten wird über die Aufsummierung einzelner Items erfaßt, die Kondomgebrauch und Praktiken zum "safer sex" zum Inhalt haben.

Empirische Überprüfungen zum IMB-Modell liegen erst für zwei Stichproben vor: Homosexuelle und heterosexuelle Studenten (vgl. Fisher et al. 1994: 244f.). Die Analysen wurden mit Hilfe linearer Strukturgleichungsmodelle (vgl. Kapitel 4) durchgeführt. Verhaltensmessungen wurden zum Zeitpunkt der Befragung wie auch in einer zwei Monate später durchgeführten Wiederbefragung vorgenommen. So konnte auch die Stabilität des Verhaltens und die zeitverzögerte Wirkung der Prädiktoren auf das Verhalten mit in die Analyse einbezogen werden. Für die Stichprobe der Homosexuellen konnten 18% der Varianz im Konstrukt Fähigkeiten durch die Motivation und Information aufgeklärt werden. 35% der Varianz im Präventionsverhalten wurden zum ersten Meßzeitpunkt und, bedingt durch die hohe Stabilität des Verhaltens, 74% zum zweiten Meßzeitpunkt durch die Prädiktoren aufgeklärt. Für die Stichprobe der heterosexuellen Studenten konnten 10% der Varianz in den Fähigkeiten, 10% der Varianz im Präventionsverhalten zum ersten Meßzeitpunkt und, bedingt durch die niedrige Stabilität des Verhaltens, nur 28% der Varianz zum zweiten Meßzeitpunkt durch die Prädiktoren aufgeklärt werden. Die Heterogenität der Studentenstichprobe kann für die geringe Varianzaufklärungen verantwortlich gemacht werden. Entsprechende Subgruppenanalysen sind allerdings nicht durchgeführt worden. In beiden Stichproben hat die Information nur indirekt über die Fähigkeiten einen Einfluß auf das Verhalten. Die Motivation erweist sich immer als der stärkere Prädiktor, was für die Validität der TORA spricht.

Da bis jetzt nur die diskutierten empirischen Überprüfungen des IMB-Modells vorliegen, kann abschließend wenig über einen Vergleich zur TORA bzw. TOPB gesagt werden. Da die TORA als Submodell zur Operationalisierung des Konstruktes Motivation eingebunden ist, kann das IMB-Modell auch als eine spezifische Erweiterung der TORA angesehen werden. Fisher et al. (1994: 239, Fußnote 1) sehen nicht die Notwendigkeit, die TOPB anstatt der TORA zu verwenden, da ihrer Meinung nach die Verhaltenskontrolle durch das Konstrukt Fähigkeiten erfaßt wird. Da sich die Messungen des Konstruktes Fähigkeiten bei Fisher et al. (1994) von den üblichen Operationalisierungen der wahrgenommenen Verhaltenskontrolle unterscheiden, kann erst eine empirische Überprüfung die von den Autoren genannte Behauptung sicherstellen.

4 Methoden und Techniken der Längsschnittdatenanalyse

Obwohl die Analyse von Längsschnittdaten spätestens seit den klassischen Arbeiten von Lazarsfeld in den 40er Jahren dieses Jahrhunderts zum Bild der empirischen Sozialforschung zählt (vgl. Lazarsfeld 1940, 1948, 1972), hat das wissenschaftliche Interesse in Durchführung und Methodik von Längsschnittstudien erst in den 70er und vor allem 80er Jahren erheblichen Auftrieb erhalten (vgl. Engel 1993).

Methoden und Techniken der Längsschnittdatenanalyse bzw. Panelanalyse dienen dem Studium von *Stabilität und Veränderung* (stability and change). Sie setzen die wiederholte Befragung ein und der selben Stichprobe von Untersuchungseinheiten (Befragten) in einem bestimmten Zeitablauf voraus. Baltes und Nesselroade (1979: 4) beziehen sich in einem Übersichtsbeitrag auf Aussagen, denen zufolge es nicht *die* "longitudinale Methode" gebe, sondern "longitudinal" als pauschaler Begriff für eine Vielzahl von Methoden steht. Ein Definitionsmerkmal der longitudinalen Methode sehen sie in der wiederholten Beobachtung einer Untersuchungseinheit, so wie diese existiert und sich über die Zeit entwickelt. Bezogen auf die Erhebungssituation wird hier von einem *Längsschnittdesign* bzw. *Paneldesign* gesprochen. Auch wenn dieses Kriterium nicht ganz unproblematisch ist, so ist es für das Paneldesign zweifelsohne zutreffend.[1] Dabei kann sich die Analyse, wie Baltes und Nesselroade (1979: 5) hervorheben, sowohl auf altersbezogene als auch auf prozeßbezogene Entwicklungskonzeptionen stützen, bei denen das Alterskriterium keine Rolle spielt.

Während insbesondere aus entwicklungspsychologischer Sicht die Fallzahlbasis kein Kriterium für die Definition von Längsschnittforschung darstellt und explizit auch N=1 Samples einbezogen werden (vgl. Hoppe-Graff 1989: 13f.), geht in die Charakterisierung des Paneldesigns üblicherweise die Annahme größerer Samples ein. So besteht eine typische Charakterisierung des Paneldesigns darin, daß es gerade aus einer größeren Zahl von Fällen besteht, für die Informationen zu relativ wenigen Meßzeitpunkten ($t \geq 2$) erhoben werden (vgl. z.B. Rogosa 1980: 153f.).

Die Techniken der Panelanalyse sind entsprechend zum Instrumentarium einer Forschung zu zählen, die im zeitlichen *Längsschnitt* betrieben wird. Die besondere Bedeutung longitudinaler Forschung ergibt sich aus dem Sachverhalt, daß Stabilität und Veränderung als methodologische Konzepte

[1] So würde das Trenddesign nach diesem Kriterium nicht als Längsschnittdesign gelten.

zum Erkenntnis- bzw. Erklärungsgegenstand verschiedenster wissenschaftlicher Disziplinen zu rechnen sind. Vor allem die Sozial- und Wirtschaftswissenschaften, die Entwicklungspsychologie, die Gesundheitswissenschaften und die Erziehungswissenschaften wären heutzutage ohne Längsschnitt- bzw. Panelanalysen undenkbar. Der wesentliche Grund liegt in der dynamischen Natur der Phänomene, die es aus Sicht dieser Disziplinen zu erklären gilt.

Die Anwendung von Modellen zur Analyse von Paneldaten ist eng mit dem Ziel verbunden, *Stabilität* und *Veränderung* von theoretischen Konstrukten und ihren Indikatoren zu untersuchen. Dazu ist zu klären, welcher Modelltyp angemessen ist, eine gegebene Problemstellung adäquat zu erfassen.

Zunächst sollte zwischen *qualitativer* und *quantitativer* Veränderung differenziert werden. Sind die Variablen nominal- oder ordinalskaliert mit wenigen Kategorien (diskrete Variablen), dann ist qualitative Veränderung zu analysieren, während bei intervall- und ratioskalierten (kontinuierlichen) Variablen die Analyse quantitativer Veränderung naheliegt. Gleiches gilt für ordinalskalierte Variablen mit vielen Kategorien.

Jede Paneluntersuchung enthält "Zeit" als implizite Variable. In die meisten Modelle zur Analyse von Paneldaten geht sie in Gestalt der Meßzeitpunkte als diskrete Größe ein. In solchen zeitdiskreten Modellen stützt sich die Analyse von Stabilität und Veränderung auf die Meßwerte dieser Zeitpunkte, ohne dafür konzipiert zu sein, die *zwischen* diesen Zeitpunkten gegebene Dynamik des Prozesses abzubilden, der genau in diesen Meßwerten seinen Niederschlag gefunden hat. Auf die Analyse dieser Dynamik zielen vielmehr zeitkontinuierliche Modelle ab. In Modelle dieser Art geht die Zeit als kontinuierliche Größe ein, wobei ihre Spezifikation und die Verfahren der Parameterschätzung ungleich aufwendiger sind als bei zeitdiskreten Modelle.

Die in dieser Arbeit verwendeten Methoden und Techniken der Längsschittdatenanalyse beziehen sich zum einen auf lineare Strukturgleichungsmodelle (vgl. Abschnitt 4.1), die den zeitdiskreten Modellen zugeordnet werden können und zum anderen auf stochastische Differentialgleichungsmodelle (vgl. Abschnitt 4.2), die im Rahmen der zeitkontinuierlichen Modelle die angesprochene Prozeßdynamik abbilden können. Da fehlenden Werten in Längsschnittuntersuchungen durch die wiederholte Befragung der selben Personen eine besondere Bedeutung zukommt, werden Methoden und Techniken zur Handhabung fehlender Werte in einem gesonderten Abschnitt (4.3) vorgestellt.

4.1 Lineare Strukturgleichungsmodelle für Paneldaten

Der überwiegende Teil der Variablen in den Sozialwissenschaften kann nur mit Meßfehlern erhoben bzw. gemessen werden. In den üblichen Regressions- und Pfadmodellen (vgl. beipielsweise Opp/Schmidt 1976) können unterschiedliche Reliabilitäten und Validitäten der gemessenen (manifesten) Variablen nicht bei der Ermittlung der Parameter berücksichtigt werden. Es wird die simple

Annahme getroffen, daß die manifesten Variablen die interessierenden Dimensionen ausreichend repräsentieren. Durch die Einführung sogenannter *latenter* Variablen wird dem klassischen Pfadmodell ein Meßmodell hinzugefügt und die kausalen Beziehungen zwischen den latenten Variablen analysiert. Die Kombination latenter und manifester Variablen, d. h. die Kombination eines Meß- mit einem Strukturmodell wird als *Strukturgleichungsmodell* bezeichnet. Der Vorteil von Strukturgleichungsmodellen besteht u. a. darin, Wechsel bzw. Stabilitäten zwischen den Variablen über die Meßzeitpunkte unter Berücksichtigung unterschiedlicher Reliabilitäten und Validitäten (d. h. unterschiedlicher Meßfehleranteile) berechnen zu können (vgl. Heise 1969; Wiley/Wiley 1970; Wiggins 1973).

Konzeptionell lassen sich drei Ansätze zur Stabilität bzw. zum "wahren" meßfehlerbereinigten Wechsel einer Messung unterscheiden (vgl. Jagodzinski/Kühnel 1987: 226):[2]

1. Gleichung 4.1 nimmt an, daß sich alle "wahren" Werte zum Zeitpunkt t und $t+1$ durch die gleiche Konstante unterscheiden. Dies bedeutet, daß der Wert einer Variablen zwischen t und $t+1$ sehr wohl unterschiedlich sein kann, die relative Position der Werte zwischen t und $t+1$ aber konstant bleibt:[3]

$$X_{t+1} = X_t \tag{4.1}$$

2. Gleichung 4.2 nimmt an, daß die Stabilität durch Meßfehler beeinträchtigt werden kann. Solange es sich aber um zufällige Meßfehler handelt, wird weder die Stabilität der "wahren" Variable noch die der gemessenen Variable beeinträchtigt:

$$X_{t+1} = X_t + \epsilon_{t+1} \tag{4.2}$$

3. Gleichung 4.3 nimmt an, daß der "wahre" Wert in $t+1$ durch einen Regressionskoeffizienten β_{t+1} prognostiziert werden kann. Solange die Verhältnisse zwischen den Einstellungsdifferenzen gleich bleiben, kann von Stabilität ausgegangen werden. Auch hier hat der Meßfehler nur dann einen Einfluß auf die Stabilität, wenn er nicht zufällig ist:

$$X_{t+1} = \beta_{t+1,t} X_t + \epsilon_{t+1} \tag{4.3}$$

Der unstandardisierte Regressionskoeffizient $\beta_{t+1,t}$ wird aus der Relation zwischen Kovarianz der "wahren" Werte zu beiden Meßzeitpunkten

[2] Ein "wahrer" Wechsel (true change) bedeutet den relativen Wechsel der individuellen Position zu anderen Positionen innerhalb der Verteilung. Davon abgegrenzt wird der "konstante" Wechsel (constant change), der sich auf den Positionswechsel ganzer "Gruppen" bezieht. Ein "wahrer" Wechsel läßt sich über die Größe des partiellen Regressionskoeffizienten bzw. Pfadkoeffizienten zwischen den "wahren" Variablen feststellen, ein "konstanter" Wechsel über den "intercept term" einer Gruppenvariablen (z. B. Geschlecht). Zur Unterscheidung der beiden Begriffe des Wechsels, vgl. auch Wheaton et al. (1977: 91).

[3] So kann die Kovarianzstruktur der gemessenen Variablen über die Zeitpunkte gleich bleiben, während sich die Mittelwerte bei Stabilität durch eine Konstante unterscheiden.

$(cov(x_t, x_{t+1}))$ und der Varianz der "wahren" Variablen zum ersten Meßzeitpunkt (σ_t^2) berechnet:[4]

$$\beta_{t+1,t} = cov(x_t, x_{t+1})/\sigma_t^2 \tag{4.4}$$

Die Trennung von Meßfehleranteilen und "wahren" Werten kann durch die Zuordnung genau einer manifesten Variablen zu einer latenten Variablen (Ein-Indikatorenmodell) verdeutlicht werden. Hier wird jeweils eine latente Variable durch eine manifeste Variable gemessen.[5]

Heise (1969) hat das Problem der getrennten Berechnung der Stabilitätskoeffizienten als Regressionskoeffizienten einerseits (vgl. Gleichung 4.3) und der Reliabilitätskoeffizienten andererseits anhand eines Ein-Indikatorenmodells für zwei Meßzeitpunkte (Test-Retest) diskutiert. In diesem Modell sind X_1, X_2 die "wahren" Werte, x_1, x_2 die gemessenen Werte und ϵ_1, ϵ_2 die jeweiligen Meßfehler zu x_1 und x_2. Die Beziehung zwischen den Meßzeitpunkten wird über den standardisierten Pfadkoeffizienten $p_{x_2x_1}$ bestimmt. Die jeweiligen Reliabilitäten werden über die Koeffizienten $p_{x_1X_1}$ bzw. $p_{x_2X_2}$ spezifiziert (vgl. Abbildung 4.1). Das Modell setzt folgende Annahmen voraus (vgl. Heise 1969: 121):

1. Die Beziehung zwischen "wahren" Werten und gemessenen Werten ist über die Zeit konstant.
2. "Wahre Werte" und Meßfehler korrelieren weder zu gleichen noch zu verschiedenen Zeitpunkten miteinander.
3. Die Meßfehler korrelieren nicht untereinander.[6]

---

4 Es ist in der Literatur umstritten, ob Stabilität in Ein-Indikatorenmodellen bzw. Test-Retest-Modellen anhand standardisierter oder unstandardisierter Parameter zu beurteilen ist. Während beispielsweise Jöreskog/Sörbom (1977) und Judd/Milburn (1980) unstandardisierte Koeffizienten bevorzugen, werden die kausalen Beziehungen in den Modellen von Heise (1969) und Wiley/Wiley (1970) mit standardisierten Koeffizienten ausgedrückt. Ist eine Variable perfekt stabil im Sinne von Gleichung 4.1, dann werden sich standardisierte und unstandardisierte Koeffizienten nicht unterscheiden und den Wert 1 aufweisen. Diejenigen, die mit dem zweiten Konzept von Stabilität arbeiten (Gleichung 4.2), werden standardisierte Koeffizienten bevorzugen; diejenigen, die mit dem dritten Konzept von Stabilität arbeiten (Gleichung 4.3), werden unstandardisierte Koeffizienten bevorzugen. Insgesamt betrachtet, besteht kein überzeugendes Argument gegen die Verwendung standardisierter Koeffizienten, zumal das relative Ausmaß an "wahrer" Veränderung hiermit besser abzulesen ist (vgl. Jagodzinski/Kühnel 1987: 228).

5 In der Literatur über Ein-Indikatorenmodelle sind die Begriffe aus der klassischen Testtheorie (vgl. Lord/Novick 1968) übernommen worden. In der Literatur über multiple Indikatorenmodelle werden hauptsächlich faktorenanalytische bzw. ökonometrische Konzepte verwandt. Synonym werden "wahrer Wert" und "latente Variable" sowie "gemessener Wert" und "manifeste" Variable benutzt. Desweiteren kann die Bezeichnung "multiples Indikatorenmodell" und "Strukturgleichungsmodell" synonym benutzt werden.

6 Diese Annahme muß in einem Ein-Indikatorenmodell für zwei Meßzeitpunkte getroffen werden, da die entsprechenden Parameter mit den zur Verfügung stehenden Gleichungen nicht ermittelt werden können.

Abb. 4.1: Ein-Indikatorenmodell mit zwei Meßzeitpunkten (Heise 1969)

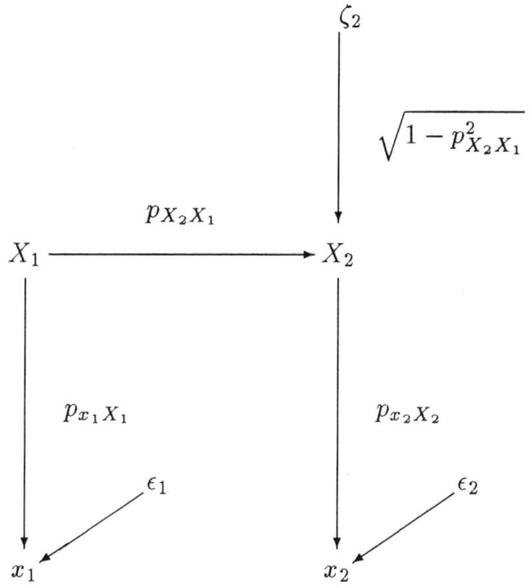

Nach dem "Grundtheorem der Pfadanalyse" (vgl. Opp/Schmidt 1976: 166) läßt sich die Korrelation zwischen beiden Indikatoren ($r_{x_1x_2}$) folgendermaßen zerlegen:

$$r_{x_1x_2} = p_{x_1X_1}p_{X_2X_1}p_{x_2X_2} \tag{4.5}$$

Wenn perfekte Stabilität zwischen den Messungen vorliegt, dann ist die Test-Retest-Korrelation gleich dem Produkt der beiden Reliabilitäten. Wenn perfekte Reliabilität bei beiden Messungen vorliegt, dann sind Test-Retest-Korrelation und Stabilität, ermittelt über den Pfadkoeffizient $p_{X_2X_1}$, gleich. Da Gleichung 4.5 drei Unbekannte (bei Annahme gleicher Reliabilitäten zwei Unbekannte) enthält, lassen sich bei dem hier erörterten Test-Retest-Modell nur über Vorinformationen bzw. Annahmen Aussagen über Stabilität bzw. Reliabiliät treffen.

Erst eine dritte Messung der zu untersuchenden Variablen (d. h. eine zweite Retest-Messung) ermöglicht die Berechnung der Pfadkoeffizienten in Gleichung 4.5. Allerdings muß auch hier die Annahme gleicher Reliabilitäten über die Meßzeitpunkte getroffen werden (vgl. Heise 1969: 123).

Diese Gleichsetzung haben Wiley/Wiley (1970) zu einer Kritik bzw. zu einem alternativen Lösungsweg zur Berechnung der Reliabilitäts- bzw. Stabilitätskoeffizienten veranlaßt. Im Unterschied zu Heise zerlegen sie nicht die Test-Retest-Korrelationen, sondern die Test-Retest-Kovarianzen und setzen anstatt der Reliabilitäten die Meßfehlervarianzen über die Meßzeitpunkte gleich. Diskussionen über die theoretische Plausibilität der unterschiedlichen

Restriktionsvarianten (Werts et al. 1971) und spezielle Analysen mit Methodenstudien (Jagodzinski/Kühnel 1987) haben den begrenzten Wert von Ein-Indikatorenmodellen für Paneldaten zusätzlich verdeutlicht.[7] So fand recht schnell eine Weiterentwicklung der von Heise und Wiley/Wiley entwickelten Modelle zu *multiplen* Indikatorenmodellen statt (vgl. Costner 1969; Blalock 1970).

In einem multiplen Indikatorenmodell wird die latente Variable durch mindestens zwei manifeste Variablen gemessen. Die Verwendung mehrerer manifester Variablen pro latenter erhöht die Anzahl der Gleichungen und damit die Lösbarkeit bzw. Identifizierbarkeit der unbekannten Parameter. Für die einfachste Spezifikation eines multiplen Indikatorenmodells wird eine latente Variable X, die zu zwei Zeitpunkten gemessen wird (im folgenden bezeichnet als X_1 und X_2) verwendet. Die latente Variable wird durch zwei manifeste Variablen erfaßt (im folgenden bezeichnet als x_{11} und x_{12} für die Messung zum ersten Zeitpunkt und als x_{21} und x_{22} für die Messung zum zweiten Zeitpunkt). Das erste Subscript jeder manifesten Variablen steht für den Meßzeitpunkt, das zweite Subscript steht für die Reihenfolge der Variablen. Die Meßfehler der manifesten Variablen werden als u_{11} und u_{12} bzw. u_{21} und u_{22} bezeichnet. Abbildung 4.2 zeigt das multiple Indikatorenmodell mit den o. a. Variablen- und Meßfehlerbezeichnungen sowie den zu ermittelnden Faktorenladungen a, b, d, e und dem Pfadkoeffizienten c. Die Berechnung der Koeffizienten erfolgt unter der Annahme, daß die latente Variable mit den Meßfehlern unkorreliert ist und die Meßfehler unsystematisch auftreten.

Nach der pfadanalytischen Zerlegungsregel (vgl. Opp/Schmidt 1976: 166) lassen sich die gemessenen Korrelationen in Pfadkoeffizienten bzw. Faktorenladungen zerlegen (Costner 1969: 251):

$$\begin{aligned}
r_{x_{11}x_{12}} &= ab \\
r_{x_{21}x_{22}} &= de \\
r_{x_{11}x_{21}} &= acd \\
r_{x_{11}x_{22}} &= ace \\
r_{x_{12}x_{21}} &= bcd \\
r_{x_{12}x_{22}} &= bce
\end{aligned} \tag{4.6}$$

Da für fünf unbekannte Koeffizienten sechs Gleichungen zur Verfügung stehen, ist das Modell identifiziert und die Berechnung der Koeffizienten über die *Konsistenzgleichung* (vgl. Costner 1969: 251; Sullivan/Feldman 1979: 35)

[7] Es sei hier angemerkt, daß auf der Grundlage einer Varianz/Kovarianzmatrix unterschiedliche Reliabilitäten bei Gleichsetzung der Meßfehlervarianzen berechnet werden können, während dies bei Verwendung von Korrelationen nicht möglich ist. Reliabilitätskoeffizient und der quadrierte Residualpfadkoeffizient müssen bei Korrelationen in der Summe immer eins ergeben.

möglich:

$$r_{x_{11}x_{21}} r_{x_{12}x_{22}} = r_{x_{11}x_{22}} r_{x_{12}x_{21}}$$

$$(acd)(bce) = (ace)(bcd) \tag{4.7}$$

$$abc^2de = abc^2de$$

Abb. 4.2: Multiples Indikatorenmodell mit zwei Meßzeitpunkten

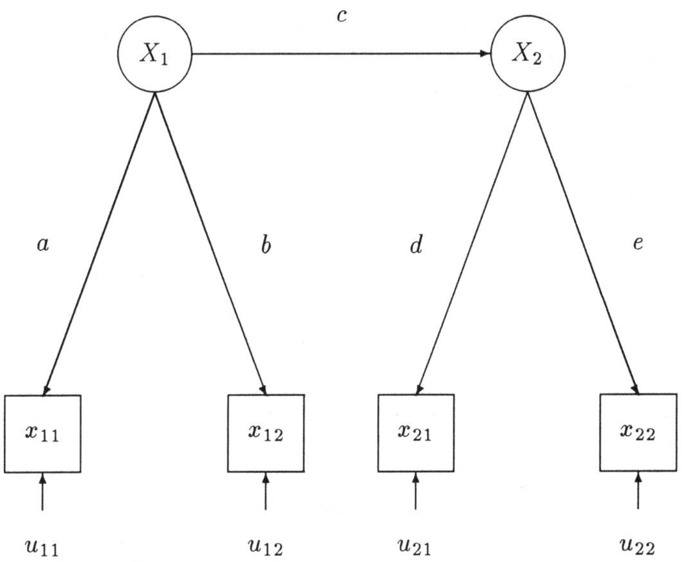

Ist das Konsistenzkriterium erfüllt, lassen sich die zu berechnenden Pfadkoeffizienten aus der Konsistenzgleichung ableiten. Ist das Konsistenzkriterium nicht erfüllt, dann ist die Modellspezifikation falsch und/oder es liegen systematische Meßfehler (z. B. Erinnerungseffekte) vor. Costner kann aber zeigen, daß nicht jeder systematische Meßfehler über die Konsistenzgleichung identifiziert werden kann. Somit ist das Konsistenzkriterium eine notwendige, aber keine hinreichende Bedingung für den Nachweis systematischer Meßfehler (vgl. Costner 1969: 252).[8] Zur vollständigen Identifikation systematischer Meßfehler sollten möglichst drei oder mehr manifeste Variablen pro latente Variable verwendet werden (vgl. Costner 1969: 257).

Die Gleichungen komplexerer Modelle (einerseits mehr manifeste und latente Variablen, andererseits mehr Meßzeitpunkte) erfordert die Formulierung

[8] Zur Herleitung und Identifikation unterschiedlicher Typen von Meßfehlern in Panelmodellen, vgl. Blalock (1970).

einer Reihe von Meß- und Strukturgleichungen, die in Form von Matrizen und Vektoren zusammengefaßt werden können. Die Beziehungen zwischen den zeitvarianten latenten Variablen wird über folgende allgemeine Strukturgleichung formuliert:[9]

$$X_{i,t} = B_{i,t-1}X_{i,t-1} + E_{i,t}, \quad i = 1, \ldots, N; t = 1, \ldots, T \tag{4.8}$$

wobei

- $X_{i,t}$ die latenten, mit der Zeit variierenden Variablen,
- $E_{i,t}$ die zeitlich variierenden Fehlerterme der latenten Variablen sind, und
- $B_{i,t-1}$ die Matrix der Pfadkoeffizienten (Stabilitätskoeffizienten) ist.

Die zu berechnenden Koeffizienten (vergleichbar dem in Abbildung 4.2 gezeigten Koeffizienten c) sind in der Matrix $B_{i,t-1}$ enthalten. Die Beziehung zwischen latenten und manifesten Variablen wird in folgender allgemeiner Meßgleichung festgehalten:

$$x_{i,t} = A_{i,t}X_t + u_{i,t}, \quad i = 1, \ldots, N; t = 1, \ldots, T \tag{4.9}$$

wobei

- $x_{i,t}$ die manifesten, mit der Zeit variierenden Variablen,
- $u_{i,t}$ die zeitlich variierenden Fehlerterme der manifesten Variablen sind, und
- $A_{i,t}$ die Matrix der Faktorenladungen ist.[10]

Die zu berechnenden Koeffizienten (vergleichbar denen in Abbildung 4.2 gezeigten Koeffizienten a, b, d und e) sind in der Matrix $A_{i,t}$ enthalten. Die gleichzeitige Ermittlung von Stabilitätskoeffizienten und Faktorenladungen mit modellabhängigen Restriktionen (z. B. die o. a. zeitliche Konstanz der Beziehungen zwischen latenten und zugeordneten manifesten Variablen) erlaubt keine einfache arithmetische Lösung der Gleichungen 4.8 und 4.9. Strukturgleichungsprogramme wie LISREL (vgl. Jöreskog/Sörbom 1988; 1993a) ermitteln die Größen der unbekannten Parameter mit Hilfe verschiedener Schätzalgorithmen.[11]

---

9 Diese Strukturgleichung beinhaltet eine Reihe von Submodellen (vgl. Jöreskog/Sörbom 1988). Dazu gehören die Längsschnittfaktorenanalyse (vgl. Tisak/Meredith 1990), die die Beziehungen zwischen den latenten Variablen korrelativ anstatt kausal spezifiziert und die Faktorenanalyse höherer Ordnung (second-order factor analysis, vgl. Kuusinen/Leskinen 1988), die die Korrelationen zwischen den Faktoren erster Ordnung in kausale Beziehungen eines "gemeinsamen" Faktors zweiter Ordnung zu den Faktoren erster Ordnung zerlegt.

10 In der Regel wird davon ausgegangen, daß die Beziehung zwischen der latenten Variablen und den zugeordneten manifesten Variablen zeitlich konstant ist. Andernfalls ist eine zeitlich variierende Faktorenladungsmatrix äquivalent zur Annahme, daß sich die inhaltliche Bedeutung der Items mit der Zeit ändert.

11 Neben LISREL existieren noch eine Reihe weiterer Programme, die für die Berechnung von Strukturgleichungsmodellen zur Verfügung stehen. Dazu gehören EQS (Bentler 1995), CALIS (Hartmann 1992), LINCS (Schoenberg 1987), LISCOMP (Muthén 1987), MECOSA (Schepers/Arminger 1992) Mx (Neale 1995) und AMOS (Arbuckle 1996).

Da im empirischen Teil dieser Arbeit (vgl. Kapitel 5) eine Reihe von Strukturgleichungsmodellen diskutiert werden, soll im folgenden Abschnitt 4.1.1 eine kurze terminologische Einführung in LISREL erfolgen. Abschnitt 4.1.2 zeigt exemplarisch ein Drei-Wellen-Panelmodell mit Ausformulierung der Strukturgleichungen in Matrizen und Vektoren. Die Möglichkeiten zur Schätzung von Strukturgleichungsmodellen mit ordinalem Meßniveau wird abschließend in Abschnitt 4.1.3 erörtert.

4.1.1 Das Programm LISREL

Im Programm LISREL wird für die Spezifikation unterschiedlicher Strukturgleichungsmodelle zwischen folgenden Variablentypen differenziert[12]:

ξ (Ksi)	=	exogene latente Variablen, denen keine anderen Variablen kausal vorgeordnet sind;
η (Eta)	=	endogene latente Variablen, die von anderen latenten Variablen abhängig sein können;
x	=	Indikatoren (manifeste Variablen) zu den exogenen latenten Variablen ξ;
y	=	Indikatoren (manifeste Variablen) zu den endogenen latenten Variablen η
ζ (Zeta)	=	Residuen der endogenen latenten Variablen η
δ (Delta)	=	Meßfehler der x-Indikatoren
ϵ (Epsilon)	=	Meßfehler der y-Indikatoren

Da in ein Strukturgleichungsmodell die ersten vier dieser sieben Variablentypen in divergenter Anzahl einbezogen werden können, wird die jeweils spezifische Anzahl der Variablentypen wie folgt bezeichnet:

m	=	Anzahl endogener latenter Variablen
n	=	Anzahl exogener latenter Variablen
p	=	Anzahl der x-Indikatoren
q	=	Anzahl der y-Indikatoren

Ein einfaches Strukturgleichungsmodell, in dem alle sieben Variablentypen jeweils einmal einbezogen sind, zeigt die folgende Abbildung:

[12] Die in Strukturgleichungsmodellen übliche griechische Notation wird wie in den meisten Lehrbüchern beibehalten (vgl. Bollen 1989; Loehlin 1992; Schumacker/Lomax 1996), obwohl manche Autoren die lateinisch ausgeschriebene Notation bevorzugen, z. B. Pfeifer/Schmidt (1987).

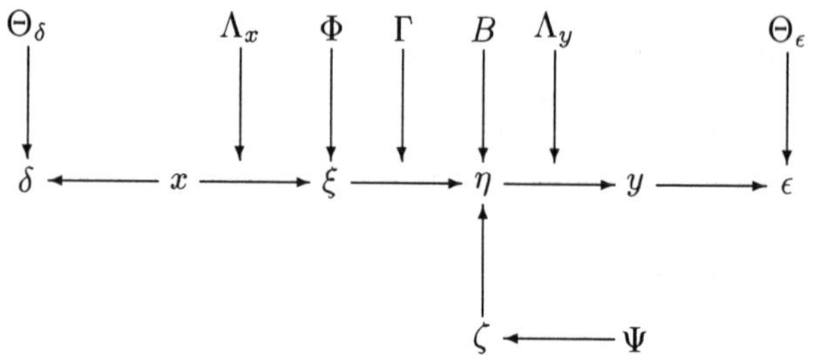

Die Stärke der Beziehung zwischen den verschiedenen Variablentypen werden in Koeffizientenmatrizen beschrieben. Insgesamt gibt es neun solcher Matrizen:

Γ (Gamma)	=	$(m \times n)$ Koeffizienten der kausalen Beziehungen von exogenen latenten Variablen auf endogene latente Variablen;
B (Beta)	=	$(m \times m)$ Koeffizienten der kausalen Beziehungen der endogenen latenten Variablen untereinander;
Λ_x (Lambda$_x$)	=	$(p \times m)$ Koeffizienten der kausalen Beziehungen von exogenen latenten Variablen auf die x-Indikatoren;
Λ_y (Lambda$_y$)	=	$(q \times n)$ Koeffizienten der kausalen Beziehungen von endogenen latenten Variablen auf die y-Indikatoren;
Ψ (Psi)	=	$(m \times 1)$ ζ-Koeffizienten (Residuen der endogenen latenten Variablen);
Θ_δ (Theta-Delta)	=	$(p \times 1)$ δ-Koeffizienten (Residuen der exogenen manifesten Variablen);
Θ_ϵ (Theta-Epsilon)	=	$(q \times 1)$ ϵ-Koeffizienten (Residuen der endogenen manifesten Variablen);
$\Theta_{\delta\epsilon}$ (Theta-Delta-Epsilon)	=	$(q \times p)$ Koeffizienten, die Kovarianzen zwischen den Residuen der exogenen manifesten Variablen und den Residuen der endogenen manifesten Variablen ausdrücken;
Φ (Phi)	=	$(n \times n)$ Varianzen/Kovarianzen zwischen den exogenen latenten Variablen;

Mit diesen acht Parametermatrizen lassen sich alle Arten von Strukturgleichungsmodellen spezifizieren. So werden die Beziehungen der latenten Variablen untereinander durch folgende Strukturgleichung beschrieben:

$$\eta = B\eta + \Gamma\xi + \zeta \tag{4.10}$$

Die Beziehung zwischen den Indikatoren und den jeweiligen latenten Variablen wird für y durch die Meßgleichung

$$y = \Lambda_y \eta + \epsilon \tag{4.11}$$

und für x durch die Meßgleichung

$$x = \Lambda_x \xi + \delta \tag{4.12}$$

beschrieben, wobei λ_x und λ_y die einzelnen Koeffizienten aus den entsprechenden Λ-Matrizen sind. Drei Annahmen müssen berücksichtigt werden:

1. die latenten Variablen korrelieren nicht mit den Residuen der Indikatoren
2. die Residuen der endogenen latenten Variablen korrelieren nicht mit den exogenen latenten Variablen
3. alle Residuen sind wechselseitig unkorreliert und haben einen Erwartungswert von Null.

Bei der letztgenannten Annahme ist zu beachten, daß zwar ein Residuum δ_i nicht mit einem Residuum ϵ_j korrelieren darf, wohl aber Korrelationen innerhalb einer Gruppe von Residuen (z. B. innerhalb der ϵ) möglich sind.[13] Die Möglichkeit der Spezifikation von Korrelationen zwischen den Residuen (Autokorrelationen) ist bei dem hier beschriebenen Modell wichtig, da Residuen gleicher Variablen, erhoben zu unterschiedlichen Zeitpunkten, korrelieren können, sei es, daß eine methodische Variable (z. B. Itemspezifizität) nicht berücksichtigt ist oder sei es, daß eine bestimmte inhaltliche zeitinvariante Hintergrundvariable im Modell nicht enthalten ist. Eine Reihe von Submodellen können aus den erörterten Struktur- und Meßgleichungen abgeleitet werden, wobei dann nur ein Teil der acht Matrizen des vollständigen Modells benutzt werden muß. Zu den Submodellen zählen z. B. die konfirmatorische Faktorenanalyse und die multiple Regression. In jedem Fall muß über die verwendeten Matrizen eine genaue Modellspezifikation erfolgen, wobei drei Arten von Parameterrestriktionen zulässig sind: Frei zu schätzende Parameter, festgesetzte (fixed) Parameter, denen ein bestimmter Wert (einschließlich 0) zugewiesen wird und gleichgesetzte Parameter, deren Werte, eingeschränkt durch Gleichsetzungen, frei zu schätzen sind. Notwendige Bedingung für die Identifizierbarkeit des Modells ist, daß die Zahl der freien Parameter $(p+q)(p+q+1)/2$ nicht überschreiten darf.[14] Die Prüfung der Identifizierbarkeit kann aufgrund der algebraischen Struktur des Modells durchgeführt werden. Das Modell ist genau dann identifiziert, wenn sich jeder freie Parameter des Modells mit Hilfe der modellimplizierten Kovarianzmatrix Σ unabhängig von der betrachteten Stelle im Modell darstellen läßt. Diese Überprüfung ist in LISREL auf Grund

[13] In der LISREL-Version 8 ist diese Beschränkung durch Einführung der Matrix $\Theta_{\delta\epsilon}(q \times p)$ aufgehoben.

[14] Die Bedingung ist nicht hinreichend. Beispielsweise muß für jede latente Variable η bzw. ξ ein Koeffizient in den Matrizen Λ_x bzw. Λ_y fixiert werden, damit eine Identifikation des Modells erreicht wird. Für eine Interpretation der geschätzten Koeffizienten ist sie unerläßlich.

der unüberschaubaren Zahl von Modellierungsmöglichkeiten nicht vorgesehen und muß vom Nutzer selbst übernommen werden. Das durch die Parametermatrizen spezifizierte Modell kann dann, soweit es identifiziert ist, auf der Grundlage der Varianz/Kovarianzmatrix bzw. der Korrelationsmatrix der Indikatoren durch Minimierung einer Kriteriumsfunktion F geschätzt werden. In der Programmversion 8 stehen fünf Kriteriumsfunktionen zur Verfügung (Jöreskog/Sörbom 1988: 18ff):[15]

- Unweighted Least Squares (ULS)
  Der ULS-Schätzer minimiert die Funktion
  $$F = \frac{1}{2} tr[(S - \Sigma)^2] \tag{4.13}$$
  wobei $tr[(S - \Sigma)^2]$ die Summe der Quadrate der Elemente in der Abweichungsmatrix $S - \Sigma$ in der Größe $p + q$ repräsentiert.
- Generalized Least Squares (GLS)
  Der GLS-Schätzer minimiert die Funktion
  $$F = \frac{1}{2} tr[(I - S^{-1} - \Sigma)^2] \tag{4.14}$$
  wobei hier ebenfalls die Summe der Quadrate der Elemente in der Abweichungsmatrix $S - \Sigma$, gewichtet durch die Inverse der empirischen Varianz/Kovarianzmatrix, minimiert wird.
- Maximum Likelihood (ML)
  Die Maximierung der ML-Funktion ist in LISREL äquivalent zur Minimierung der Funktion
  $$F = log||\Sigma|| + tr(S - \Sigma^{-1}) - log||S|| - (p + q) \tag{4.15}$$
  wobei $||S||$ die Determinante der empirischen Varianz/Kovarianzmatrix und $||\Sigma||$ die Determinante der modellimplizierten Varianz/Kovarianzmatrix ist. Die Determinanten müssen ungleich null sein, da ansonsten keine Invertierung der Matrizen möglich ist.
- Generally Weighted Least Squares (WLS)
  Die ULS-, GLS- und ML-Funktion sind Spezialfälle einer generellen Fit-Funktion, die von Browne (1982, 1984) entwickelt wurde:
  $$\mathrm{F}(\Theta) = (\mathrm{s} - \sigma)^{'} \mathrm{W}^{-1} (\mathrm{s} - \sigma) = \sum_{g=1}^{k} \sum_{h=1}^{g} \sum_{i=1}^{k} \sum_{j=1}^{i} \mathrm{w}_{gh,ij} (\mathrm{s}_{gh} - \sigma_{gh})(\mathrm{s}_{ij} - \sigma_{ij}) \tag{4.16}$$
  wobei $s^{'} = (s_{11}, s_{21}, s_{22}, s_{31}, \ldots, s_{kk})$ der Vektor der Elemente einschließlich und unterhalb der Varianz/Kovarianzmatrix S in der Größe $k \times k$ und

[15] Auf die statistischen Eigenschaften der Kriteriumsfunktionen wird im weiteren nicht eingegangen, vgl. hierzu Jöreskog/Sörbom (1988: 20f.). In Bollen (1989: 136f.) wird der Minimierungsalgorithmus schrittweise erläutert.

$\sigma^{'} = (\sigma_{11}, \sigma_{21}, \sigma_{22}, \sigma_{31}, \ldots, \sigma_{kk})$ der Vektor der korrespondierenden Elemente von $\Sigma(\Theta)$ ist. $w_{gh,ij}$ ist ein Element einer positiv definiten Matrix W^{-1} in der Größe $u \times u$, wobei $u = k(k+1)/2$. Bei der WLS-Funktion sind die Elemente $w^{gh,ij}$ asymptotische Varianzen und Kovarianzen.

- Diagonally Weighted Least Squares (DWLS)

  Der DWLS-Schätzer minimiert die Funktion

$$F(\Theta) = \sum_{g=1}^{k} \sum_{h=1}^{k} (\frac{1}{w_{gh}})(s_{gh} - \sigma_{gh})^2 \tag{4.17}$$

  wobei w_{gh} die Diagonalelemente der Gewichtsmatrix W^{-1} sind. Im Gegensatz zur WLS-Funktion berücksichtigt die DWLS-Funktion zur Gewichtung der Schätzer nur die asymptotischen Varianzen. Auf Grund der zeitaufwendigen Berechnung der WLS-Schätzer können die DWLS-Schätzer als Kompromiß zwischen ungewichteten (ULS) und voll gewichteten Schätzern angesehen werden (vgl. Jöreskog/Sörbom 1988: 22).

Die Güte der einzelnen Indikatoren kann durch quadrierte multiple Korrelation beurteilt werden, die für die i-te gemessene Variable folgendermaßen definiert ist (Jöreskog/Sörbom 1988: 24):

$$1 - \frac{||\hat{\Theta}_{ii}||}{||s_{ii}||} \tag{4.18}$$

wobei $||\hat{\Theta}_{ii}||$ die geschätzte Fehlervarianz und $||s_{ii}||$ die beobachtete Fehlervarianz der i-ten Variable jeweils absolute Werte sind. Die Güte der Meßmodelle wird durch die totalen Determinationskoeffizienten

$$1 - \frac{||\hat{\Theta}_{\delta}||}{||S_x||} \tag{4.19}$$

und

$$1 - \frac{||\hat{\Theta}_{\epsilon}||}{||S_y||} \tag{4.20}$$

beurteilt. Die Güte des Strukturgleichungsmodells wird durch den totalen Determinationskoeffizienten

$$1 - \frac{||\hat{\Psi}||}{||\widehat{Cov}(\eta)||} \tag{4.21}$$

beurteilt. Zur Beurteilung des Gesamtmodells weist das Programm einen χ^2-Wert aus, der aus einem Likelihood-Ratio-Test resultiert, in dem das gewählte Modell als Nullhypothese gegen die Alternative einer unrestringierten Varianz/Kovarianzmatrix Σ getestet wird. Dieser Wert ist in Abhängigkeit von den Freiheitsgraden bei guten Modellen klein und damit das ausgewiesene Wahrscheinlichkeitsniveau (probability level) hoch. Es sollte aber auch beachtet werden, daß der χ^2-Wert sich mehr als *goodness-of-fit* Maß (bzw. *badness-of-fit* Maß) eignet, denn als Teststatistik. Zu oft sind die Anforderungen (z.B.

Multinormalverteilung), die an die Daten gestellt werden, nicht erfüllt. Der χ^2-Wert kann aber gut für den deskriptiven Modellvergleich verwendet werden, insbesondere die Differenz der χ^2-Werte, wenn bei verschiedenen Modellvarianten Restriktionen aufgegeben werden und die signifikante Modellverbesserung in Relation zur Aufgabe von Freiheitsgraden beurteilt werden soll. Der Umstand, daß der Likelihood-Ratio-Test bei großen Stichproben eine Widerlegung des Modells anzeigt, obwohl die Anpassung des Modells an die Daten gut gelungen ist, führte Browne/Cudeck (1993) zur Definition von Diskrepanzfunktionen (population discrepancy function), um die Möglichkeit der Abweichung zwischen Modell und Daten in der der Stichprobe zugrundeliegenden Grundgesamtheit abschätzen zu können. Für die Modellbeurteilung empfehlen sie den *Root Mean Square Error of Approximation* (RMSEA), der ursprünglich von Steiger (1990) entwickelt wurde:

$$RMSEA = \sqrt{\frac{\widehat{F(\Theta)}}{df}} \tag{4.22}$$

$\widehat{F(\Theta)}$ kann eine der in den Gleichungen 4.13 bis 4.17 angegebenen Fit-Funktionen sein, *df* ist die Angabe über die Anzahl der Freiheitsgrade. Bei einem perfekten Fit des Modells hat der RMSEA einen Wert von Null. Praktische Erfahrungen haben gezeigt, daß bei Werten bis 0.05 von nahezu perfektem Fit auszugehen ist, während die Fehler in der Grundgesamtheit bei Werten zwischen 0.05 und 0.08 angemessen (reasonable) sind und nicht zur Modellverwerfung führen sollten. Modelle mit Werten über 0.1 sollten nicht weiter in Betracht gezogen werden (vgl. Browne/Cudeck 1993: 144). Ein weiterer Vorteil des RMSEA ist die Möglichkeit der Berechnung von Konfidenzintervallen und die Berechnung der Wahrscheinlichkeit, inwieweit das Modell bei einem Wert < 0.05 in der Grundgesamtheit Gültigkeit besitzt (p-value for test of close fit, vgl. Browne/Cudeck 1993: 145; Jöreskog/Sörbom 1993a: 130).

Für eine deskriptive Beurteilung der Modellanpassung stehen in LISREL drei weitere Maße zur Verfügung: der *goodness-of-fit index* (GFI) definiert als

$$GFI = 1 - \frac{(s-\hat{\sigma})'W^{-1}(s-\hat{\sigma})}{s'W^{-1}s}, \tag{4.23}$$

der um die Freiheitsgrade adjustierte GFI, der *adjusted goodness-of-fit index* (AGFI), definiert als

$$AGFI = 1 - \frac{(p+q)(p+q+1)}{2d}(1-GFI) \tag{4.24}$$

und die durchschnittliche Abweichung der Matrix $S - \Sigma$ *root mean squared residual* (RMR), definiert als

$$RMR = \left[2\sum_{i=1}^{p+q}\sum_{j=1}^{i}\frac{(s_{ij}-\hat{\sigma}_{ij})^2}{(p+q)(p+q+1)}\right]^{\frac{1}{2}} \tag{4.25}$$

Der GFI und der AGFI haben einen Wertebereich zwischen 0 und 1, wobei auch negative Werte vorkommen können, die eine Fehlspezifikation im Modell anzeigt. Der RMR ist umso größer, je schlechter die Anpassung des Modells an die Daten ist. Der GFI und der AGFI können benutzt werden, um Modellanpassungen auch bei unterschiedlichen Daten miteinander zu vergleichen, der RMR kann zum Vergleich zweier Modelle für die gleiche Datenmatrix verwendet werden. Hierbei ist zu beachten, daß der Vergleich sich nur auf eine Datenmatrix mit standardisierten Koeffizienten (z. B. eine Korrelationsmatrix) beziehen darf (vgl. Jöreskog/Sörbom 1988: 27). Zum Vergleich zweier Modelle, die auf der Basis einer Varianz/Kovarianzmatrix berechnet wurden, muß auf die standardisierte Version des RMR zurückgegriffen werden, die in der Version 8 des Programms LISREL enthalten ist (zu weiteren Fitindizes, vgl. Jöreskog/Sörbom 1993a: 123f.; Bollen/Long 1993).

Die modellimplizierten Kovarianzen bzw. Korrelationen werden den gemessenen Werten gegenübergestellt. Je geringer die Differenzen zwischen modellimplizierten und gemessenen Kovarianzen bzw. Korrelationen sind, desto besser paßt das spezifizierte Modell zu den Daten. Die Differenzen werden im LISREL-Output in der Matrizen *residuals* bzw. *standardized residuals* festgehalten. Die erstere ist für den Vergleich von standardisierten Assoziationsmaßen wie Produkt-Moment-Korrelationen, die zweitere für den Vergleich entsprechender unstandardisierter Maße wie Kovarianzen zu verwenden. Es hat sich allgemein bewährt, daß zur Annahme des Modells Differenzen $< .10$ in der Matrix *residuals* und < 2.0 in der Matrix *standardized residuals* toleriert werden können. Differenzen außerhalb der genannten Toleranzgrenzen weisen auf Fehlspezifikationen des Modells hin. Eine weitere Möglichkeit zur Beurteilung des Modells bieten die Modifikationsindizes.[16] Das Programm berechnet für jeden festgesetzten Parameter in den acht Matrizen die Verringerung des χ^2-Wertes, wenn dieser Parameter bei einer Modellmodifikation freigesetzt werden würde. Werte > 5.0 zeigen signifikante Verringerungen des χ^2-Wertes an. Die Modifikationsvorschläge des Programms sind aber rein statistischer Natur und können den theoretischen Vorstellungen des Nutzers widersprechen.

4.1.2 Exemplarische LISREL-Spezifikation eines Strukturgleichungsmodells mit drei Meßzeitpunkten

Im folgenden wird ein Strukturgleichungsmodell mit drei Meßzeitpunkten in der LISREL-Notation spezifiziert. Die latente Variable (η) wird für jeden Meßzeitpunkt durch drei manifeste Variablen repräsentiert (y_1 bis y_9, vgl. Abbildung 4.3). Nach Gleichung 4.9 wird das *Meßmodell* nach der LISREL-Notation folgendermaßen spezifiziert:[17]

$$y_{j,t} = \lambda_{j,t}\eta_{i,t} + \epsilon_j \tag{4.26}$$

[16] Der Modifikationsindex ist äquivalent zum univariaten "Lagrangian Multiplier(LM)-Test" (vgl. Bollen 1989: 293 bzw. 298f.).

wobei durch j die manifesten Variablen y, durch t die Meßzeitpunkte und durch λ die Faktorenladung indiziert werden. ϵ ist der Meßfehler der jeweiligen manifesten Variablen.[18] Für jede manifeste Variable des Modells aus Abbildung 4.3 existiert nach Gleichung 4.26 je eine Meßgleichung:

$$\begin{aligned} y_1 &= \lambda_{1,1}\eta_{1,1} + \epsilon_1 \\ y_2 &= \lambda_{2,1}\eta_{1,1} + \epsilon_2 \\ y_3 &= \lambda_{3,1}\eta_{1,1} + \epsilon_3 \\ y_4 &= \lambda_{4,2}\eta_{2,2} + \epsilon_4 \\ y_5 &= \lambda_{5,2}\eta_{2,2} + \epsilon_5 \\ y_6 &= \lambda_{6,2}\eta_{2,2} + \epsilon_6 \\ y_7 &= \lambda_{7,3}\eta_{3,3} + \epsilon_7 \\ y_8 &= \lambda_{8,3}\eta_{3,3} + \epsilon_8 \\ y_9 &= \lambda_{9,3}\eta_{3,3} + \epsilon_9 \end{aligned} \tag{4.28}$$

Diese 9 Gleichungen formalisieren das Meßmodell. Nach Gleichung 4.8 wird das *Strukturmodell* nach der LISREL-Notation durch folgende allgemeine Gleichung spezifiziert:

$$\eta_{i,t} = \beta_{i,t-1}\eta_{i,t-1} + \zeta_t \tag{4.29}$$

wobei durch i die latenten Variablen η und durch t die Meßzeitpunkte indiziert werden. ζ ist das Residuum der latenten Variablen zum Zeitpunkt t. Da das Modell drei Panelwellen umfaßt, und die Anzahl der latenten Variablen gleich der Anzahl der Meßzeitpunkte ist ($i = t$), existieren für die abhängigen latenten Variablen η_2 und η_3 nach Gleichung 4.29 zwei Gleichungen:

$$\begin{aligned} \eta_{2,2} &= \beta_{2,1}\eta_{1,1} + \zeta_2 \\ \eta_{3,3} &= \beta_{3,2}\eta_{2,2} + \zeta_3 \end{aligned} \tag{4.30}$$

Diese beiden Gleichungen formalisieren das Strukturmodell (vgl. Abbildung 4.3).

---

[17] In der LISREL Version 8 ist eine einfachere Kommandosprache (SIMPLIS Language) implementiert worden, die die einzelne Spezifikation jeder Meß- und Strukturgleichung erfordert und daher keine Matrizen verwendet (vgl. Jöreskog/Sörbom 1993a). Da die meisten Lehrbücher (Bollen 1989; Arminger/Müller 1990; Loehlin 1992; Engel/Reinecke 1994; Finkel 1995; Schumacker/Lomax 1996) und die meisten Anwendungen von Panelmodellen (z. B. Aish/Jöreskog 1990) auf der Matrizennotation basieren, wird diese hier bevorzugt.

[18] Werden die manifesten Variablen als x-Variablen und die latenten als ξ-Variablen spezifiziert, dann gilt folgende äquivalente Gleichung:

$$x_{i,t} = \lambda_{j,t}\xi_t + \delta_j \tag{4.27}$$

Abb. 4.3: Strukturgleichungsmodell mit drei latenten Variablen (Meßzeitpunkte)

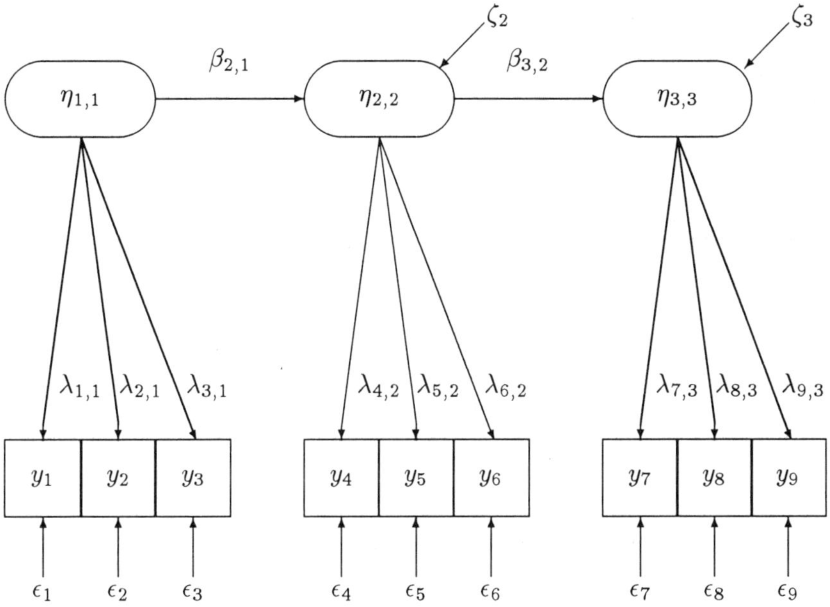

Wird Gleichung 4.26 ausformuliert, ergibt sich folgendes:[19]

$$\begin{pmatrix} y_1 \\ y_2 \\ y_3 \\ y_4 \\ y_5 \\ y_6 \\ y_7 \\ y_8 \\ y_9 \end{pmatrix} = \begin{pmatrix} 1 & 0 & 0 \\ \lambda_{2,1} & 0 & 0 \\ \lambda_{3,1} & 0 & 0 \\ 0 & 1 & 0 \\ 0 & \lambda_{5,2} & 0 \\ 0 & \lambda_{6,2} & 0 \\ 0 & 0 & 1 \\ 0 & 0 & \lambda_{8,3} \\ 0 & 0 & \lambda_{9,3} \end{pmatrix} * \begin{pmatrix} \eta_{1,1} \\ \eta_{2,2} \\ \eta_{3,3} \end{pmatrix} + \begin{pmatrix} \epsilon_1 \\ \epsilon_2 \\ \epsilon_3 \\ \epsilon_4 \\ \epsilon_5 \\ \epsilon_6 \\ \epsilon_7 \\ \epsilon_8 \\ \epsilon_9 \end{pmatrix} \qquad (4.31)$$

[19] Da jeweils die erste Ladung bei allen Zeitpunkten aus Identifikationsgründen auf den Wert 1.0 festgesetzt wird, entfällt die Spezifikation der Koeffizienten $\lambda_{1,1}$, $\lambda_{4,2}$ und $\lambda_{7,3}$. Regeln zur Identifikation von Parametern in Strukturgleichungsmodellen werden in Bollen (1989: 88f.) diskutiert.

mit den Meßfehlervarianzen $V(\epsilon_{j,j})$ in der Matrix Θ_ϵ:

$$\begin{pmatrix} \theta_{\epsilon_{1,1}} & & & & & & & & \\ 0 & \theta_{\epsilon_{2,2}} & & & & & & & \\ 0 & 0 & \theta_{\epsilon_{3,3}} & & & & & & \\ 0 & 0 & 0 & \theta_{\epsilon_{4,4}} & & & & & \\ 0 & 0 & 0 & 0 & \theta_{\epsilon_{5,5}} & & & & \\ 0 & 0 & 0 & 0 & 0 & \theta_{\epsilon_{6,6}} & & & \\ 0 & 0 & 0 & 0 & 0 & 0 & \theta_{\epsilon_{7,7}} & & \\ 0 & 0 & 0 & 0 & 0 & 0 & 0 & \theta_{\epsilon_{8,8}} & \\ 0 & 0 & 0 & 0 & 0 & 0 & 0 & 0 & \theta_{\epsilon_{9,9}} \end{pmatrix} \tag{4.32}$$

Gleichung 4.29 in Form von Vektoren und Matrizen ergibt folgendes:

$$\begin{pmatrix} \eta_{1,1} \\ \eta_{2,2} \\ \eta_{3,3} \end{pmatrix} = \begin{pmatrix} 0 & 0 & 0 \\ \beta_{2,1} & 0 & 0 \\ 0 & \beta_{3,2} & 0 \end{pmatrix} * \begin{pmatrix} \eta_{1,1} \\ \eta_{2,2} \\ \eta_{3,3} \end{pmatrix} + \begin{pmatrix} \zeta_1 \\ \zeta_2 \\ \zeta_3 \end{pmatrix} \tag{4.33}$$

mit

$$V(\zeta) = \Psi = \begin{pmatrix} \psi_{1,1} & 0 & 0 \\ 0 & \psi_{2,2} & 0 \\ 0 & 0 & \psi_{3,3} \end{pmatrix} \tag{4.34}$$

Die soeben verdeutlichte Modellspezifikation in der Notation des Programms LISREL enthält keine Gleichheitsrestriktionen (z. B. die Gleichsetzung der Faktorenladungen $\lambda_{i,t}$ für inhaltlich gleiche manifeste Variablen). Der Ausgangspunkt der Modellüberprüfung sollte aber eine Modellspezifikation sein, die theoretisch plausible Restriktionen enthält, zum einen, um konkrete Hypothesen explizit testen zu können, zum anderen, um die Aussagekraft des Modells zu erhöhen. Verschiedene Modellvarianten können gegeneinander getestet werden, wobei die erste Variante die meisten Restriktionen und die fünfte die wenigsten Restriktionen enthält (vgl. zur Vorgehensweise Engel/Reinecke 1994: 50f.). Diese Modellvarianten werden als "geschachtelte" Modelle bezeichnet (nested models, vgl. Sobel/Bohrnstedt 1985) und erlauben die Anwendung des χ^2-Differenzentests. Für diesen Test wird der χ^2-Wert der restriktiveren Modellvariante von dem Wert der weniger restriktiven Modellvariante subtrahiert. Ebenso werden die Freiheitsgrade voneinander subtrahiert. Das Verhältnis der χ^2-Differenz und der Differenz der Freiheitsgrade (Q-Ratio, vgl. Jagodzinski et al. 1987) ist bei einer signifikanten Modellverbesserung >2.0. Dies bedeutet, daß pro aufgegebener Restriktion (= aufgegebenem Freiheitsgrad) die Modellverbesserung mindestens zwei Punkte betragen muß.

Der Ausgangspunkt einer Modellberechnung (d. h. die restriktivste Modellvariante) wäre das parallele Meßmodell, das gleiche Ladungen und gleiche Meßfehler über die Zeitpunkte spezifiziert (Variante 1):[20]

[20] Da jeweils die erste Ladung bei allen Zeitpunkten aus Identifikationsgründen auf den Wert 1.0 fixiert wurde, entfällt die Gleichsetzung $\lambda_{1,1} = \lambda_{4,2} = \lambda_{7,3}$, vgl. Gleichung 4.31.

$$\begin{aligned}
&\lambda_{2,1} = \lambda_{5,2} = \lambda_{8,3} \\
&\lambda_{3,1} = \lambda_{6,2} = \lambda_{9,3} \\
&\theta_{\epsilon_{1,1}} = \theta_{\epsilon_{4,4}} = \theta_{\epsilon_{7,7}} \\
&\theta_{\epsilon_{2,2}} = \theta_{\epsilon_{5,5}} = \theta_{\epsilon_{8,8}} \\
&\theta_{\epsilon_{3,3}} = \theta_{\epsilon_{6,6}} = \theta_{\epsilon_{9,9}}
\end{aligned} \tag{4.35}$$

Inhaltlich wird damit postuliert, daß sich die Meßqualität der manifesten Variablen und die Meßfehler über die Zeit nicht ändern.[21] Bei nicht akzeptablem Modellfit kann durch Inspektion der standardisierten Residuen und der Modifikationsindizes festgestellt werden, ob insbesondere die Kovariation gleicher Variablen zwischen den Meßzeitpunkten (z. B. zwischen y_1 und y_4) durch das Modell ungenügend aufgeklärt wird. Diese Fehlspezifikation tritt in Panelmodellen häufig auf und kann durch die Spezifikation und Schätzung *autokorrelierter* Residuen (vgl. Sörbom 1979; Jöreskog 1979; Aish/Jöreskog 1990; Finkel 1995) behoben werden. Inhaltlich bedeutet das Auftreten autokorrelierter Residuen, daß neben den zeitbezogenen zufälligen Meßfehlern (errors in measurement) auch zeitstabile Fehlerkomponenten (uniqueness) in den manifesten Variablen auftreten. Allerdings können auch nicht im Modell enthaltene Drittvariablen für die autokorrelierten Residuen verantwortlich sein.[22]

In einer ersten Modellmodifikation (Variante 2) würden dann die Residuen (Meßfehler) der jeweils gleichen manifesten Variablen miteinander korreliert. Die Nebendiagonalelemente $\theta_{\epsilon_{k,j}}$ in Θ_ϵ parametrisieren die korrelierenden Residuen gleicher Variablen zwischen den Meßzeitpunkten. Matrix Θ_ϵ hat nun folgende Form:

$$\begin{pmatrix}
\theta_{\epsilon_{1,1}} \\
0 & \theta_{\epsilon_{2,2}} \\
0 & 0 & \theta_{\epsilon_{3,3}} \\
\theta_{\epsilon_{4,1}} & 0 & 0 & \theta_{\epsilon_{4,4}} \\
0 & \theta_{\epsilon_{5,2}} & 0 & 0 & \theta_{\epsilon_{5,5}} \\
0 & 0 & \theta_{\epsilon_{6,3}} & 0 & 0 & \theta_{\epsilon_{6,6}} \\
\theta_{\epsilon_{7,1}} & 0 & 0 & \theta_{\epsilon_{7,4}} & 0 & 0 & \theta_{\epsilon_{7,7}} \\
0 & \theta_{\epsilon_{8,2}} & 0 & 0 & \theta_{\epsilon_{8,5}} & 0 & 0 & \theta_{\epsilon_{8,8}} \\
0 & 0 & \theta_{\epsilon_{9,3}} & 0 & 0 & \theta_{\epsilon_{9,6}} & 0 & 0 & \theta_{\epsilon_{9,9}}
\end{pmatrix} \tag{4.36}$$

Abschließend ist darauf hinzuweisen, daß auch bei der letztendlich akzeptierten Modellvariante einige der standardisierten Residuen den Wert 2.0 überschreiten können. Dies deutet auf unzulängliche Modellspezifikationen hin. Wenn aber keine weiteren inhaltlichen Annahmen getroffen werden können,

21 Es ist auch möglich, ein paralleles Meßmodell mit perfekter Stabilität, sowie perfekten Ladungen und gleichen Meßfehlern zu spezifizieren. Dieses noch restriktivere Modell ist aber nur bei Längsschnittdaten sinnvoll, die in sehr kurzen Zeitabständen erhoben wurden (vgl. Jagodzinski et al. 1987: 273f.).

22 Eine Diskussion der einzelnen Fehlerkomponenten geben Saris/Andrews (1991) und Reinecke/Schmidt (1993). Die Zerlegung autokorrelierter Residuen in Methodenfaktoren zeigen Jagodzinski et al. (1987) und innerhalb des Multi-Trait-Multi-Method(MTMM)-Designs Krebs/Schmidt (1993).

die die Spezifikation zusätzlicher Parameter rechtfertigen, so sollte das sogenannte "model fitting" (vgl. Browne/Cudeck 1993) unterbleiben. Modellmodifikationen sollten immer in Übereinstimmung mit theoretischen Hypothesen stehen und die Aufgabe von Restriktionen immer mit einer Verringerung des Informationsgehaltes der Modelle korrespondieren.

4.1.3 Schätzung von Strukturgleichungsmodellen mit ordinalem Meßniveau

Die Diskussion des Drei-Wellen-Panelmodells in Abschnitt 4.1.2 setzt die Berechnung einer Korrelations- bzw. Varianz/Kovarianzmatrix auf metrischem Meßniveau voraus. Insbesondere bei wenigen Ausprägungen der gemessenen Variablen ist diese Annahme ungerechtfertigt, da die entsprechenden Korrelationen bzw. Kovarianzen systematisch unterschätzt werden (vgl. Jöreskog/Sörbom 1988: 192f.). Je weniger Ausprägungen eine Variable hat, desto stärker ist diese Unterschätzung. Nach Olsson (1979) und Olsson et al. (1982) wird bei ordinalen Variablen die Berechnung sogenannter polychorischer bzw. polyserieller Korrelationen als Basis zur Berechnung von Strukturgleichungsmodellen empfohlen. Die Vorgehensweise zur Berechnung polychorischer und polyserieller Korrelationen und die sich daraus ergebenden Konsequenzen für Panelmodelle werden im folgenden kurz beschrieben.[23]

Der Gebrauch ordinaler Variablen in Strukturgleichungsmodellen erfordert die Spezifikation nicht-linearer Beziehungen zwischen manifesten und latenten Variablen. Die für metrische Variablen geltenden Meßmodelle (Gleichung 4.26 und 4.27) können für ordinale Variablen nicht aufrechterhalten werden. Es gilt:

$$y_{j,t} \neq \lambda_{j,t}\eta_{i,t} + \epsilon_j \qquad (4.37)$$

und

$$x_{i,t} \neq \lambda_{j,t}\xi_t + \delta_j \qquad (4.38)$$

Wenn beispielsweise eine ordinale Variable y vier Kategorien hat, dann kann eine nicht-lineare Beziehung zwischen y und einer latenten metrischen Variablen y^* konstruiert werden (vgl. Jöreskog/Sörbom 1988: 192; Bollen 1989: 439):

$$y = \begin{cases} 1, & wenn\ y^* \leq a_1 \\ 2, & wenn\ a_1 < y^* \leq a_2 \\ 3, & wenn\ a_2 < y^* \leq a_3 \\ 4, & wenn\ a_3 < y^* \end{cases} \qquad (4.39)$$

a_1, a_2 und a_3 sind Schwellenwerte für die latente Variable y^*. Die Schwellenwerte werden aus der invertierten Normalverteilungsfunktion der Variablen y^* berechnet, wobei unterstellt wird, daß die Variable y^* normalverteilt ist.

[23] Die Berechnung dieser Korrelationskoeffizienten ist mit dem Programm PRELIS (vgl. Jöreskog/Sörbom 1989, 1993b) möglich. Eine ausführliche Darstellung und Erörterung der Berechnung polychorischer und polyserieller Korrelationen wird im Hinblick auf die Anwendungsorientierung an dieser Stelle nicht vorgenommen. Eine beispielorientierte und verständliche Darstellung findet sich beipielsweise in Bollen (1989: 439f.).

Haben nun zwei ordinale Variablen y_1 und y_2 jeweils eine latente metrische Variable y_1^* und y_2^*, die bivariat normalverteilt sind, dann wird der Zusammenhang beider Variablen durch den polychorischen Korrelationskoeffizienten ausgedrückt. Ein Spezialfall ist der tetrachorische Korrelationskoeffizient, der berechnet wird, wenn y_1 und y_2 dichotom skaliert sind. Wenn desweiteren eine dritte manifeste metrische Variable y_3 angenommen wird, dann wird der Zusammenhang zwischen y_1^* und y_3 bzw. y_2^* und y_3 durch polyserielle Korrelationskoeffizienten ermittelt, vorausgesetzt y_1^* und y_3 und y_2^* und y_3 haben jeweils bivariate Normalverteilungen.

Polychorische und polyserielle Korrelationen sind demnach Assoziationsmaße der latenten metrischen Variablen. Die Berechnung dieser Korrelationsmaße erfolgt aus den paarweisen Kontingenztafeln der manifesten Variablen (zur Berechnungsweise, vgl. Bollen 1989: 440f.). Die Berechnung von Strukturgleichungsmodellen basierend auf polychorischen und polyseriellen Korrelationen erfordert die gewichtete Fit-Funktion WLS (Weighted Least Squares, vgl. Abschnitt 4.1.1), da die multivariate Verteilungsannahme hier nicht länger gilt. Die sonst verwendete Fit-Funktion (ML) führt zu einer verzerrten χ^2-Statistik und zu verzerrten inferenzstatistischen Größen (Standardfehler und T-Werte, vgl. Bollen 1989: 443; Jöreskog/Sörbom 1993a: 47).

Die für die WLS-Methode benötigte Gewichtungsmatrix ist die invertierte asymptotische Varianz/Kovarianzmatrix der polychorischen und polyseriellen Korrelationen. Im klassischen Strukturgleichungsansatz wird angenommen, daß die Beziehung zwischen den asymptotischen Werten der empirischen Varianzen und Kovarianzen (s) und den geschätzten Varianzen und Kovarianzen (σ) folgende Form hat (vgl. Bollen 1989: 114; Jöreskog/Sörbom 1988: 22):

$$ACOV(s_{gh}, s_{ij}) = N^{-1}(\sigma_{gi}\sigma_{hj} + \sigma_{gj}\sigma_{hi}) \tag{4.40}$$

Diese Bedingung ist bei multivariater Normalverteilung der manifesten Variablen erfüllt. χ^2-basierte Fitmaße und inferenzstatistische Größen haben dann asymptotisch korrekte Werte.

Der klassische Strukturgleichungsansatz ist von Browne (1982, 1984) für jede Art von multivariater Verteilung generalisiert worden. Hierzu wird eine Gewichtungsmatrix W in der Form

$$w_{gh,ij} = m_{ghij} - s_{ji}s_{hg} \tag{4.41}$$

in die Fit-Funktion WLS eingebaut. m_{ghij} sind die vierten Momente der manifesten Variablen. Die Elemente der Matrix W werden als asymptotische Varianzen und Kovarianzen berechnet und führen bei jeglicher Verteilungsform der manifesten Variablen zu korrekten Fitmaßen, Standardfehlern und T-Werten. Die asymptotische Varianz/Kovarianzmatrix kann mit dem Programm PRELIS berechnet werden. Die Berechnungsmöglichkeit ist durch die Anzahl der Variablen und die Stichprobengröße eingeschränkt (vgl. Jöreskog/Sörbom 1993b: 26). Außerdem wird fallweiser Ausschluß fehlender Werte (listwise deletion) vorausgesetzt.

Die auf der Basis von WLS-Schätzern berechneten Gütemaße sind asymptotisch korrekt und geben die optimalen Werte wieder (für ein entsprechend berechnetes Panelmodell, vgl. Aish/Jöreskog 1990).[24] Mit der derzeit neuesten PRELIS-Version 2.0 (vgl. Jöreskog/Sörbom 1993b) ist neben den erörterten Matrizen auch die Berechnung der Schwellenwerte unter der Bedingung möglich, daß für bestimmte Variablen gleiche Schwellenwerte berechnet werden sollen. Dies ist insbesondere für Panelmodelle sinnvoll, wenn die gleichen ordinalen Variablen zu unterschiedlichen Zeitpunkten gemessen worden sind (für Beispiele vgl. Jöreskog/Sörbom 1993b und Blank/Reinecke 1993).

4.2 Stochastische Differentialgleichungsmodelle

Dynamische Modelle sind für die empirische Sozialwissenschaft hilfreich, um die Beziehungen zwischen Variablen in ihrer kontinuierlichen Veränderung bzw. Stabilität darstellen und prognostizieren zu können. Eine der ersten und bekanntesten Versuche unternahm Simon (1952) mit einem Modell, das Hypothesen der Verhaltenstheorie von Homans aufgreift.

Simon (1952) konzentriert sich in seinem verhaltenstheoretischen Modell auf vier gruppenbezogene Variablen, von denen eine exogen und drei endogen sind. Die exogene Variable ist das Ausmaß der Aktivität (E), welches durch das externe System oder die Umwelt benötigt wird, um die kontinierliche Existenz der Gruppe zu rechtfertigen. Die drei endogenen Variablen sind das Ausmaß der Interaktion (I) in der Gruppe, das durchschnittliche Ausmaß der Freundschaft (F) und die totale Menge von Aktivität (A). Abbildung 4.4 zeigt die Beziehungen der Variablen untereinander. Die dem Modell entsprechenden Strukturgleichungen lauten:

$$I = a_1 F + a_2 A \tag{4.42}$$

$$dF/dt = b(I - \beta F) \tag{4.43}$$

$$dA/dt = c_1(F - \gamma A) + c_2(E - A) \tag{4.44}$$

Gleichung 4.42 gibt an, daß die Interaktion (I) eine Funktion der Aktivität (A) und der Freundschaft (F) ist. a_1 und a_2 sind die üblichen Strukturgleichungskoeffizienten, die die Stärke der Beziehung zwischen unabhängiger und abhängiger Variablen anzeigen. Die Koeffizienten b, c_1 und c_2 in den Gleichungen 4.43 und 4.44 sind dagegen Differentialgleichungsparameter. b ist ein Maß für die Anpassung der Differenz in den Einheiten zwischen der Interaktion (I) und der Freundschaft (F). Wenn die Interaktion gleich dem Produkt βF ist,

[24] Wenn auf Grund geringer Stichprobengrößen die Fit-Funktion WLS nicht verwendet werden kann, dann sollte auf die Fit-Funktion ULS (Unweighted Least Squares) ausgewichen werden. Allerdings ist hier die Teststatistik nur sehr eingeschränkt brauchbar. Desweiteren sind ULS-Schätzer weder skalenfrei noch skaleninvariant. Dies bedeutet, daß jede Veränderung in der Skaleneinheit der manifesten Variablen zu unterschiedlichen Parametergrößen im Modell führt (vgl. Bollen 1989: 109 und 112).

dann wird $dF/dt = 0$ sein. Wenn das Produkt βF größer als die Interaktion ist, dann wird dF/dt negativ werden und das Ausmaß der Freundschaft sinken. Wenn das Produkt βF kleiner als die Interaktion ist, dann wird dF/dt positiv werden und das Ausmaß der Freundschaft wachsen. Analog können die Beziehungen der Variablen in Gleichung 4.44 interpretiert werden. Alle Differentialgleichungsparameter sind Maße für die jeweiligen Anpassungsgeschwindigkeiten.

Abb. 4.4: Das verhaltenstheoretische Modell nach der Konzeption von Simon (1952)

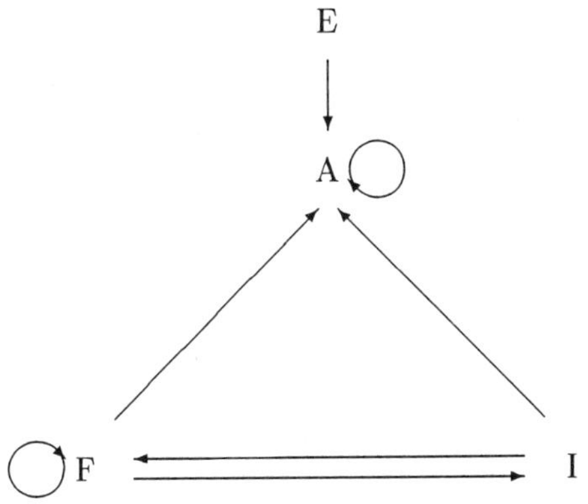

Coleman (1968) präzisiert Simon's Modell und bildet mit seinen Argumentationen die Basis für weitere Anwendungen dynamischer Modelle in der Soziologie (vgl. Arminger 1986; Diekmann 1980; Tuma/Hannan 1984 und insbesondere die kritische Rekonstruktion der Argumentation von Simon in Ziegler 1972: 213f.) und Psychologie (Atkinson/Birch 1978; Kuhl/Blankenship 1979; Möbus 1986).

Die folgenden Abschnitte stellen dar, wie Differentialgleichungsmodelle als eine Form der Längsschnittdatenanalyse einzuordnen (Abschnitt 4.2.1) und wie diese Modelle stochastisch zu formulieren sind (Abschnitt 4.2.2). Die Anwendung von Schätzverfahren wird in Abschnitt 4.2.3 und die Auswahl der Techniken, um Prognosewerte für den Entwicklungsverlauf zu erhalten, wird in Abschnitt 4.2.4 erörtert. Eine kurze Übersicht über das hier zur Anwendung kommende EDV-Programm wird abschließend in Abschnitt 4.2.5 vorgenommen.

4.2.1 Die zeitkontinuierlicher Modellformulierung von Differentialgleichungen

Der allgemeine Vorzug zeitkontinuierlicher Differentialgleichungsmodelle gegenüber zeitdiskreten Strukturgleichungsmodellen liegt in der Ungebundenheit des zeitlichen Abstandes zwischen den einzelnen Wiederholungsmessungen. Insbesondere die Modellierungsmöglichkeit der *momentanen Änderung* der zu untersuchenden Variablen als Funktion des gegenwärtigen Zustandes dieser Variablen sthet hier im Mittelpunkt des Interesses. Lineare, statische Modelle, sind dem Problem ausgesetzt, daß die zur Analyse einer Kausalbeziehung angemessene zeitliche Differenz zwischen konsekutiven Messungen (d. h. die korrekte Länge der Meßperiode(n)) oft nicht ex ante bestimmt werden kann (vgl. Singer 1992a: 13).

Modellformulierungen für Differentialgleichungen und die entsprechende Lösung der Parameter unterscheiden sich grundsätzlich in zwei Verfahren:

1. Die *indirekte* Berechnung der Differentialgleichungskoeffizienten auf der Basis linearer Strukturgleichungskoeffizienten, und
2. Die *direkte* Berechnung der Differentialgleichungskoeffizienten auf der Basis der gemessenen Werte (Rohdatenmatrix).

Das erste Verfahren basiert auf einer Arbeit von Coleman (1968), die zeigt, wie die Koeffizienten von Regressions- und Strukturgleichungsmodellen als implizite Lösung von Differentialgleichungsmodellen zu bestimmen sind. Die durch Strukturgleichungsprogramme wie LISREL in den Matrizen B und Γ (vgl. Abschnitt 4.1.1) geschätzten Koeffizienten sind als komplexe Funktion der Parameter korrespondierender Differentialgleichungsmodelle und der zwischen den Messungen verstrichenen Zeit anzusehen. Neben Arminger (1986) diskutieren Bien et al. (1992) diesen Ansatz und wenden ihn auf eine Längsschnittstudie an.[25]

Neben der Bestimmung des kausalen Einflusses von Variablen über die Zeit werden durch Differentialgleichungsmodelle auch Informationen über die Anpassungsgeschwindigkeit dieser Variablen gegeben. Beispielsweise wird dazu die Schätzung des Effekts einer Variablen Y auf die eigene zeitliche Veränderung (dY/dt) herangezogen. Diese Änderungsrate zeigt das positive oder negative Feedback von Y auf die Wirkung von impliziten Faktoren an, welche von Y beeinflußt werden, ihrerseits Y beeinflussen und so in Ketten von Effekten involviert sind, die zu Y zurückführen (vgl. Coleman 1968: 449). Ein negatives Feedback bedeutet, daß das System von Beziehungen über die Zeit zu einem Gleichgewicht, d. h. zu einer zeitlichen Stabilität führt. Nur Modelle mit negativen Feedback sind in der Lage, die Anpassungsgeschwindigkeit von Y von ihrem Gleichgewichtsniveau zu bestimmen, auf das kausale Einflüsse

[25] Eine programmtechnische Umsetzung der aus den linearen Strukturkoeffizienten zu schätzenden Differentialgleichungsparametern bieten Bien et al. (1989: 66f.) mit dem in GAUSS (vgl. GAUSS 1993) geschriebenen Programm DYNMOD.

die Y-Variable tendieren lassen (vgl. Tuma/Hannan 1984: 334f.). Bei Modellen ohne explizite exogene Variablen läßt sich diese Geschwindigkeit direkt am Absolutwert des Differentialgleichungsparameters ablesen: Ein höherer Wert bedeutet schnellere Annäherung an den Gleichgewichtszustand. Bei Modellen mit exogenen Variablen hängt die Annäherungsgeschwindigkeit auch von den entsprechenden Differentialgleichungsparametern dieser exogenen Variablen ab, wobei hier die ersten Ableitungen für die einzelnen Variablen interpretiert werden müssen (vgl. Tuma/Hannan 1984: 335f.).

Allerdings zeigen Hamerle et al. (1991) und Singer (1992c), daß diese "indirekte Methode" zu mehrdeutigen Lösungen der Differentialgleichungsparameter führen kann und damit die Likelihood-Funktion für verschiedene Parametermatrizen übereinstimmen (für ein Beispiel, vgl. Singer 1992a: 123f.). Ein weiterer gravierender Nachteil der indirekten Methode besteht darin, daß keine Restriktionen für die Differentialgleichungsparameter gesetzt werden können. Restriktionen beziehen sich hierbei nur auf die Modellformulierungen der linearen Strukturgleichungen. Die direkte Schätzung der Differentialgleichungsparameter aus den Rohdaten versucht diese Nachteile zu überwinden.[26] Eine programmtechnische Umsetzung bietet Singer (1991) mit dem in der Matrixsprache IML (Interactive Matrix Language, vgl. SAS Institute Inc. 1989) geschriebenen Programmsystems LSDE (vgl. Abschnitt 4.2.5 in Kapitel 5). Diese (direkte) Vorgehensweise wird im weiteren Verlauf dieser Arbeit erörtert und empirisch angewendet (vgl. die Modelle in Abschnitt 5.6).

Die wesentlichen Vorteile zeitkontinuierlicher Modelle werden von Möbus/Nagl (1983: 419) hervorgehoben:

- Änderungen in den Variablen können zu jedem Zeitpunkt erfolgen.
- Unregelmäßige Zeitabstände zwischen den Messungen beeinflussen nicht die Schätzung der Parameter.
- Datensätze mit unterschiedlichem Zeittakt der einzelnen Variablen können analysiert werden.
- Studien mit unterschiedlichem Zeitintervall können verglichen werden, da sich die Differentialgleichungsparameter auf die gleiche kontinierliche Zeitebene beziehen.

Die folgende Übersicht (vgl. Abbildung 4.5) zeigt die Zuordnung und den Unterschied der Differentialgleichungsmodelle zu dynamischen Modellen der Zeitreihenanalyse (vgl. Box/Jenkins 1976), Ereignisanalyse (Blossfeld et al. 1986) und Markov-Modellen (Coleman 1968).

[26] Die Diskussion über die Vor- und Nachteile der indirekten Methode ist bis heute nicht abgeschlossen. Beispielweise sehen Oud et al. (1993: 22f.) die Identifikationsproblematik nur als virulent an, wenn oszillierende Bewegungen durch das Differentialgleichungsmodell beschrieben werden. Auf Grund des Erhebungsdesign von Paneldaten sind derartige Bewegungen nahezu unwahrscheinlich.

Abb. 4.5: Klassifikation dynamischer Modelle nach Variablentyp (Zustand) und Zeit (Singer 1992a: 14)

Zeit t	Zustand y diskret	Zustand y kontinierlich
diskret	Markov Ketten	Zeitreihen
kontinierlich	Ereignis-analyse	Differential-gleichungen

Der Systemzustand $y(t)$ wird danach klassifiziert, ob die Zeit t bzw. die Variable (Zustand) y als diskretes oder kontinuierliches Merkmal vorliegt.[27] Die in dieser Arbeit vorgestellte und diskutierte Längsschnittstudie hat, wie viele sozialwissenschaftliche Anwendungen, wenige Meßzeitpunkte, viele Variablen und viele Untersuchungseinheiten (vgl. Kapitel 5). Dieses "Paneldesign" läßt sich in Abbildung 4.5 unter die "Zeitreihen" einordnen, wobei in einer Zeitreihe meistens der umgekehrte Fall vorliegt: eine Untersuchungsgröße wird über eine Vielzahl von Zeitpunkten gemessen. Wird in den folgenden Abschnitten die Zeitreihenterminologie verwendet, so bedeutet dies nicht, daß Differentialgleichungsmodelle sich hierauf beschränken. Vielmehr können Differentialgleichungsmodelle bei der Analyse von Paneldaten dynamische Prozesse zwischen den Meßzeitpunkten modellieren.[28] Zwar lassen die in Abschnitt 4.1 besprochenen Strukturgleichungsmodelle kausale Interpretationen über die Zeit zu, deren Modellierungen gelten aber als inhärent statisch.

4.2.2 Das Zustandsraummodell als stochastisches Differentialgleichungsmodell

In vielen empirischen Anwendungen wird der Zustand $y(t)$ in einem Differentialgleichungssystem nicht vollständig beobachtbar sein. Wie weiter oben schon erwähnt, ist die diskrete Messung kontinuierlicher Daten mit Hilfe eines

[27] Methodologische betrachtet existiert keine Differenz zwischen den Begriffen "Variable" und "Zustand". Da es sich bei den hier vorgestellten Modellen um stochastische Prozesse handelt, kann die Dynamik des Prozesses über den Begriff "Zustand" besser charakterisiert werden.

[28] Die Erhebung kann auch eine Mischung zwischen Panel- und Zeitreihendesign sein. Singer (1996a) zeigt die Handhabung an einem autoregressiven Modell zweiter Ordnung.

Paneldesigns die Standardsituation bei sozialwissenschaftlichen Längsschnittuntersuchungen. Eine bis zu 11 Panelwellen umfassende Längsschnittstudie (z. B. das sozioökonomische Panel, vgl. Hanefeld 1987; Projektgruppe Sozioökonomisches Panel 1993) ist in dieser Disziplin äußerst selten. Aus diesen - im Sinne eines zeitkontinuierlichen Ansatzes - unvollständigen Messungen die "wahre" Position des Zustandes $y(t)$ und die Anpassungsgeschwindigkeit zu bestimmen, ist die Aufgabe eines stochastischen Differentialgleichungsmodells. Wie in Strukturgleichungsmodellen (vgl. die Gleichung 4.9) können die Meßgrößen als Linearkombination unbeobachteter Größen (latente Variablen) mit Hilfe einer Meßgleichung formuliert werden. Das diskret/kontinierliche Zustandsraummodell (state space model) wird zusammen aus der Differentialgleichung 4.45 und der Meßgleichung 4.46 gebildet (vgl. Singer 1992a: 47; Singer 1992b: 154):[29]

$$dy_n(t) = Ay_n(t)\,dt + Bx_n(t)\,dt + GdW(t); \tag{4.45}$$

$$y_n(t_0) \sim N(\mu, \Sigma); t \in [t_0, t_T]$$

$$z_n(t_i) = Hy_n(t_i) + Dx_n(t_i) + \epsilon_{i_n}; i = 0, \ldots, T \tag{4.46}$$

wobei in der Differentialgleichung die Systemmatrix A $(p \times p)$ als Drift-Matrix, die Systemmatrix B $(p \times q)$ als Input-Matrix und die Systemmatrix $\Omega = GG'$ als Diffusionsmatrix bezeichnet wird. Mit $N(\mu, \Sigma)$ wird die Normalverteilung mit Erwartungswert μ und Kovarianzmatrix Σ bezeichnet. Aus der Systemmatrix A kann abgelesen werden, ob die latenten Variablen einem Gleichgewichtszustand zustreben, d. h. das modellierte System zeitlich stabil ist. Ist das Modell ohne exogene Variablen spezifiziert, läßt sich die Anpassungsgeschwindigkeit an den Gleichgewichtszustand direkt aus den Werten der Matrix A ablesen: je höher die Werte, desto schneller ist die Annäherung an den Gleichgewichtszustand. Die Wirkung von exogenen Variablen wird aus den Werten der Input-Matrix B abgelesen. Wenn das Modell mit exogenen Variablen spezifiziert wird, hängt die Annäherung an den Gleichgewichtszustand auch von diesen exogenen Größen ab. Aus den Werten der Diffusionsmatrix Ω kann die Stärke des stochastischen Prozeßfehlers abgelesen werden. In der Meßgleichung 4.46 beinhaltet die Matrix H $(k \times p)$ Faktorenladungen, während die Matrix D $(k \times q)$ den Einfluß exogener Variablen auf die Messung modelliert. R $(k \times k)$ ist die Kovarianzmatrix der Meßfehler ϵ.[30] Wird $y(t)$ bei $\{t_0, , t_1, \ldots, t_T\}$ als direkt meßbar angesehen, kann die Spezifikation des

[29] Die Kombination eines Differentialgleichungsmodells mit einem Meßmodell wird als Zustandsraummodell bezeichnet. Insofern unterscheidet sich das hier diskutierte Modell zwar einerseits von den klassischen Ansätzen der stochastischen Differentialgleichungen (vgl. Singer 1992a: 29f.), andererseits wird es der empirischen Situation (Paneldaten) gerechter.

[30] Zur weiteren Erläuterung sei hinzugefügt, daß mit k die Anzahl der gemessenen Variablen, mit p die Anzahl der abhängigen (latenten) Variablen und mit q die Anzahl der exogenen Variablen bezeichnet wird.

Meßmodells entfallen. Dies entspricht dem Spezialfall $H = I_p$, $D = 0$ und ϵ=0.

Die Flexibilität von Differentialgleichungen läßt sich schon daraus erkennen, daß eine Vielzahl von Modellmöglichkeiten besteht. Dies bezieht sich sowohl auf Regressionsmodelle mit autokorrelierten Meßfehlern, Modelle mit stochastischen exogenen Variablen als auch Differentialgleichungen höherer Ordnung, wie sie aus Zeitreihen modelliert werden können (vgl. "autoregressive moving average models" in Box/Jenkins 1976). Der folgende Abschnitt zeigt auf, wie eine Schätzung der Parametermatrizen im stochastischen Differentialgleichungsmodell (in der Formulierung als Zustandsraummodell) erfolgen kann.

4.2.3 Maximum-Likelihood-Schätzung des stochastischen Differentialgleichungsmodells

Die in den Gleichungen 4.45 und 4.46 enthaltenen Parametermatrizen können als Funktionen eines Parametervektors ϑ angesehen werden. Der Maximum-Likelihood(ML)-Schätzer

$$\hat{\vartheta} = argmax_{\vartheta} p(z|\vartheta) \tag{4.47}$$

wird als Maximum der Likelihood-Funktion $L(\vartheta; z) = p(z|\vartheta)$ bzw. der Log-Likelihood $l(\vartheta; z) = \log p(z|\vartheta)$ ermittelt (Singer 1992a: 89). $p(z|\vartheta)$ ist die gemeinsame Wahrscheinlichkeitsdichte[31] der gemessenen Daten z und kann als Funktion des Parametervektors ϑ interpretiert werden. Es wird der Parameterwert ermittelt, der den größten Wert von p ergibt.[32] Im Kontext von Zustandsraummodellen sind die Daten als indirekte zeitkontinuierliche oder zeitdiskrete Beobachtungen des latenten Systemzustands $y(t)$ bei N Replikationen gegeben. Da - wie schon erwähnt - in den Sozialwisssenschaften zeitdiskrete Beobachtungen die Regel sind, wird das ML-Schätzverfahren hierfür im folgenden diskutiert.

Wegen der Anschaulichkeit wird das Modell in Gleichung 4.45 zunächst ohne Systemmatrizen, für eine statistische Einheit (kein Personenindex) und

[31] Wenn eine Variable X relativ viele Werte annimmt, die einem Wert a benachbart sind, lautet die Bezeichnung, daß die Werte in der Umgebung von a *dicht* beieinander liegen. Die Funktion, die jedem a-Wert seine Wahrscheinlichkeitsdichte zuordnet, wird als *Dichtefunktion* $f(a)$ der Variablen X bezeichnet, wobei $f(a) = F'(a)$ bzw. $F(a) = \int_{-\infty}^{a} f(a)d(a)$ ist. Somit ist die Dichtefunktion $f(a)$ der Differentialquotient der Verteilungsfunktion $F(a)$ bzw. die Verteilungsfunktion $F(a)$ das Integral der Dichtefunktion $f(a)$. Geht man von der graphischen Darstellung der Dichtefunktion aus, so findet man die Wahrscheinlichkeit dafür, daß der Wert von X in ein gegebenes Intervall fällt, als Flächenstück zwischen der Funktionskurve und der x-Achse des Koordinatensystems, begrenzt von den Ordinaten des Intervalls (vgl. Clauss/Ebner 1973: 150f.).

[32] Auf die Vorteile der ML-Methode (z. B. Konsistenzeigenschaften der Schätzer) wird im weiteren nicht eingegangen. Hier kann die einschlägige statistische Literatur (z. B. Anderson 1984) hinzugezogen werden.

ohne Meßmodell betrachtet. Dann ergibt sich die stochastische Differentialgleichung

$$dy(t) = f(\vartheta, t, y(t))\, dt + G(t, y(t))\, dW(t) \tag{4.48}$$

Für kleinere Zeitabstände Δt kann Gleichung 4.48 reformuliert werden:

$$y(t + \Delta t) = y(t) + f(\vartheta, t, y(t))\, \Delta t + G(t, y(t))\, \Delta W(t) \tag{4.49}$$

Die Likelihood von $y(t)$ läßt sich nun als Grenzwert der diskreten Daten $[y_0, \ldots, y_T]$ gewinnen. Die Lösung der stochastischen Differentialgleichung ist ein Markov-Prozeß, wobei die gemeinsame Wahrscheinlichkeitsdichte der Daten $p(y_0, \ldots, y_T)$ als Produkt von bedingten Dichten geschrieben werden kann (Singer 1992a: 91):

$$p(y_0, \ldots, y_T) = \prod_{i=0}^{T-1} p(y_{i+1}|y_i) p(y_0) \tag{4.50}$$

Beginnt man bei $t = t_i$ mit dem fixen Wert $y(t_i) = y_i$, so ergibt sich aus 4.49, daß die bedingte Wahrscheinlichkeit $p(y_{i+1}|i)$ für $\Delta t \to 0$ eine Normalverteilung mit Erwartungswert $\mu_i = y_i + f(\vartheta, t_i, y_i)\Delta t$ und die Varianz $\Sigma_i = G(t_i, y_i)G'(t_i, y_i)\Delta t$ (entspricht $\Omega_i \Delta t$) ist. Wenn $\Delta y_i = y_{i+1} - y_i$ ist, ergibt sich für die Likelihood-Funktion folgende explizite Formel (vgl. Singer 1992a: 92):

$$L(\vartheta) = \left(\prod_i |2\pi\Omega_i \Delta t|^{-1/2} \right) \times \tag{4.51}$$

$$exp \left\{ -1/2 \sum_i [\Delta y_i - f(\vartheta, t_i, y_i)\, \Delta t]' (\Omega_i \Delta t)^{-1} [\Delta y_i - f(\vartheta, t_i, y_i)\, \Delta t] \right\} p(y_0)$$

Wenn man die Anfangsbedingung $y_{n0} = y_n(t_0)$ als Konstante oder die Normalverteilung $N(\mu, \Sigma)$ wählt, sind auch die Systemzustände y_{ni} in den anderen Zeitpunkten normalverteilt.[33] Die gemeinsame Verteilung von y_{ni} ist daher auch normalverteilt und kann nach Gleichung 4.50 als Produkt von bedingten Dichten geschrieben werden. Führt man gemäß Gleichung 4.45 nun die Systemmatrizen ein, so erhält man analog die folgende Likelihood-Funktion (vgl. Singer 1992a: 102):[34]

$$L(\vartheta) = |2\pi\Omega^*|^{-NT/2} \tag{4.52}$$

$$exp \left\{ -1/2 \sum_{in} [y_{n,i+1} - A^* y_{ni} - F_{ni}]' \Omega^{*-1} [y_{n,i+1} - A^* y_{ni} - F_{ni}] \right\} \times$$

[33] Für das exakte diskrete Modell muß die gemeinsame Verteilung der Daten $Y = \{y_{ni}; n = 1, \ldots, N; i = 0, \ldots, T\}$ berechnet werden. Daher berücksichtigt Gleichung 4.52 die entsprechenden Größen (n, N).

[34] In Singer (1992a: 98f.) werden auch Näherungsmethoden erläutert, auf die hier nicht weiter eingegangen wird.

$$[2\pi\Sigma|^{-N/2}exp\left\{-1/2\sum_n[y_{n0}-\mu]'\Sigma^{-1}[y_{n0}-\mu]\right\}$$

Hierbei ist F_{ni} ein Funktional der exogenen Variablen $x_n(t)$: $F_{ni} = A^{-1}(A^* - I)Bx_{ni}$. Weiterhin wird angenommen, daß die Systemmatrizen $A(\vartheta)$, $B(\vartheta)$, $G(\vartheta)$, $\mu(\vartheta)$ und $\Sigma(\vartheta)$ als Funktionen eines u-dimensionalen Parametervektors ϑ geschrieben werden können. Dies erlaubt Restriktionen auf die einzelnen Parameterwerte in den Systemmatrizen, die die eindeutige Schätzbarkeit (d. h. die Identifikation) der Parameter erst ermöglichen (vgl. Singer 1992b: 155). Die Berechnung des ML-Schätzers $\hat{\vartheta}$ ist mit der Berechnung des Maximums der Likelihood-Funktion in Gleichung 4.52 verbunden, wobei iterative Verfahren wie z. B. der Newton-Raphson-Algorithmus eingesetzt werden müssen (vgl. Singer 1992a: 106f. und Abschnitt 4.2.5). Die exakte Likelihood läßt sich für beliebig große Panelmodelle ermitteln, wobei betont werden muß, daß sich die Berechnung auf das lineare Zustandsraummodell (vgl. Gleichung 4.45) beschränkt. Für die Berechnung nicht-linearer Modelle muß auf die numerische Lösung der Fokker-Planck-Gleichung (Singer 1992a: 44) oder auf den erweiterten Kalman-Filter verwiesen werden (vgl. hierzu die Ausführungen in Singer 1996b).

Wird ein Meßmodell gemäß Gleichung 4.46 hinzugefügt, dann gilt nicht mehr der Spezialfall $z_n(t_i) = y_n(t_i)$, d. h. die Systemzustände $y_n(t)$ sind bei $\{t_0, t_1, \ldots, t_T\}$ nicht mehr direkt beobachtbar. Wie für die Systemmatrizen A, B, G, μ und Σ wird angenommen, daß die Matrizen H, D, und R des Meßmodells Funktionen eines Parametervektors ϑ sind. Die Faktorenladungsmatrix H kann sowohl konstante als auch variable, zu schätzende Werte annehmen. Die Elemente der Matrix D sind als Regressionskoeffizienten zu interpretieren und R ist die Varianz/Kovarianzmatrix der Meßfehler. Die Berechnung der Likelihood-Funktion $L(\vartheta; z_{ni}) = p(z_{ni}|\vartheta)$ kann analog zu Gleichung 4.52 durchgeführt werden (vgl. Singer 1992a: 113). Für eine statistische Einheit (d. h. der Index n ist weggelassen) wird die gemeinsame Verteilung

$$p(z_0, \ldots, z_T) = \prod_{i=0}^{T-1} p(z_{i+1}|z_i, \ldots, z_0)p(z_0) \tag{4.53}$$

als Produkt von bedingten Dichten geschrieben. Unter der Annahme, daß die Anfangsbedingung $y(t_0)$ normalverteilt ist, ist das System $[y_0, \ldots, y_T; z_0, \ldots, z_T]$ multivariat normalverteilt. Mit den Parametern $z_{i+1|i} = E[z_{i+1}|z_i, \ldots, z_0]$ und $\Gamma_{i+1|i} = V(z_{i+1}|z_i, \ldots, z_0)$ werden auch die bedingten Dichten $p(z_{i+1}|z_i, \ldots, z_0)$ als normalverteilt beschrieben. Ausformuliert gilt folgende Zerlegung (vgl. Singer 1992a: 114):

$$p(z_0, \ldots, z_T) = \prod_{i=0}^{T-1} |2\pi\Gamma_{i+1|i}|^{-1/2}exp\left\{-1/2\nu'_{i+1}\Gamma^{-1}_{i+1|i}\nu_{i+1}\right\}p_0(z_0) \tag{4.54}$$

Der Prädiktionsfehler ν_{i+1} entspricht der Differenz $z_{i+1} - z_{i+1|i}$ und kann mit dem Kalman-Filter Algorithmus berechnet werden.

4.2.4 Der Kalman-Filter-Algorithmus

Nach Ermittlung der ML-Schätzungen der unbekannten Parameter in den Systemmatrizen ($A, B, \Omega, \Sigma\mu$) und den Matrizen des Meßmodells (H, D und R) stellt sich das Problem, wie der Systemzustand $y_n(t)$ zwischen den Meßzeitpunkten geschätzt werden kann, da hierfür keine empirischen Werte vorliegen. Eine optimale Schätzung bietet sich über den Kalman-Filter-Algorithmus an, der eine bedeutende Rolle in den Ingenieurwissenschaften und später in den Wirtschafts- und Sozialwissenschaften eingenommen hat.

Der Kalman-Filter-Algorithmus wird für das kontinuierlich/diskrete Zustandsraummodell (vgl. Gleichungen 4.45 und 4.46) zur Lösung dreier Probleme eingesetzt: für das *Filterproblem*, für das *Glättproblem* und für das *Prognoseproblem* (vgl. Singer 1992a: 138f.). Das Filterproblem besteht darin, die durch Meßfehler überlagerten Systemzustände y_{ni} zum Zeitpunkt i duch die Daten $z^i = \{z_{n0}, \ldots, z_{ni}\}$ für alle $n = \{1, \ldots, N\}$ zu schätzen. Aus den dem jeweiligen Meßzeitpunkt vorliegenden empirischen Informationen und den vergangenen Informationen wird der bedingte Erwartungswert für den Systemzustand berechnet und damit der durch die ML-Schätzung ermittelte Wert optimiert:

$$y_{n,k|i} = E[y_{nk}|z^i], k = i \tag{4.55}$$

Nach Kalman läßt sich die Berechnung des gefilterten Zustands sequentiell vornehmen. Aus dem Systemzustand $y_{n,i|i}$ wird auf den Systemzustand $y_{n,i+1|i+1}$ für $i = \{0, \ldots, T-1\}$ geschlossen und so die gesuchte Größe schrittweise berechnet (für die einzelnen Iterationsschritte, vgl. Singer 1992a: 144f.).

Das Glättproblem besteht aus der Interpolation der Daten in der Vergangenheit bzw. zwischen den Meßzeitpunkten einer Längsschnittuntersuchung und wird durch den bedingten Erwartungswert

$$y_{n,k|i} = E[y_{nk}|z^i], 0 \leq k < i \tag{4.56}$$

berechnet. Die Bezeichnung Glättproblem reflektiert die Tatsache, daß beispielsweise die Schätzung $E[y_{nk}|z_T, \ldots, z_0]$ für $0 \leq k < T$ auf Grund der Benutzung von Daten aus der Zukunft bessere (d. h. glattere) Schätzungen liefert als die entsprechende Filterlösung $E[y_{nk}|z_i, \ldots, z_0]$ für $k = i$ (für die einzelnen Iterationsschritte, vgl. Singer 1992a: 142f.).

Das Prognoseproblem steht in Ergänzung zum Filter- und Glättproblem und besteht aus der Extrapolation der Daten in die Zukunft, d. h. zukünftige Systemzustände aus den Daten vorherzusagen:

$$y_{n,k|i} = E[y_{nk}|z^i], k > i \tag{4.57}$$

Insbesondere mit Hilfe der graphischen Darstellungen (Trajektorien) kann beurteilt werden, inwiefern sich der Systemzustand in der Zukunft einem Gleichgewicht nähert. Werden weitere Daten erhoben, können die Schätzungen für die Zukunft entsprechend verbessert werden (vgl. Singer 1992a: 145).

Zusammenfassend lassen sich die drei erörterten Probleme als *Zustandsschätzproblem* folgendermaßen definieren:

$$y_{n,k|i} = E[y_{nk}|z^i] = \begin{cases} k = i & \textit{Filterung} \\ k < i & \textit{Glättung} \\ k > i & \textit{Prognose} \end{cases} \tag{4.58}$$

Für die sequentielle Berechnung des gefilterten Systemzustands kann auf Singer (1992a: 139f.) verwiesen werden.

4.2.5 Das Programmsystem LSDE

Die in den Abschnitten 4.2.3 und 4.2.4 vorgestellte ML-Schätzung des stochastischen Differentialgleichungsmodells mit der anschließenden Filterung, Glättung und Prognose der Systemzustände ist in dem Programmpaket LSDE (Linear Stochastic Differential Equations) von Singer (1991) realisiert worden. Das Programmpaket ist aufgeteilt in eine Reihe von SAS/IML-Modulen. Die Matrixsprache IML erlaubt es, komplexe Matrixausdrücke in einer für die Mathematik ähnlichen Form auszudrücken. Notwendige Voraussetzung für den Betrieb des Programms ist der SAS/IML-Interpreter, der Teil des Statistikprogrammpaketes SAS ist, welches auf verschiedenen Rechnerplattformen (mainframe, workstation, personal computer) implementiert werden kann.

Für die Modellspezifikation stehen die Module PAR, PARD, PARM und PARMD zur Verfügung (Singer 1991: 61). Im Modul PAR werden die Systemmatrizen A, B, Ω, Σ und μ als Funktionen des Parametervektors ϑ (vgl. Gleichung 4.45) spezifiziert und im Modul PARD die entsprechenden Ableitungen der Systemmatrizen. Im Modul PARM werden die Matrizen des Meßmodells H, D und R als Funktionen des Parametervektors φ spezifiziert.[35] Entsprechend werden im Modul PARMD die Ableitungen der Matrizen des Meßmodells spezifiziert. Bei den Ableitungen der Systemmatrizen und der Matrizen des Meßmodells handelt es sich um sogenannte McDonald/Swaminathan-Ableitungen (McDonald/Swaminathan 1973), deren Spezifikation in Singer (1991) beschrieben ist.

Für die ML-Schätzung stehen vier Module zur Verfügung. Das Modul NEWTON benutzt den Scoring-Algorithmus (vgl. Rao 1973) und ist für Differentialgleichungsmodelle ohne Meßmodell gedacht. Das Modul EM benutzt den Expectation-Maximization(EM)-Algorithmus (vgl. Dempster et al. 1977), das Modul NEWRAPH den Newton-Raphson- und das Modul BFGS den Broyden-Fletcher-Goldfarb-Shanno-Algorithmus (vgl. Dennis/Schnabel 1983), die alle zur Schätzung diskret/kontinuierlicher Zustandsraummodelle verwendet werden können. Da der EM-Algorithmus zuverlässig das Maximum der Likelihood lokalisiert, aber relativ langsam konvergiert, wird eine Kombination der Module EM und NEWRAPH bzw. BFGS empfohlen (vgl. Singer

[35] Singer (1992a: 158) unterscheidet in seiner Beschreibung der Module die Parametervektoren für die Systemmatrizen und die Matrizen des Meßmodells in ϑ und φ, bleibt aber in seinen theoretischen Ausführungen konsistent bei einem Parametervektor (ϑ).

1991: 15). Die Kalman-Filterung und die Glättung der Systemzustände $y_n(t)$ unter den gegebenen Daten $z_n(t)$ werden über das Modul GLATT1 vorgenommen. Zur Eingabe werden die Schätzungen der Parametervektoren ϑ und φ verwendet (vgl. auch die Modelle in Abschnitt 5.6). Im Programm wurde der Kalman-Filter so implementiert, daß die Gleichungen für die Systemzustände $y_n(t)$ simultan für alle Einheiten berechnet werden, während die Filterfehler nur einmal ausgewertet werden. Anschließend können die so inter- und extrapolierten Daten mit dem Modul ZEICHNE als Trajektorien graphisch dargestellt werden.[36]

Singer (1991) erläutert die Handhabung des Programms mit unterschiedlichen Beispielen aus den Wirtschaftswissenschaften (Devisenkurse), Astronomie (Sonnenfleckenaktivitäten) und der Psychologie (Seligmans Theorie der "Erlernten Hilflosigkeit", siehe auch Singer/Hautzinger 1988). Soziologische Beispiele (Einstellungen zu Gastarbeitern, Stabilität von Entfremdung) finden sich bei Bien et al. (1989, 1992), die allerdings die weiter oben angesprochene indirekte Berechnung der Differentialgleichungsparameter verwenden.

4.3 Methoden zur Handhabung fehlender Werte bei Längsschnittdaten

Fast jede Erhebung enthält Fragen, Items oder Statements, die von den Befragten nicht oder nur teilweise beantwortet werden. Verschiedene Aspekte können dafür verantwortlich sein. Beispielsweise kann der Befragte die Beantwortung schlicht vergessen haben bzw. in einem mündlichen Interview versäumte es der Interviewer, die Antwort des Befragten im Fragebogen zu vermerken. Andererseits kann der Inhalt einer Frage bzw. eines Items in Verbindung zu persönlichen, intimen Sachverhalten stehen, die der Befragte - auch bei Zusicherung des Datenschutzes - nicht preisgeben will. Eine Folge davon ist, daß den Variablen des aus der Erhebung erstellten Datensatzes durch fehlende Werte eine unterschiedliche Untersuchungsgröße zugrundeliegt. Fehlende Werte werden jeweils einer Variablenkategorie (missing value) zugeordnet, die von den Datenanalysen weitgehend ausgeschlossen werden.[37] Bei der Analyse von Paneldaten kommt erschwerend hinzu, daß durch die wiederholte Erhebung mit den gleichen Untersuchungspersonen fehlende Informationen häufiger und systematischer auftreten müssen als in Querschnittsuntersuchun-

[36] Obwohl Singer (1992a: 157) die hohe Flexibilität des Programmsystems auf Grund der individuellen Programmiermöglichkeiten betont (u. a. wird der Quellcode zur Veränderung der Module bereitgestellt), wird bei dem anwendungsorientierten empirischen Sozialforscher ein hohes formales Wissen und entsprechende Programmierkenntnisse vorausgesetzt.

[37] Es sei hier ergänzend erwähnt, daß in Fragen- und Itembatterien vielfach die Möglichkeit besteht, die Antwortkategorie "weiß nicht" zu wählen. Diese Kategorie wird üblicherweise auch zu den fehlenden Werten gezählt. Allerdings besteht hier die Möglichkeit, differenzierte Analysen für das Auftreten fehlender Werte durchzuführen.

gen (siehe den Überblick in Bailar 1989: 4f.). Trotz verschiedener Techniken, die Antwortrate über die Meßzeitpunkte aufrechtzuerhalten (vgl. Freedman et al. 1980; Freedman et al. 1990), ist in fast jeder Panelstudie ein systematischer Ausfall von Untersuchungspersonen zu verzeichnen.

Die Behandlung fehlender Werte in Paneldaten setzt zunächst voraus, daß diese spezifiziert und in voneinander unterscheidbare Arten definiert werden können. Die Strukturierung der verschiedenen Arten fehlender Werte erfolgt in Abschnitt 4.3.1. Eine weitere wichtige Voraussetzung für die Analyse ist die Kennzeichnung der verschiedenen Ursachen für das Auftreten fehlender Werte, die im Hinblick auf die inhaltliche Interpretation zu berücksichtigen sind. Eine Erörterung der Ursachen erfolgt in Abschnitt 4.3.2. Die Behandlungsmöglichkeiten fehlender Werte in Paneldaten werden abschließend in Abschnitt 4.3.3 dargestellt.

4.3.1 Arten von fehlenden Werten

Generell können fehlende Werte sowohl bei Längsschnitt- wie auch Querschnittsdaten unter Meßfehler eingeordnet werden, die auf die Auswahl der Stichprobe (sampling errors) oder auf den Prozeß der Datenerhebung (nonsampling errors) zurückzuführen ist. Während Stichprobenfehler nur sehr eingeschränkt innerhalb der Datenanalyse (z. B. durch Gewichtungen) berücksichtigt werden können, erlauben "nonsampling errors" eine statistische Behandlung während des Auswertungsprozesses. Hierbei ist eine Einteilung verschiedener Arten von fehlenden Werten unter die auf den Datenerhebungsprozeß zurückzuführenden Meßfehler hilfreich (vgl. Abbildung 4.6).

"Nonsampling errors" können zunächst nach Meßfehlern, die auf die Messung zurückzuführen sind (measurement errors), und nach fehlenden Werten, die auf fehlenden Beobachtungen beruhen (non observation errors, vgl. Kalton et al. 1989: 249), differenziert werden. "Measurement errors" lassen sich weiter unterscheiden nach "response errors" (verursacht durch Interviewerfehler, den Einfluß sozialer Erwünschtheit etc., vgl. z. B. Reinecke 1991) und nach "processing errors" (verursacht durch Übertragungsfehler bei der Dateneingabe oder Codierungsfehler). "Nonobservation errors" können entweder auf "noncoverage errors" (eine Befragung kann aufgrund der Abwesenheit der zu befragenden Person nicht durchgeführt werden, vgl. Groves 1989: 81f.) oder auf "nonresponse errors" (z. B. Verweigerung einer Befragung, vgl. Groves 1989: 133f.) basieren.

Abb. 4.6: Verschiedene Arten fehlender Werte in Paneldaten strukturiert nach einem allgemeinen Meßfehlerkonzept (nonsampling errors)

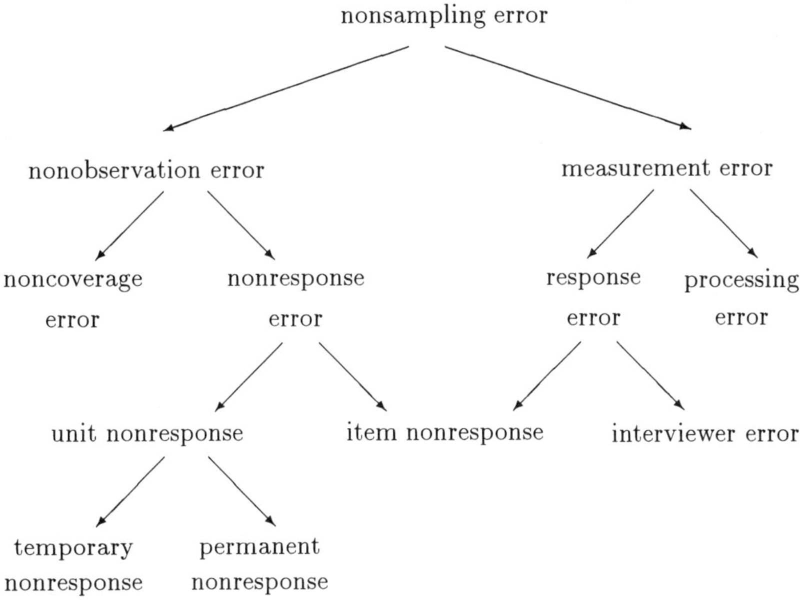

Im Mittelpunkt der Betrachtung stehen hier die "nonresponse errors". Die auf fehlende Antworten zurückzuführenden fehlenden Werte können einerseits einen gesamten Meßzeitpunkt (unit nonresponse, vgl. Groves 1989: 135f.), andererseits einzelne Items betreffen (item nonresponse, vgl. Hoag 1981: 10; Winkels/Davies 1992: 4).[38]

Während bei Querschnittsdaten der Ausfall ganzer Befragungseinheiten, z.B. durch Erhöhung der Stichprobenzahl und durch eine genaue Analyse der ausgefallenen Fälle berücksichtigt werden kann, führt dies bei Paneldaten zu erheblich größeren Problemen. Da in den folgenden Meßzeitpunkten die jeweils gleichen Personen wiederbefragt werden sollen, können komplette Ausfälle zeitweilig (temporary nonresponse) oder für den gesamten weiteren Untersuchungszeitraum (permanent nonresponse) auftreten (vgl. Abbildung 4.6). Der zeitweilige oder permanente Ausfall ganzer Untersuchungseinheiten wird bei Längsschnittuntersuchungen, die sich auf die jeweils selben Untersuchungseinheiten beziehen, als *Panelmortalität* bezeichnet (panel attrition, vgl. van de Pol 1989; Murphy 1990; Winkels/Davies 1992).[39]

---

[38] An dieser Stelle ist darauf hinzuweisen, daß die in einzelnen Items auftretenden fehlenden Werte auch in Verbindung zu Meßfehlern stehen können. Beispiele sind in Schnell (1986: 37f.) aufgeführt.

Die Höhe des Ausfalls ganzer Untersuchungseinheiten in Längsschnittstudien fällt je nach Umfang der Stichprobe, Häufigkeit der Meßwiederholung und zeitlichem Abstand zwischen den Meßzeitpunkten unterschiedlich aus (vgl. die Tabelle 4.1).[40]

Je länger der Zeitabstand zwischen den Meßzeitpunkten ist, desto stärker fällt die Panelmortalität aus. Andererseits ist die Häufigkeit der Befragungen nicht unerheblich. Die in Tabelle 4.1 aufgeführte Untersuchung zur Politik in der BRD zeigt nach zwei Jahren in etwa diegleiche Mortalitätsrate wie das Panel zur politischen Ideologie nach sechs Jahren.

Tab. 4.1: Panelmortalität in drei unterschiedlichen Panelstudien (Hoag 1981)

Studie[0]	Zeitabstand	Anzahl Interviews			kumulierte
		t_1	t_2	t_3	Panelmortalität
Arbeit	6 Monate	908	600	–	33.9%
Politik	1 Jahr	2002	1338	954	61.8%
Ideologie	6 Jahre	2307	912	–	60.5%

[0] Das Panel zum Arbeitseinkommen ist auf zwei Meßzeitpunkte angelegt und beinhaltet als Untersuchungspersonen deutsche Arbeitnehmer über 18 Jahre. Die erste Erhebung fand im Mai und Juni 1980, die zweite von November 1980 bis Januar 1981 statt.
Das Panel zur Politik in der BRD ist auf drei Meßzeitpunkte angelegt und beinhaltet als Untersuchungspersonen deutsche Staatsangehörige ab 18 Jahren. Die erste Erhebung fand im Juni 1977, die zweite im Mai/Juni 1978 und die dritte im März/April 1979 statt.
Das Panel zur politischen Ideologie ist der deutsche Teil einer Acht-Nationen-Untersuchung, die auf zwei Meßzeitpunkte angelegt ist. Untersuchungspersonen sind deutsche Staatsangehörige ab 16 Jahren. Die erste Erhebung fand von Februar bis März 1974, die zweite von Februar bis Frühsommer 1980 statt.

4.3.2 Die Ursachen der Panelmortalität

Während einerseits im Laufe der Datenerfassung und -editierung Ausfälle in nicht zu vernachlässigender Größe möglich sind (processing error, vgl. Abbil-

[39] Die Begriffe Panelmortalität (panel attrition) und Panelausfall (drop-out) werden meist synonym benutzt. Van de Pol (1989: 35) definiert "panel attrition" als die Differenz zwischen den geplanten Interviews im laufenden Meßzeitpunkt und den geplanten Interviews in folgenden Meßzeitpunkten. "Drop out" wird dagegen als die Differenz zwischen durchgeführten und geplanten Interviews im laufenden Meßzeitpunkt definiert. Danach bezieht sich "panel attrition" auf Differenzen zwischen den Meßzeitpunkten und "drop out" auf Differenzen innerhalb eines Meßzeitpunktes.

[40] Der Ausfall zum ersten Meßzeitpunkt wird als Spezialfall des permanenten Ausfalls im Panel angesehen (initial nonresponse, vgl. Kalton et al. 1989; Winkels/Davies 1992).

dung 4.6)[41], werden andererseits schon im Laufe der Datenerhebung unsystematische und systematische Ausfälle in den Kategorien der Items auftreten (item nonresponse, vgl. Abbildung 4.6) Die Besonderheit eines Paneldesigns - die mehrfache Erhebung von Informationen bei den gleichen Personen - erfordert eine genauere Betrachtung der Ausfälle ganzer Untersuchungseinheiten über den gesamten Zeitraum (unit nonresponse). Rendtel (1988) differenziert Ausfälle ganzer Untersuchungeinheiten in *natürliche* und *nicht-natürliche* Panelmortalität. Zur natürlichen Panelmortalität zählt z. B. das Versterben von Befragungspersonen oder der Umzug ins Ausland (vgl. Rendtel 1988: 38). Die hier im Mittelpunkt des Interesses stehende nicht-natürliche Panelmortalität steht dagegen im Zusammenhang mit dem eigentlichen Vorgang der Befragung. Zu den wichtigsten Gründen zählt hier die individuelle Entscheidung, nicht mehr an den Wiederholungsbefragungen teilzunehmen (Interviewverweigerung).[42]

Vier wichtige Ursachen nicht-natürlicher Panelmortalität werden von van de Pol (1989: 36) klassifiziert:[43]

1. Die Länge und der inhaltliche Aufbau des Fragebogens kann zu einer erhöhten Panelmortalität führen. Sensible Bereiche (z. B. die Einkommenssituation) und die Befragung über relativ komplexe Sachverhalte vermindern die Bereitschaft, an zukünftigen Erhebungen wieder teilzunehmen.[44]
2. Die Art der Erhebung und die Panelpflege beeinflußt die Größe der Panelmortalität. Im Unterschied zu Querschnittserhebungen muß den befragten Personen bezüglich ihrer weiteren Teilnahmebereitschaft eine hohe Aufmerksamkeit gewidmet werden (Feldpflege). Ein über die Zeit regelmäßiger persönlicher Kontakt zwischen Interviewer und Befragten kann die Ausfallraten entscheidend reduzieren.[45] So haben schriftliche Befragungen bei Panelstudien eine vergleichsweise höhere Ausfallrate als telephonische oder mündliche Befragungen.[46]

---

[41] Eine Evaluation der Ursachen der durch Erfassung und Editierung bedingten Ausfälle wird hier nicht weiter vorgenommen, da sie nicht spezifisch für Panelstudien sind, vgl. die Zusammenstellung der Ausfallursachen bei Schnell (1986: 24ff).

[42] Eine abgeschwächte Form der Interviewverweigerung besteht in der Aussage, nur bei der aktuellen Erhebung nicht teilnehmen zu wollen, beim nächsten Mal aber wieder zur Verfügung zu stehen, vgl. Rendtel (1988: 39).

[43] Andere Faktoren, wie Auftraggebereffekte (sponsorship bias), Anonymitätszusicherungen (confidentiality) sollen hier nicht weiter erörtert werden, vgl. hierzu Murphy (1990: 151).

[44] Die Verweigerung von Einkommensangaben ist im sozioökonomischen Panel (vgl. Hanefeld 1987) ein Indikator für eine deutlich geringere Teilnahmebereitschaft in der folgenden Erhebung, vgl. Rendtel (1988: 57).

[45] Ein Interviewerwechsel ist ein generelles Risiko für die Teilnahmebereitschaft am Panel. Das Risiko des Wechsels steigt mit der Anzahl der Meßzeitpunkte, vgl. Rendtel (1988: 58).

[46] Signifikante Unterschiede in den Ausfallraten bei schriftlichen, telephonischen und mündlichen Befragungen werden in methodologischen Untersuchungen immer wieder belegt, vgl. de Leeuw (1992: 27f.).

3. Die Häufigkeit des Kontakts kann die Größe der Panelmortalität beeinflussen. Kontakthäufigkeit ist verbunden mit der Anzahl der Meßzeitpunkte. Können andere Auswahlfaktoren (z. B. die Mobilität der Untersuchungspersonen) kontrolliert werden, führen häufige Befragungsversuche zu einer abnehmenden Teilnahmebereitschaft. Allerdings ist dieser Zusammenhang nicht linear. Hansen (1982: 119) zeigt an verschiedenen Beispielen, daß von der ersten zur zweiten Welle bzw. in der Anfangsperiode einer Panelstudie die Mortalitätsrate am höchsten ist und in den folgenden Wellen abnimmt. Dieser Zusammenhang muß unter Berücksichtigung der Erhebungsmethode und der Panelpflege beachtet werden. Sind die Untersuchungseinheiten Haushalte und nicht Personen, so kann eine weniger restriktive Handhabung des Ausfallmechanismus in den folgenden Wellen die Mobilitätsrate verringern. [47]
4. Eine monotone Befragungsstrategie kann zu einer erhöhten Panelmortalität führen. Werden Personen während eines Meßzeitpunktes nicht angetroffen (z. B. wegen Urlaub, Krankheit), wird die Teilnahmebereitschaft in folgenden Meßzeitpunkten oft nicht überprüft. Diese Überprüfung würde zwar einerseits die Antwortrate erhöhen, andererseits sind Aussagen auf Grund der nach Panelwellen unterschiedlichen Antwortraten mit nicht-monotonen Ausfällen[48] letztendlich nur für bestimmte Subgruppen möglich.

Insbesondere mit größeren Panelstudien ist versucht worden, die auf Panelmortalität zurückzuführenden Ausfälle mit soziodemographischen Merkmalen in Verbindung zu bringen. Da in der Ausgangserhebung die dafür notwendigen Angaben vorliegen, ist eine genaue Untersuchung dieser Zusammenhänge für die folgenden Meßzeitpunkte möglich. Die Zusammenstellung bei van de Pol (1989: 39) zeigt, daß Befragte aus größeren Städten, Frauen, ältere Leute, Befragte mit geringem Einkommen und geringem Bildungsniveau, die Zugehörigkeit zur unteren sozialen Schicht und Einpersonenhaushalte in den Panelmortalitätsraten überrepräsentiert sind.[49] Mit Hilfe eines Logitmodells hat Rendtel (1988: 57) die Ausfallrate im sozioökonomischen Panel für die zweite und dritte Welle geschätzt.[50] Statistisch bedeutsam für die Schätzung war das Alter der Befragten, die fehlende Angabe beim Haushaltseinkommen, der Wechsel des Interviewers und der Interaktionseffekt zwischen Alter und Interviewerwechsel.

Um die natürliche und nicht-natürliche Panelmortalität schon während der Laufzeit der Studie begrenzen zu können, wird ab dem zweiten Meßzeitpunkt eine Neuaufnahme von Untersuchungseinheiten empfohlen (vgl. Han-

---

47 Im soziökonomischen Panel verzeichnet die erste Welle einen Ausfall von 40% der Bruttostichprobe. In den folgenden Wellen werden Haushalte, in denen einzelne Mitglieder die Befragung verweigern, nicht als Ausfall gewertet (vgl. Hanefeld 1984: 401).

48 Nicht-monoton bedeutet, daß der Paneldatensatz sowohl temporäre als auch permanente Ausfälle enthält. Monotone Ausfälle im Paneldatensatz sind immer permanent.

49 Die Analyse basiert auf sieben unterschiedlichen Panelstudien.

50 Ausfälle beziehen sich hierbei auf Personen und nicht auf Haushalte.

sen 1982: 111). Sind Untersuchungseinheiten Einzelpersonen, so stehen sich Vor- und Nachteile der Neuaufnahme gleichwertig gegenüber. Sie reduziert die Panelmortalität und gewährleistet den repräsentativen Charakter der Untersuchungsergebnisse, insbesondere den repräsentativen Querschnitt der einzelnen Panelwelle. Aussagen über den Befragungszeitraum können sich allerdings nur auf Substichproben des Panels beziehen, d. h. auf Personen, die an allen Panelwellen teilgenommen haben. Mit der Neuaufnahme von Untersuchungspersonen wächst über den gesamten Zeitraum der Anteil von Personen mit unvollständigen Daten. Bei Haushaltsuntersuchungen wie dem sozioökonomischen Panel ist eine Neuaufnahme von Haushalten aus inhaltlichen Gründen notwendig. Da über Generationen neue Haushalte entstehen und alte aufgelöst werden, können Entwicklungsverläufe nur unter Berücksichtigung der Dynamik dieser Stichprobe analysiert werden (vgl. Hanefeld 1987).

4.3.3 Die Behandlungsmöglichkeiten

Im folgenden Abschnitt werden verschiedene Methoden zur Behandlung fehlender Werte vorgestellt. Eine Auswahl aus den vielfältigen speziellen Behandlungsmöglichkeiten[51] kann zunächst nach ihrer Relevanz für Paneldaten und nach ihrer Realisierung in statistischen Programmpaketen, einzelnen Programmen oder Programmroutinen getroffen werden. Eine erste Gliederung führt zu drei Strategien der Behandlung fehlender Werte (vgl. Little/Su 1989: 402):

1. Fehlende Werte werden durch geeignete Schätzer ersetzt und die empirisch vorhandenen Informationen so ergänzt, daß ein kompletter Datensatz vorliegt (impute missing values).
2. Die empirischen Informationen (Daten) werden mit fehlenden Werten analysiert, wobei unterschiedliche Strategien existieren, die fehlenden Daten zu verarbeiten (incomplete data analysis).
3. Die Untersuchungseinheiten mit fehlenden Werten werden aus dem Datensatz entfernt und die komplett vorliegenden Daten so gewichtet, daß sie die Ausfälle kompensieren (weighted data analysis).

Die zuletzt genannte Möglichkeit wird hier nicht weiter erörtert. Sie ist nur dann praktikabel, wenn die Daten einen monotonen Panelausfall für ganze Untersuchungseinheiten aufweisen (unit nonresponse), gleichzeitig aber die vorhandenen Informationen in den einzelnen Panelwellen komplett sind (d. h. kein item nonresponse auftritt). Diese Art von Datenstruktur ist für sozialwissenschaftliche Studien wenig realistisch. Darüber hinaus erweisen sich Gewichtungen nur bei der Berechnung univariater Statistiken als angemessen (vgl. Schnell 1986: 83; Schnell 1993).[52] Die Beschränkung auf die beschrei-

---

51 Für einen Überblick vgl. Little/Rubin (1987) und Rubin (1987).

52 Auf die Problematik der hohen Varianzen von gewichteten Schätzern weisen beispielweise Little/Schenker (1995: 47) hin.

bende Statistik von Paneldaten wird hier insbesondere im Hinblick auf die modellhafte Überprüfung theoretischer Aussagen als unzureichend erachtet.

Die weiteren Ausführungen beziehen sich daher auf die ersten beiden Möglichkeiten. Tabelle 4.2 zeigt eine Übersicht über die Methoden zur Behandlung fehlender Werte in Paneldaten, die vom Auschluß fehlender Werte bis zur Parameterschätzung (Maximum-Likelihood-Schätzungen) reichen.

Tab. 4.2: Übersicht über Methoden zur Behandlung fehlender Werte bei Paneldaten

Methode	Vorteile	Nachteile	Vor.	Progr.
Fallweiser Ausschluß	Erzeugt konsistente Matrizen	Drastische Reduktion des Datensatzes	MCAR	BMDP SPSS SAS
Paarweiser Ausschluß	Benutzt alle verfügbaren Werte	Inkonsistente Varianz/Kovarianzmatrizen möglich	MCAR	BMDP SPSS SAS
Ersetzung durch Mittelwerte	Einfache Handhabung	Verringert die Varianz, abnorme Werte in den Kovarianzen möglich	MAR	BMDP SPSS
Regressionsschätzungen	Prädiktion über die Meßzeitpunkte möglich	Begrenzte Anzahl von Regressoren einsetzbar	MAR	BMDP
Maximum-Likelihood-Schätzungen	Benutzt die gesamte prädiktive Information der Variablen	Programmieraufwand, ggf. monotone Panelausfälle erforderlich	MAR (ggf.)	BMDP IML EMCOV LEM

MCAR = Missing completely at random

MAR = Missing at random (zur Erläuterung, siehe den Text)

In der letzten Spalte sind die drei bekanntesten statistischen Programmpakete (SPSS, SAS, BMDP) aufgeführt. IML ist die Bezeichnung für die am Ende des Abschnitts aufgelistete Programmroutine, EMCOV (vgl. Graham/Hofer 1993) und LEM (vgl. Vermunt 1993) sind Einzelprogramme.

Eine wesentliche Voraussetzung zur Behandlung fehlender Werte ist ihre Unabhängigkeit von der empirischen Verteilung der Variablen einer Datenmatrix. Mit Hilfe zweier Variablen x und y (die Variable x ist in ihrer empirischen Verteilung vollständig, die Variable y hat fehlende Werte) lassen sich die Prozesse klassifizieren, die zu den fehlenden Werten führen (vgl. Little/Rubin 1987: 14ff; Little/Su 1989: 403ff):

1. Hängt die Wahrscheinlichkeit einer Antwort weder von der Variablen x noch von der Variablen y ab, dann sind beobachtete und fehlende Werte zufällig verteilt. In diesem Fall werden fehlende Werte als "missing completely at random" (im folgenden abgekürzt MCAR) bezeichnet und der Prozeß, der zu den fehlenden Werten führt, kann "ignoriert" werden. Die zufällige Verteilung beobachteter Werte wird als "observed at random" bezeichnet. Das

gemeinsame Vorliegen von "missing at random" und "observed at random" ist "missing completely at random" (vgl. auch Marini et al. (1980: 316).

2. Hängt die Wahrscheinlichkeit einer Antwort von der Variablen x aber nicht von der Variablen y ab, dann sind die beobachteten Werte nicht zufällig, die fehlenden Werte aber zufällig verteilt. In diesem Fall werden fehlende Werte als "missing at random" (im folgenden abgekürzt MAR) bezeichnet.[53] Der Prozeß, der zu den fehlenden Werten führt, kann auch hier ignoriert werden.[54]
3. Hängt die Wahrscheinlichkeit einer Antwort sowohl von der Variablen x als auch von der Variablen y ab, dann sind weder beobachtete noch fehlende Werte zufällig verteilt. In diesem Fall werden fehlende Werte als "nonrandomly missing data" bezeichnet. Der Prozeß, der zu den fehlenden Werten führt, kann hier nicht ignoriert werden.[55]

Aus Tabelle 4.2 wird ersichtlich, daß die einfachsten Methoden zur Handhabung fehlender Werte die restriktivste Bedingung (MCAR) an die fehlenden Werte voraussetzen, während elaboriertere Methoden weniger restriktive Anforderungen (MAR) stellen. Im folgenden Abschnitt 4.3.3.1 wird zunächst vergleichsweise der fallweise und paarweise Ausschluß fehlender Werte diskutiert. Diese beiden Verfahren kennzeichnen die am häufigsten benutzte Behandlungsmöglichkeit in der statistischen Datenanalyse. Die Mittelwertsersetzung ist das einfachste Verfahren, die zugrundeliegenden Daten zu komplettieren. Sie führt aber immer zu systematischen Unterschätzungen der Werte in der auf die komplettierten Daten basierenden Varianz/Kovarianzmatrix (vgl. Little/Rubin 1987: 44). Für das Regressionsverfahren (vgl. Buck's method in Little/Rubin 1987: 45) gilt im Prinzip ähnliches. Im einfachsten Fall wird eine Regression zwischen zwei Variablen x und y auf der Basis vollständiger Fälle berechnet. Fehlen Werte in x, werden diese auf die Regressionsgerade mit y als abhängige, vollständig erhobene Variable "imputiert". Fehlen Werte in y, wird die Imputation auf die Regressionsgerade mit x als abhängige, vollständig erhobene Variable vorgenommen. Die daraus zu berechnenden Mittelwerte sind zwar unter der Normalverteilungsannahme gute Schätzer, die Varianz/Kovarianzmatrix weist aber ähnliche Unterschätzungen auf wie im einfachen Verfahren der Mittelwertsersetzung. Auf Grund des begrenzten Verwendungswertes der durch Mittelwertsersetzung oder Regressionsverfahren ermittelten Varianz/Kovarianzmatrizen für die Längsschnittdatenanalyse wird auf beide Techniken im weiteren nicht näher eingegangen. Die Entwick-

---

[53] Zur mathematischen Definition von "missing at random", vgl. Rubin (1987: 53ff).

[54] Little/Rubin (1987: 15) sprechen in diesem Zusammenhang von "ignoring the missing-data mechanism", vgl. auch Little (1983a).

[55] Statistische Modelle, die den Mechanismus fehlender Werte berücksichtigen, diskutieren Little (1983b) und Little/Rubin (1987: 218ff). Graham/Donaldson (1993: 120) unterscheiden den Ausfallmechanismus nach der Verfügbarkeit, d. h. nach der statistischen Modellierbarkeit in den einzelnen Studien (accessible and inaccessible missing data mechanism).

lung elaborierter Techniken zur Schätzung von Varianz/Kovarianzmatrizen stützt sich auf die in den einzelnen Panelwellen vorhandenen Informationen, ohne Ersetzungen (Imputationen) vorzunehmen. Hierbei werden Mittelwerte, Varianzen und Kovarianzen aus allen Panelwellen unter Berücksichtigung des unterschiedlichen (d. h. in der Regel abnehmenden) Stichprobenumfangs geschätzt (vgl. Marini et al. 1980). Dieses nicht-iterative Maximum-Likelihood(ML)-Schätzverfahren ist für kontinuierliche Paneldaten geeignet und ein Spezialfall des EM-Algorithmus (Dempster et al. 1977). In Abschnitt 4.3.3.2 werden einige dieser elaborierten Techniken mit Schwerpunkt auf den nicht-iterativen Schätzalgorithmus erörtert. Da dieses von Marini et al. (1980) entwickelte Verfahren in den üblichen Statistikprogrammpaketen nicht enthalten ist, haben Engel/Reinecke (1994: 280f.) - basierend auf den Arbeiten von Rovine/Delaney (1990) und Rovine/von Eye (1991) - eine IML-Routine zur ML-Schätzung des Mittelwertsvektors und der Varianz/Kovarianzmatrizen unter Berücksichtigung der Panelmortalität weiterentwickelt (vgl. das Programmlisting im Anhang 2), die eine Behandlung von ML-Schätzungen für Paneldaten auf kontinuierlichem Meßniveau erlaubt.[56]

4.3.3.1 Fallweiser und paarweiser Ausschluß fehlender Werte

Die einfachste Möglichkeit der Behandlung fehlender Werte ist der Ausschluß aller Fälle, in denen mindestens ein fehlender Wert in den zu untersuchenden Variablen vorliegt (listwise deletion of missing data, im folgenden abgekürzt LISTWISE).[57] Die durch die Panelmortalität bedingte Datenreduktion wird bei diesem Vorgehen noch weiter verstärkt, so daß Analysen und die daraus resultierenden Aussagen auf einer reduzierten und unter Umständen nicht mehr repräsentativen Datenmatrix basieren.

Eine andere Möglichkeit besteht in der Berechnung bedingter Mittelwerte und Varianzen bei paarweiser Berechnung der Kovarianzen. Diese Berechnung wird für jedes Variablenpaar durchgeführt und als paarweiser Ausschluß von fehlenden Werten bezeichnet (pairwise deletion of missing data, im folgenden abgekürzt PAIRWISE). Es werden nur die Fälle aus der Analyse ausgeschlossen, in denen keine gültigen Werte in den zu untersuchenden Variablen vorkommen. Gegenüber LISTWISE werden die Informationen der Datenbasis besser ausgenutzt und die Untersuchungsgröße weniger stark reduziert. Allerdings können bei hohem Anteil fehlender Werte und niedrigen Fallzahlen die nach PAIRWISE berechneten Korrelationsmatrizen nicht mehr positiv semidefinit sein.[58] Ohne Gewichtung der Variablen oder Glätten der Korrelationsmatrix (z. B. durch Ridge-Koeffizienten, vgl. die Möglichkeiten im Programm

[56] Techniken für Paneldaten auf diskretem Meßniveau werden hier nicht weiter erörtert, da diese im empirischen Teil dieser Arbeit nicht angewendet werden. Einen Überblick über diese Techniken geben Engel/Reinecke (1994: 285f.).

[57] Im Programm 8D des Statistikprogrammpaketes BMDP wird diese Möglichkeit COMPLETE genannt, vgl. Dixon (1988: 679ff).

[58] Wenn x ein $M \times 1$-Vektor ungleich 0 ist, und A eine quadratische, symmetrische Matrix

AM von BMDP) ist eine weitere Verwendung dieser Matrix (z. B. zum Test von Pfad- und Strukturgleichungsmodellen) nicht möglich.

Zwei weitere Verfahren, die allerdings nur im Statistikprogrammpaket BMDP[59] implementiert sind, können als Varianten des paarweisen Ausschlusses fehlender Werte bezeichnet werden. Die eine Variante bezieht sich auf die Möglichkeit, paarweise Kovarianzen auf der Basis von Mittelwerten zu berechnen, die aus paarweisen gültigen Werten ermittelt werden. Die Varianzen werden hierbei aus allen gültigen Werten herangezogen (in BMDP als COVPAIR bezeichnet). Die andere Variante bezieht sich auf die Möglichkeit, paarweise Kovarianzen auf der Basis von Mittelwerten zu berechnen, die aus allen gültigen Werten ermittelt werden. Die Varianzen werden hierbei wiederum aus allen gültigen Werten herangezogen (in BMDP als ALLVALUE bezeichnet). Bei beiden Varianten können die berechneten Korrelationsmatrizen unter den o. a. Voraussetzungen ebenfalls nicht positiv semidefinit sein. Darüber hinaus sind Koeffizienten außerhalb des Wertebereichs möglich.

4.3.3.2 Maximum-Likelihood-Schätzungen für kontinuierliche Paneldaten

Maximum-Likelihood(ML)-Schätzungen für kontinuierliche Daten bieten sich dann an, wenn man daran interessiert ist, den Mittelwertsvektor sowie die Korrelations- bzw. Kovarianzmatrix aus den Daten mit fehlenden Werten zu schätzen. Vorausgesetzt werden multivariate Normalverteilung der Daten und Verteilung der fehlenden Werte als MAR. Die Schätzung der Korrelations- bzw. Kovarianzmatrix erfolgt über den EM-Algorithmus (Dempster et al. 1977; Little/Rubin 1987: Chap. 11; Little/Rubin 1989: 392). Für den E-Schritt (expectancy) werden die Summen und die Summen der Quadrate und Kreuzprodukte der Variablenwerte berechnet. Fehlt kein Variablenwert, differiert die Berechnung der Summen nicht von der üblichen Art und Weise. Fehlt ein Variablenwert, wird dieser mit Hilfe einer Regression unter Einschluß aller übrigen Variablen als Prädiktoren geschätzt (single imputation). Fehlen zur Berechnung der Quadratsummen und Kreuzprodukte beide Variablenwerte, werden diese ebenso geschätzt, allerdings um einen Korrekturterm ergänzt. Bei den Quadratsummen ist dieser Korrekturterm die Residualvarianz der Variablen, die durch alle anderen Variablen prädiziert wird. Bei den Kreuzprodukten ist der Korrekturterm die Residualkovarianz zwischen den beiden Variablen nach der Prädiktion durch alle anderen. Im M-Schritt (maximization) wird aus den Schätzungen für die Summen, die Quadratsummen und Kreuzprodukte der Mittelwertsvektor und Kovarianzmatrix ermittelt. In jeder

---

der Form $M \times M$, dann kann die quadratische Form von x als Skalar

$$x^{'}Ax = \sum_{i=1}^{M}\sum_{j=1}^{M} a_{ij}x_i x_j \tag{4.59}$$

definiert werden. A ist positiv semidefinit, wenn $x^{'}Ax \geq 0$ (vgl. Kmenta 1986: 741).

[59] Programm 8D, vgl. Dixon et al. (1988: 679ff).

Iteration wird die Kovarianzmatrix zur Ermittlung der Regressionskoeffizienten generiert (M-Schritt), die die fehlenden Werte prädizieren (E-Schritt). Die Iteration wird beendet, wenn die Differenz zwischen den Kovarianzmatrizen unerheblich klein wird. Solange es sich um einen ignorierbaren Ausfallmechanismus handelt, produziert der EM-Algorithmus unverzerrte ML-Schätzer für die Mittelwerte und die Varianz/Kovarianzmatrix. Das Schätzverfahren ist in BMDP enthalten (Programm AM, vgl. Dixon et al. 1988). In der vorliegenden Implementation kann aber ein nicht ignorierbarer Ausfallmechanismus, wie der durch Paneldaten verursachte, nicht berücksichtigt werden.

Eine Alternative zum EM-Algorithmus ist der multiple Gruppenvergleich des Strukturgleichungsansatzes (vgl. Abschnitt 4.1.1). Die Basisidee zur Anwendung des multiplen Gruppenvergleichs ist ähnlich zum EM-Algorithmus. Auch hier wird versucht, die Parameter aus allen zur Verfügung stehenden Informationen zu schätzen. Zunächst werden die Gruppen so definiert, daß sie die verschiedenen Muster der fehlenden Werte repräsentieren. Für die fehlenden Werte einer Variablen innerhalb der jeweiligen Gruppe werden die Faktorenladungen auf 0 und die entsprechenden Residualvarianzen auf 1 fixiert. Alle übrigen Parameter werden über die Gruppen gleichgesetzt (equality constraints) und geschätzt (vgl. Allison 1987; Muthén et al. 1987; Rovine/Delaney 1990: 52ff; Rovine 1994: 205f.). Die Parameterschätzungen sind ähnlich effizient wie die durch den EM-Algorithmus geschätzten Werte. In der Regel werden durch den multiplen Gruppenvergleich kleinere Standardfehler ermittelt (vgl. hierzu insbesondere Allison 1987). Ein weiterer Vorteil gegenüber dem EM-Algorithmus ist die Möglichkeit, das zu untersuchende Modell direkt zu testen. Demgegenüber sind auch zwei deutliche Nachteile zu verzeichnen. Die Spezifikation des Modells für den multiplen Gruppenvergleich kann äußerst aufwendig sein. In der explorativen Phase einer Untersuchung sind zumeist die kausalen Beziehungen der Variablen untereinander nicht eindeutig spezifizierbar. Desweiteren kann nicht für jedes Muster fehlender Werte eine eigene Gruppe gebildet werden. Den gruppenspezifischen Varianz/Kovarianzmatrizen müssen mehr Untersuchungspersonen zugrunde liegen, als Parameter im Modell zu schätzen sind. Ist die Bedingung nicht erfüllt, müssen die entsprechenden Matrizen von der weiteren Analyse ausgeschlossen werden. Selbst wenn für die verbleibenden Matrizen die Bedingung zutrifft, kann die Anzahl der Gruppen für die Schätzung des Modells nicht beliebig groß werden. Ansonsten läuft der Anwender Gefahr, daß der Minimierungsalgorithmus des Strukturgleichungsprogramms kein Minimum findet und/oder die Parameter nicht zu interpretieren sind.

Marini et al. (1980) haben eine nicht-iterative ML-Schätzmethode für die Mittelwerte und die Korrelations- bzw. Kovarianzmatrix entwickelt, die bei monotonen Panelausfällen, multivariater Normalverteilung und der Verteilung fehlender Werte als MAR angewendet werden kann. Bei dieser Methode werden die Kovarianzmatrizen schrittweise berechnet, wobei von den Variablen mit der höchsten Antwortquote (erster Meßzeitpunkt) ausgegangen wird. Die

Variablen des zweiten Meßzeitpunktes werden dann einer multiplen Regression mit den Variablen des ersten Meßzeitpunktes unterworfen. Darauf folgt die Berechnung einer multiplen Regression mit den Variablen des dritten Meßzeitpunktes und den Variablen des zweiten Meßzeitpunktes. Dieser Vorgang kann über beliebig viele Meßzeitpunkte fortgesetzt werden.

Tab. 4.3: Monotone Panelausfälle für drei Variablenvektoren (nach Marini et al. 1980: 326)

t_1	t_2	t_3
$x_{11} \ldots x_{p1}$	$y_{11} \ldots y_{q1}$	$z_{11} \ldots z_{r1}$
$\vdots \quad \vdots$	$\vdots \quad \vdots$	$\vdots \quad \vdots$
$x_{1n} \ldots x_{pn}$	$y_{1n} \ldots y_{qn}$	$z_{1n} \ldots z_{rn}$
		missing
$x_{1,n+1} \ldots x_{p,n+1}$	$y_{1,n+1} \ldots y_{q,n+1}$	$0 \ldots 0$
$\vdots \quad \vdots$	$\vdots \quad \vdots$	$\vdots \quad \vdots$
$x_{1,n+m} \ldots x_{p,n+m}$	$y_{1,n+m} \ldots y_{q,n+m}$	$0 \ldots 0$
	missing	*missing*
$x_{1,n+m+1} \ldots x_{p,n+m+1}$	$0 \ldots 0$	$0 \ldots 0$
$\vdots \quad \vdots$	$\vdots \quad \vdots$	$\vdots \quad \vdots$
$x_{1,n+m+k} \ldots x_{p,n+m+k}$	$0 \ldots 0$	$0 \ldots 0$

n = Anzahl der Personen, für die zu drei Meßzeitpunkten Informationen vorliegen.
m = Anzahl der Personen, für die zu den ersten beiden Meßzeitpunkten Informationen vorliegen.
k = Anzahl der Personen, für die zum ersten Meßzeitpunkt Informationen vorliegen.
missing = Die Werte des Variablenvektors sind fehlende Werte.

Das Prinzip dieses Schätzverfahrens läßt sich anhand von Variablenvektoren, gemessen in aufeinanderfolgenden Meßzeitpunkten, verdeutlichen. In dieser Darstellung gehen wir von drei Zeilenvektoren x, y und z aus, die den gleichen Set von Variablen, erhoben zu drei aufeinander folgenden Meßzeitpunkten, abbilden. Für die Variablen im Vektor x (erster Meßzeitpunkt) liegen für 100% der Stichprobe Messungen vor. Für die Variablen im Vektor y (zweiter Meßzeitpunkt) liegen für 80% und für die Variablen im Vektor z (dritter Meßzeitpunkt) liegen für 60% der Stichprobe Messungen vor. Liegt eine Messung für den dritten Meßzeitpunkt vor, dann existieren Informationen zu den davor liegenden Meßzeitpunkten. Fehlt zu einem Meßzeitpunkt eine Information, so fehlen diese Informationen auch in allen folgenden Meßzeitpunkten.

Diese Ausfälle werden als *monotone Panelausfälle* (nested pattern of missing data) bezeichnet (vgl. Marini et al. 1980: 322; Rendtel 1988). Abbildung 4.3 verdeutlicht die Struktur der Ausfälle mit Hilfe der genannten Vektoren x, y und z.

ML-Schätzungen für die Mittelwerte und die Varianz/Kovarianzmatrix der Variablen in den drei Vektoren x, y und z können auf der Basis der Gesamtstichprobe N ermittelt werden, wobei

$$N = n + m + k. \tag{4.60}$$

Wenn μ_x, μ_y und μ_z die Mittelwertsvektoren von x, y, z sind, $\sum_{xx}$, $\sum_{yy}$ und $\sum_{zz}$ die jeweiligen Matrizen der Varianzen und Kovarianzen von x, y und z sind, sowie $\sum_{xy}$, $\sum_{xz}$ und $\sum_{yz}$ die jeweilige Matrizen der Kovarianzen zwischen x und y, x und z sowie y und z, dann kann die Dichte der multivariaten Verteilung von x, y und z folgendermaßen ausgedrückt werden (vgl. Marini et al. 1980: 327):

$$n\left(x, y, z \mid \mu_x, \mu_y, \mu_z, \sum_{xx}, \sum_{yy}, \sum_{zz}, \sum_{xy}, \sum_{xz}, \sum_{yz}\right) \tag{4.61}$$

Gleichung 4.61 kann als Produkt der marginalen Dichte von x, der konditionalen Dichte von y unter der Bedingung x und der konditionalen Dichte von z unter der Bedingung von x und y umformuliert werden:[60]

$$\begin{aligned} & n\left(x, y, z \mid \mu_x, \mu_y, \mu_z, \textstyle\sum_{xx}, \sum_{yy}, \sum_{zz}, \sum_{xy}, \sum_{xz}, \sum_{yz}\right) = \\ & n\left(x \mid \mu_x, \textstyle\sum_{xx}\right)\ n\left(y \mid \nu + B_{yx}x, \textstyle\sum_{y \cdot x}\right) * \\ & n\left(z \mid \omega + B_{zx \cdot y}x + B_{zy \cdot x}y, \textstyle\sum_{z \cdot xy}\right) \end{aligned} \tag{4.62}$$

wobei ν und ω Regressionskonstanten sind, B_{yx} die Matrix der Regressionskoeffizienten von x auf y, $B_{zx \cdot y}$ die Matrix der Regressionskoeffizienten von x unter der Bedingung y auf z, $B_{zy \cdot x}$ die Matrix der Regressionskoeffizienten von y unter der Bedingung x auf z ist, und $\sum_{y \cdot x}$ bzw. $\sum_{z \cdot xy}$ die jeweiligen Varianz/Kovarianzmatrizen der Residuen. Gleichung 4.62 kann als Likelihood-Funktion umgeschrieben werden (vgl. Rovine/Delaney 1990: 63; Rovine 1994: 189):

$$L(\theta) = \prod_{i=1}^{n} n\left(x_i, y_i, z_i \mid \mu_x, \mu_y, \mu_z, \sum_{xx}, \sum_{yy}, \sum_{zz}, \sum_{xy}, \sum_{xz}, \sum_{yz}\right) \tag{4.63}$$

Da x nur unter der Bedingung des eigenen Mittelwertes und der eigenen Streuungen steht, ist der erste Teil der Likelihood allein eine Funktion von x. Dagegen steht im zweiten Teil der Likelihood y unter der Bedingung von x und kann als Regression von x auf y ausgedrückt werden:

---

60 Diese Umformulierung ist in Anderson (1957) hergeleitet. Auf mathematische Details wird hier verzichtet.

$$\nu = \mu_y \mu_x \frac{\sum_{xy}}{\sum_{xx}} \tag{4.64}$$

$$B_{yx} = \frac{\sum_{xy}}{\sum_{xx}} \tag{4.65}$$

$$\sum_{y \cdot x} = \sum_{yy} - \frac{\sum_{xy}}{\sum_{xx}} \tag{4.66}$$

Im dritten Teil der Likelihood-Schätzung wird die Regression von x unter der Bedingung y auf z und die Regression von y unter der Bedingung x auf z formalisiert:

$$\omega = \mu_z \mu_y \mu_x \frac{\sum_{yz}}{\sum_{yy}} \frac{\sum_{xz}}{\sum_{xx}} \tag{4.67}$$

$$B_{zx \cdot y} = \frac{\sum_{xz} - \sum_{xy}}{\sum_{xx}} \tag{4.68}$$

$$B_{zy \cdot x} = \frac{\sum_{yz} - \sum_{xy}}{\sum_{yy}} \tag{4.69}$$

$$\sum_{z \cdot xy} = \sum_{zz} - \left(\frac{\sum_{xz}}{\sum_{xx}} + \frac{\sum_{yz}}{\sum_{yy}}\right) \tag{4.70}$$

Nun kann die Likelihood-Funktion (Gleichung 4.63) in einzelne Produkte mit unabhängigen Parametern faktorisiert werden (vgl. Marini et al. 1980: 328):

$$\begin{aligned} L(\theta) \quad &= \left[\prod_{i=1}^{n+m+k} n\left(x_i \mid \mu_x, \textstyle\sum_{xx}\right)\right] \\ &* \left[\prod_{i=1}^{n+m} n\left(y_i \mid \nu + B_{yx} x_i, \textstyle\sum_{y \cdot x}\right)\right] \\ &\times \left[\prod_{i=1}^{n} n\left(z_i \mid \omega + B_{zx \cdot y} x_i + B_{zy \cdot x} y_i, \textstyle\sum_{z \cdot xy}\right)\right] \end{aligned} \tag{4.71}$$

ML-Schätzungen der Parameter werden hier schrittweise (nicht-iterativ) berechnet. Zuerst sind ML-Schätzer für die Parameter der Variablen des ersten Meßzeitpunktes (x) zu berechnen. Da für den ersten Meßzeitpunkt $N = n + m + k$ ist, können für μ_x der Mittelwertsvektor und für $\sum_{xx}$ die Varianz/Kovarianzmatrix der Stichprobe eingesetzt werden. Anschließend wird der zweite Term aus Gleichung 4.71 maximiert, um Schätzungen für ν, B_{yx} und $\sum_{y \cdot x}$ zu erhalten. Dies geschieht durch Regression der Variablen des ersten Meßzeitpunktes (x) auf die Variablen des zweiten Meßzeitpunktes (y) für alle $n + m$ Fälle mittels der Gleichungen 4.64, 4.65 und 4.66. Abschließend wird der dritte Term aus Gleichung 4.71 maximiert, um Schätzungen für $\omega, B_{zx \cdot y}, B_{zy \cdot x}$ und $\sum_{z \cdot xy}$ zu erhalten. Dies geschieht durch Regression der Variablen des ersten und zweiten Meßzeitpunktes (x und y) auf die Variablen des dritten Meßzeitpunktes (z) für alle n Fälle mittels der Gleichungen 4.67, 4.68, 4.69 und 4.70.

Hervorzuheben ist, daß das Schätzverfahren alle zur Verfügung stehenden Informationen nutzt, um ML-Schätzer für die Parameter der Variablen der drei Meßzeitpunkte auf der Grundlage von N Befragten zu ermitteln (vgl. Marini et al. 1980: 329). Eine praktische Anwendung kann mit Hilfe der weiter oben erwähnten IML-Routine (vgl. zum Programmlisting den Anhang 2) erfolgen, die im empirischen Teil dieser Arbeit zur Anwendung kommt (vgl. Abschnitt 5.5.3).

5 Die empirische Studie "AIDS-Prävention und Kontrazeptionsproblematik bei Jugendlichen und jungen Erwachsenen"

Die empirisch-sozialwissenschaftliche Längsschnittstudie "AIDS-Prävention und Kontrazeptionsproblematik bei Jugendlichen - Soziale Determinanten und Folgen" ist im Rahmen des Förderschwerpunktes "Sozialwissenschaftliche AIDS-Forschung" vom Bundesministerium für Forschung und Technologie (BMFT) in den Jahren 1991 bis 1993 gefördert worden. Die Studie umfaßt drei Erhebungen in Ost- und Westdeutschland basierend auf schriftlichen Befragungen, die zeitlich jeweils ein Jahr auseinanderliegen. Die zweite und dritte Erhebung wurde als Wiederholungsbefragung konzipiert, so daß Entwicklungen und Verläufe zwischen den Befragungszeiträumen erfaßt werden konnten.[1] Zwischen den beiden Erhebungszeitpunkten wurde für eine Teilstichprobe der Ausgangsbefragung eine intensive Erhebung mit Hilfe von Leitfaden-Interviews, die auf Tonband protokolliert wurden, vorgenommen (zur Konzeption dieser Erhebung, vgl. Schmidt et al. 1994: 23f.). Die inhaltlichen Zielsetzungen des Projektes lassen sich folgendermaßen skizzieren:

1. *Die Erhebung der sexuellen Verhaltensweisen Jugendlicher, soweit sie durch eine schriftliche Befragung erhoben werden können*
   Hierzu gehört die Beantwortung der Frage, ob und in welchem Umfang sich sexuelle Verhaltensweisen unter dem Aspekt der Prävention gewandelt haben. Durch die repräsentative Befragung einer breiteren Altersgruppe von Jugendlichen und jungen Erwachsenen (14-24 Jahre) lassen sich subgruppenspezifische sexuelle Verhaltensweisen miteinander vergleichen.
2. *Die allgemeinen Einstellungen zur Sexualität*
   Aus handlungstheoretischer Sicht werden die spezifischen Lebenssituationen verschiedener Gruppen von Jugendlichen und jungen Erwachsenen herangezogen.
3. *Die präventionsbezogenen Einstellungen und Verhaltensweisen der Jugendlichen und jungen Erwachsenen*
   Hierzu gehört in erster Linie der Einsatz von Kondomen zur Vermeidung einer Ansteckung durch AIDS. Desweiteren zählen hierzu auch die Strate-

[1] Förderkennzeichen der Studie: V-017-90. Die dritte Erhebung konnte mit finanzieller Unterstützung eines privaten Geldgebers durchgeführt werden. Vorwiegend deskriptive Ergebnisse sind im Bericht an das AIDS-Zentrum zusammengestellt (Schmidt et al. 1994) sowie in einem Reader (Schmidt 1997) veröffentlicht. Einen Schwerpunkt auf typologische und clusteranalytische Resultate zeigen Bardeleben et al. (1996).

gien und Techniken zur Vermeidung einer ungewollten Schwangerschaft.

4. *Die Entwicklung der jugendlichen Sexualität und der Beziehungsformen*
   Durch ein geeignetes Erhebungsdesign (Sexualbiographie) und entsprechende Auswertungsverfahren (z. B. Ereignisanalyse) lassen sich Veränderungen bezüglich der sexuellen Verhaltensweisen, der Partnerschaft und der Präventionsstrategie ermitteln.

Die in dieser Arbeit durchgeführten Analysen gehen über die inhaltlichen Zielsetzungen der Primäruntersuchung hinaus, wobei theoretische, methodische und inhaltliche Schwerpunkte voneinander unterschieden werden können:

1. Die Operationalisierung einer allgemeinen und empirisch bewährten Handlungstheorie wie der Theorie geplanten Verhaltens (TOPB) zur Erklärung des Präventionsverhaltens gegenüber AIDS und einer ungewollten Schwangerschaft
2. Die Prüfung einer konstruktvaliden Unterscheidung zwischen den Messungen der Theoriekonstrukte, zum einen bezüglich der AIDS-Prävention und zum anderen bezüglich der Schwangerschaftsverhütung
3. Die Prüfung von Wechsel und Stabilität zwischen den Konstrukten der Theorie mit Hilfe linearer Strukturgleichungsmodelle und die Entwicklung von stochastischen Differentialgleichungsmodellen zur Feststellung zeitlich-dynamischer Prozesse zwischen den Konstrukten

Zunächst soll im folgenden Abschnitt das Erhebungsdesign erörtert und die in den alten und neuen Bundesländern durchgeführte Stichprobenziehung beschrieben werden. Unterschiede in den einzelnen Erhebungswellen bezüglich Alter und Geschlecht werden hervorgehoben. Danach schließt sich ein Abschnitt über die in der Studie enthaltenen Operationalisierungen der TOPB an (vgl. Abschnitt 5.2). Diese Operationalisierungen beziehen sich zum einen auf das Präventionsverhalten gegenüber einer ungewollten Schwangerschaft und zum anderen auf das Verhalten zur Prävention von AIDS. Soziodemographische Unterschiede bezüglich einzelner Konstrukte der TOPB werden für den jeweiligen Verhaltenskontext diskutiert.

Obwohl im theoretischen Teil dieser Arbeit (siehe Kapitel 3) die TOPB für die Vorhersage von AIDS-präventiven Verhaltensweisen besprochen wurde, werden aus methodologischen Gründen beide Operationalisierungen für einen Teil der Analysen verwendet. In Abschnitt 5.3 erfolgt, für jede Erhebungswelle getrennt, die Prüfung auf Konstruktvalidität der Operationalisierungen. Danach schließen sich die "klassischen" Modelle zum Test der TOPB an, wobei die jeweiligen Beziehungen zwischen Verhaltensintention und Verhalten im Längsschnitt geprüft werden (Abschnitt 5.4). Die über mindestens zwei Zeitpunkte durchgeführte simultane Analyse der TOPB für alle Konstrukte schließt sich in Abschnitt 5.5 an. Erst hier kann das volle Ausmaß an Veränderung und Stabilität im Längsschnitt beurteilt werden. Zeitkontinuierliche Modelle, die Aussagen über eine prognostische Entwicklung erlauben, schließen den empirischen Teil dieser Arbeit ab (Abschnitt 5.6).

5.1 Auswahl der Untersuchungspersonen und Stichprobenbeschreibungen

5.1.1 Erste Erhebung

Die Grundgesamtheit für die Stichprobe der Längsschnittstudie sind Personen im Alter von 14 bis 24 Jahren mit Wohnsitz in den alten (einschließlich West-Berlin) und neuen Bundesländern (einschließlich Ost-Berlin). Die Zielpersonen wurden im Rahmen einer Großumfrage kontaktiert (Random-Route, vgl. GETAS-Methodenbericht 1992: 11f.). Für Jugendliche unter 18 Jahren wurde das Einverständnis der Eltern bzw. Erziehungsberechtigten eingeholt. Die Ausgangsstichprobe der Zielpersonen betrug N=1422 (West) bzw. N=787 (Ost). 87 (West) bzw. 41 (Ost) Zielpersonen verweigerten die Befragung, bei 103 (West) bzw. 13 (Ost) Zielpersonen gaben die Erziehungsberechtigten kein Einverständnis für die Befragung ihrer Minderjährigen. So verblieben N=1232 (West) und N=733 (Ost) befragungsbereite Personen. 190 (West) bzw. 144 (Ost) Fragebögen wurden nicht zurückgeschickt, 78 (West) bzw. 52 (Ost) Fragebögen waren leer bzw. nicht verwertbar. Realisiert und verwertbar waren somit 964 Befragungen (67,7 % Ausschöpfung) in den alten und 537 Befragungen (68,2 % Ausschöpfung) in den neuen Bundesländern. Von den 964 Befragten aus den alten Bundesländern sind 457 (47,4%) männlich und 507 (52,6%) weiblich. Von den 537 Befragten aus den neuen Bundesländern sind 218 (40,6%) männlich und 319 (59,4%) weiblich. Es wurden schriftliche Befragungen anhand eines vollstrukturierten Fragebogens (Selbstausfüllbogen) durchgeführt. In den alten Bundesländern wurden diese als "drop off" an eine Mehrthemengroßumfrage angehängt. Bestandteil der Grundgesamtheit waren auch ausländische Jugendliche. Soweit diese einen Fragebogen in deutscher Sprache beantworteten, wurden sie mit in die Stichprobe aufgenommen (vgl. GETAS-Methodenbericht 1992: 4). Die Interviewer hatten die Anweisung, den Befragten, soweit sie in die Zielgruppe fielen, das Projekt vorzustellen und um Beantwortung des Fragebogens zu bitten. Der ausgefüllte Fragebogen konnte entweder direkt an GETAS zurückgeschickt oder an den Interviewer in einem verschlossenen Umschlag abgegeben werden. In den neuen Bundesländern wurde zuerst eine Adressenvorkollektion vorgenommen. Die Interviewer übergaben den Zielpersonen eine Antwortkarte, in die Name, Adresse und die Bereitschaft, an der Befragung teilzunehmen, eingetragen werden sollte. Die Adressenvorkollektion diente der Stichprobenermittlung und -korrektur, falls es zu Verzerrungen in der Personenauswahl kam. Die Zielpersonen bekamen, je nach Geschlecht, eine Version ausgehändigt, die sich durch die geschlechtsspezifischen Formulierungen unterschied.

Die Ausfüllzeit des Fragebogens betrug entgegen der Ankündigung im Begleitschreiben von "etwa 45 Minuten" im Mittel 74,9 Minuten für Personen aus den alten Bundesländern und 93,1 Minuten für Personen aus den neuen Bundesländern. Die Befragungsbereitschaft und die für die Wiederholungsbefragungen notwendige Bereitschaft zur Adressenspeicherung (Einverständniserklärung) wurde durch den Anreiz einer Tombolaverlosung motiviert.

Der Befragungszeitraum lag zwischen dem 1. 10. 1991 und 15. 1. 1992 in den alten und zwischen dem 16. 11. 1991 und 17. 12. 1991 in den neuen Bundesländer. Zur Erhöhung der Ausschöpfungsquote wurden in allen Bundesländern insgesamt zwei Nachfaßaktionen durchgeführt.

Tab. 5.1: Altersverteilung der Zielpersonen bezüglich Ausgangsstichprobe, Ausschöpfung und realisierten Interviews in der ersten Erhebung

Alte Bundesländer						
Alter	Ausgangs-stichprobe		Aus-schöpfung	Realisierte Interviews		Amtliche Statistik
14	69	4.9%	21.7%	15	1.6%	6.9%
15	73	5.1%	19.2%	14	1.5%	7.1%
16	126	8.9%	70.6%	89	9.2%	7.0%
17	111	7.9%	63.1%	70	7.3%	7.3%
18	106	7.5%	64.2%	68	7.1%	7.5%
19	125	8.8%	78.4%	98	10.2%	8.4%
20	135	9.5%	84.4%	114	11.8%	9.5%
21	153	10.8%	75.2%	115	11.9%	10.2%
22	163	11.5%	68.1%	111	11.5%	11.4%
23	171	12.0%	68.4%	117	12.1%	12.2%
24	189	13.3%	81.0%	153	15.8%	12.7%
Gesamt	1422	100%	67.8%	964	100%	100%
Neue Bundesländer						
Alter	Ausgangs-stichprobe		Aus-schöpfung	Realisierte Interviews		Amtliche Statistik
14	71	9.0%	70.4%	50	9.3%	9.7%
15	65	8.3%	67.7%	44	8.2%	8.4%
16	86	10.9%	80.2%	69	12.8%	7.9%
17	85	10.8%	72.9%	62	11.5%	7.7%
18	55	7.0%	87.3%	48	8.9%	7.8%
19	62	7.9%	75.8%	47	8.7%	8.6%
20	76	9.7%	64.5%	49	9.1%	9.8%
21	71	9.0%	66.2%	47	8.8%	9.7%
22	72	9.1%	59.7%	43	8.0%	9.9%
23	78	9.9%	65.4%	51	9.5%	10.1%
24	66	8.4%	40.9%	27	5.0%	10.4%
Gesamt	787	100%	68.2%	537	100%	100%

Tabelle 5.1 zeigt den Vergleich der Altersjahrgänge in den alten und neuen Bundesländern. In der realisierten Stichprobe für die alten Bundesländer sind die 14-15jährigen deutlich unterrepräsentiert auf Grund der hohen Verweigerungsquote der Erziehungsberechtigten. Dagegen zeigt sich in den älteren Jahrgängen eine gewisse Überrepräsentation. In den neuen Bundesländern war die Repräsentanz genau umgekehrt: Die jüngeren Jahrgänge sind deutlich überrepräsentiert, während bei den älteren insbesondere in der Gruppe der 24jährigen eine deutliche Unterrepräsentierung erzielt wurde. Die in den alten Bundesländern aufgetretene hohe Verweigerungsquote der Eltern war in den neuen Bundesländern nicht festzustellen. Hier wurde vielfach das Einverständnis ohne vorherige Einsicht in den Fragebogen gegeben (vgl. GETAS-Methodenbericht 1992: 18).

Die Unterschiede in der Ausschöpfung bezüglich des Geschlechts sind für die alten Bundesländer gering (68.5% bei den Jungen und 67.2% bei den Mädchen). Gegenüber der amtlichen Statistik sind die realisierten Befragungen bei den Jungen leicht unterrepräsentiert (N=457, dies sind 47.4% gegenüber amtlichen 51.3%) und die Mädchen leicht überrepräsentiert (N=507, dies sind 52.6% gegenüber amtlichen 48.7%). Die geschlechtsspezifische Ausschöpfung ist in den neuen Bundesländern stark zugunsten der Mädchen verschoben (68.5% bei den Jungen und 67.2% bei den Mädchen).

5.1.2 Zweite und dritte Erhebung

Zur ursprünglichen Grundgesamtheit für die erste Erhebung zählten alle Jugendlichen im Alter zwischen 14 und 24 Jahren mit Wohnsitz in den alten (einschließlich West-Berlin) und neuen Bundesländern (einschließlich Ost-Berlin). Im Rahmen der Erstbefragung wurden die Zielpersonen gebeten, in einer schriftlichen Einverständniserklärung ihre Wiederbefragungsbereitschaft zu signalisieren. Nur von den Personen, die eine positive Einverständniserklärung abgaben, durften die Adressen gespeichert und aufbewahrt werden. Aus den alten Bundesländern lagen insgesamt N=516 Einverständniserklärungen vor, aus den neuen Bundesländern N=416. Diese N=932 befragten Personen der ersten Erhebung bildeten die Ausgangsstichprobe für die zweite Erhebung.

Als Vorbereitung für die zweite Befragung wurde im September 1992 von dem Umfrageinstitut eine Recherche zur Adressenaktualisierung durchgeführt. Bis auf 9 Adressen in den alten und 18 Adressen in den neuen Bundesländern konnte diese Aktualisierung durchgeführt werden. Zusätzlich sind durch Tod und Inhaftierung zwei weitere Ausfälle zu verzeichen, so daß die Ausgangsstichprobe für die zweite Erhebung N=903 Personen betrug (vgl. GETAS-Methodenbericht 1993: 9). Es wurde wie in der ersten Erhebung eine schriftliche Befragung anhand eines vollstrukturierten Fragebogens (Selbstausfüllbogen) durchgeführt. Der Fragebogen der ersten Erhebung wurde in Zusammenarbeit mit dem Erhebunsginstitut modifiziert und geringfügig gekürzt. Trotzdem verringerte sich die durchschnittliche Ausfüllzeit des Fragebogens gegenüber der ersten Erhebung auf 66,2 Minuten. Wie in der Erstbefragung konnte ein Unterschied zwischen alten und neuen Bundesländern verzeichnet werden. Die durchschnittliche Ausfüllzeit betrug in den alten Bundesländern 63,1 Minuten und in den neuen Bundesländern 70 Minuten.

Der Befragungszeitraum für die alten und neuen Bundesländer lag zwischen dem 1. 12. 1992 und dem 30. 3. 1993. Zur Erhöhung der Ausschöpfungsquote wurden in allen Bundesländern zwei Erinnerungsaktionen (dritte Januarwoche und zweite Märzwoche) durchgeführt. Der systematische Ausfall betrug N=146 (West) und N=107 (Ost), so daß N=360 (West) bzw. N=290 (Ost) auswertbare Befragungen erzielt werden konnten. Die Ausschöpfungsquote beträgt damit 71.1% (West) bzw. 73.3% (Ost).

Für die dritte Befragung wurden die Zielpersonen wiederum gebeten, in einer schriftlichen Einverständniserklärung ihre Wiederbefragungsbereitschaft zu geben. Aus allen Bundesländern lagen insgesamt N=561 Einverständniserklärungen vor. Bis auf 17 Personen konnten alle Adressen recherchiert werden, so daß die Ausgangsstichprobe für die dritte Erhebung N=544 Personen betrug.

Der Befragungszeitraum lag für alle Bundesländer im April und Mai 1994. Der Ausfall, bedingt durch Nichtantreffen der Befragungspersonen, Verweigerungen etc. betrug N=199. Da 5 Fragebögen nicht verwertbar waren, liegen N=162 (West) und N=178 (Ost) auswertbare Fragebögen vor. Die Ausschöpfungsquote beträgt für alle Bundesländer zusammengenommen 62.5%.

Tabelle 5.2 zeigt den Vergleich der Altersjahrgänge für die alten und neuen Bundesländer in den drei realisierten Erhebungen. In der zweiten Befragung sind die 14-15jährigen aus den alten Bundesländern wiederum deutlich unterrepräsentiert, während sich dies in der dritten Erhebung nicht wiederholt. Hier sind nun deutliche Umkehrungen der Repräsentanzen festzustellen: Die jüngeren Jahrgänge sind in den alten Bundesländern deutlich überrepräsentiert, in den neuen Bundesländern aber unterrepräsentiert.

Die Unterschiede in den realisierten Stichproben bezüglich des Geschlechts sind in den alten Bundesländern nur geringfügig. Hier ist ein leichter Abfall bei den Jungen (41.1% gegenüber 47.4% in der ersten Befragung) und ein leichter Zugang bei den Mädchen in der zweiten Erhebung (58.9% gegenüber 52.6% in der ersten Befragung) zu verzeichnen. In der dritten Erhebung ist ein starker Rückgang bei den Jungen (28.4% gegenüber 41.1% in der zweiten Befragung) und eine deutliche Zunahme bei den Mädchen (71.6% gegenüber 58.9% in der zweiten Befragung) zu verzeichnen.

Die geschlechtsspezifische Ausschöpfung ist in den neuen Bundesländern wiederum stark zugunsten der Mädchen verschoben. Dieser Effekt hat sich sogar noch verstärkt. So ist in der Stichprobenrealisierung ein starker Rückgang bei den Jungen (34.5% gegenüber 40.6% in der Erstbefragung) und eine starke Zunahme bei den Mädchen (65.5% gegenüber 59.4% in der Erstbefragung) in der zweiten Erhebung festzustellen. Demgegenüber ist in der dritten

Erhebung ein leichter Zugang bei den Jungen (39.3% gegenüber 34.5% in der zweiten Befragung) und ein leichter Rückgang bei den Mädchen (60.7% gegenüber 65.5% in der zweiten Befragung) festzustellen.

Tab. 5.2: Altersverteilung der Zielpersonen bezüglich Ausgangsstichprobe und realisierten Interviews in allen drei Erhebungen

Alte Bundesländer				
Alter in der ersten Erh.	Ausgangs-stichprobe erste Erh.	Realisierte Interviews erste Erh.	Realisierte Interviews zweite Erh.	Realisierte Interviews dritte Erh.
14	4.9%	1.6%	1.4%	11.2%
15	5.1%	1.5%	1.4%	9.9%
16	8.9%	9.2%	12.2%	11.8%
17	7.9%	7.3%	7.8%	11.2%
18	7.5%	7.1%	8.3%	8.1%
19	8.8%	10.2%	11.4%	12.4%
20	9.5%	11.8%	13.3%	9.9%
21	10.8%	11.9%	11.1%	9.3%
22	11.5%	11.5%	8.6%	4.3%
23	12.0%	12.1%	10.3%	7.5%
24	13.3%	15.8%	14.2%	4.3%
Gesamt	100%	100%	100%	100%

Neue Bundesländer				
Alter in der ersten Erh.	Ausgangs-stichprobe erste Erh.	Realisierte Interviews erste Erh.	Realisierte Interviews zweite Erh.	Realisierte Interviews dritte Erh.
14	9.0%	9.3%	10.0%	1.7%
15	8.3%	8.2%	8.0%	1.7%
16	10.9%	12.8%	12.1%	14.6%
17	10.8%	11.5%	11.7%	18.4%
18	7.0%	8.9%	7.9%	7.3%
19	7.9%	8.7%	10.7%	13.5%
20	9.7%	9.1%	10.3%	15.7%
21	9.0%	8.8%	10.0%	10.7%
22	9.1%	8.0%	5.9%	5.6%
23	9.9%	9.5%	7.9%	9.0%
24	8.4%	5.0%	4.5%	11.8%
Gesamt	100%	100%	100%	100%

Die für die folgenden Abschnitte zur Verfügung stehende Datenbasis beträgt unter Berücksichtigung der Erstbefragung N=1500 Personen, N=646 Personen, wenn Panelanalysen für zwei Zeitpunkte durchgeführt werden sollen und N=340 Personen für entsprechende Analysen über drei Zeitpunkte.

Insgesamt ist durch den sensiblen Inhalt des Fragebogens und durch die gesetzlich vorgeschriebenen Einverständniserklärungen zur Adressenspeicherung ein erheblicher Rückgang der Befragungsbereitschaft festzustellen. Zu beachten ist, daß in jeder Längsschnittuntersuchung, die eine mehrfach wiederholte Befragung von Personen in ihrem Erhebungsdesign enthält, eine hohe Panelmortalität (vgl. hierzu die Ausführungen in Abschnitt 4.3) die Repräsentativität der Daten einschränkt. Die aus den Modellüberprüfungen abzuleitenden Aussagen müssen diesen Umstand berücksichtigen.

5.2 Die Operationalisierungen der TOPB

Die in Kapitel 3 besprochene und innerhalb der AIDS-Präventionsforschung vielfach verwendete Theorie des geplanten Verhaltens (TOPB) ist in dieser Längsschnittstudie für zwei inhaltlich verwandte, aber dennoch unterschiedliche Verhaltensbereiche der Gesundheitsvorsorge überprüft worden: zum einen für den Bereich der *Schwangerschaftsverhütung* und zum anderen für den Bereich der *AIDS-Prävention*. Der folgende Abschnitt 5.2.1 behandelt zunächst die Operationalisierungen der Theorie für den Bereich der Schwangerschaftsverhütung, deren deskriptive Ergebnisse und soziodemographische Differenzen, während in Abschnitt 5.2.2 die Operationalisierungen für den Bereich der AIDS-Prävention diskutiert werden. Ein zentraler Unterschied für die Operationalisierungen ist an dieser Stelle schon hervorzuheben: während für den Bereich der Schwangerschaftsverhütung diese getrennt für die Erwartungs- und Wertkomponenten der Konstrukte der TOPB vorgenommen werden, handelt es sich bei den Operationalisierungen für den Bereich der AIDS-Prävention um "direkte" Messungen der Konstrukte.[2] Die aufgetretenen Probleme der Konstruktvalidität für die vorgesehenen Messungen werden in den jeweiligen Abschnitten diskutiert. In Abschnitt 5.2.3 werden die Ergebnisse über die Operationalisierungen der TOPB zusammengefaßt.

---

[2] Der Terminus "direkt" charakterisiert einen Verzicht auf die Trennung in die Wert- und Erwartungskomponenten, so wie es die TORA und die TOPB in den Gleichungen 3.2 und 3.3 (siehe Abschnitt 3.1) vorschreibt. Besonders in größeren Umfragen hat sich diese Verkürzung als praktikabel erwiesen, vgl. auch Kühnel (1993).

5.2.1 Die Operationalisierung der TOPB für den Bereich Schwangerschaftsverhütung

5.2.1.1 Die Deskription der Messungen

Die jeweils nach Wert- und Erwartungshaltung formulierten Items zur Messung der TOPB für den Gebrauch von Kondomen zur Schwangerschaftsverhütung hatten alle Untersuchungspersonen zu beantworten, die 16 Jahre oder älter waren. Dies ergibt für die erste Erhebung eine um 107 Personen (N=1393) und für die zweite Erhebung eine um 23 Personen (N=627) verringerte Datenbasis. In der dritten Erhebung haben alle Befragten die entsprechenden Fragen beantwortet (N=340). Gemäß dem theoretischen Modell der TOPB werden die Konstrukte Einstellung zum Verhalten, subjektive Norm, wahrgenommene Verhaltenskontrolle, Verhaltensintention und Verhalten unterschieden.

Alle folgenden Itemformulierungen sind dem Fragebogen für die weiblichen Befragten entnommen. Die relativen Häufigkeiten in den nachfolgenden Tabellen geben die Antworten der Befragten auf die jeweiligen Skalenpunkte wieder. Die jeweils erste Zeile in den Tabellen bezieht sich auf die Messung in der ersten Panelwelle (t_1, Variablenbezeichung beginnt mit einem "V"), die jeweils zweite Zeile bezieht sich auf die Messung in der zweiten Panelwelle (t_2, beginnend mit einem "F") und die jeweils dritte Zeile bezieht sich auf die Messung in der dritten Panelwelle (t_3, beginnend mit einem "G").

Einstellung zum Verhalten

Für die Messung der Einstellung zur Verwendung von Kondomen bezüglich der Schwangerschaftsverhütung stehen je drei Wert- und Erwartungsvariablen zur Verfügung. Die Variablen sind siebenstufig skaliert, wobei nur die Skalenendpunkte verbale Bezeichnungen tragen. Bei den Erwartungsvariablen wird das Ausmaß der Wahrscheinlichkeit, bei den Wertvariablen das Ausmaß der Angenehmheit sowie das Ausmaß der wahrgenommenen Belastung für das Verhütungsverhalten formuliert.

Das erste Variablenpaar (Erwartung und Wert) bezieht sich auf die Verwendung des Kondoms zur Verhütung einer Schwangerschaft (V49/F49/G55 bzw. V50/F50/G56):

V49/F49/G55: Für wie wahrscheinlich halten Sie es, daß Sie persönlich bzw. Ihr Freund/Ehepartner eine Schwangerschaft durch die Anwendung der folgenden Methoden verhüten können?
sehr unwahrscheinlich (1) ... sehr wahrscheinlich (7)

Kondom

	1	2	3	4	5	6	7
t_1	7.2%	4.5%	4.6%	10.9%	10.4%	19.9%	27.3%
t_2	8.2%	5.2%	5.5%	11.4%	12.3%	24.2%	22.8%
t_3	5.6%	4.1%	7.4%	11.8%	17.6%	23.2%	27.9%

	t_1	t_2	t_3
Fehlende Werte:	15.0%	10.4%	2.4%
Mittelwerte:	5.14	5.17	5.18
Standardabweichungen:	1.92	1.99	1.75

V50/F50/G56: Wie angenehm ist Ihnen persönlich die folgenden Methoden zur Verhütung einer Schwangerschaft?
sehr unangenehm (1) ... sehr angenehm (7)

Kondom

	1	2	3	4	5	6	7
t_1	13.2%	11.3%	9.9%	17.3%	13.2%	12.7%	5.4%
t_2	15.7%	12.8%	11.8%	15.5%	12.9%	13.7%	5.4%
t_3	14.1%	12.1%	13.5%	19.7%	15.9%	14.4%	4.1%

	t_1	t_2	t_3
Fehlende Werte:	17.1%	12.1%	6.2%
Mittelwerte:	3.79	4.01	3.76
Standardabweichungen:	1.85	2.14	1.77

Das zweite Variablenpaar bezieht sich auf die medizinischen Nebenwirkungen bei Verwendung des Kondoms zur Verhütung einer Schwangerschaft (V51/F51/G57 bzw. V52/F52/G58):

V51/F51/G57: Für wie wahrscheinlich halten Sie es, daß bei Ihnen oder Ihrem Freund/Ehepartner medizinische Nebenwirkungen bei der Anwendung der folgenden Verhütungsmethoden auftreten können?
sehr wahrscheinlich (1) ... sehr unwahrscheinlich (7)

Kondom

	1	2	3	4	5	6	7
t_1	2.6%	1.7%	2.5%	4.5%	3.5%	15.5%	53.4%
t_2	1.7%	1.1%	0.9%	2.6%	4.8%	16.9%	61.2%
t_3	2.6%	0.6%	1.8%	2.9%	4.1%	17.4%	66.8%

	t_1	t_2	t_3
Fehlende Werte:	16.4%	10.8%	3.8%
Mittelwerte:	6.16	6.50	6.37
Standardabweichungen:	1.50	1.23	1.29

V52/F52/G58: Wie sehr belastet Sie der Gedanke, daß bei Ihnen oder Ihrem Freund/Ehepartner medizinische Nebenwirkungen bei der Anwendung der folgenden Verhütungsmethoden auftreten könnten?
belastet mich sehr stark (1) ... belastet mich überhaupt nicht (7)

Kondom

	1	2	3	4	5	6	7
t_1	6.9%	7.0%	6.1%	11.1%	5.1%	9.9%	36.6%
t_2	7.7%	7.8%	4.8%	10.5%	4.8%	12.3%	38.2%
t_3	6.2%	7.1%	5.0%	13.2%	5.9%	12.6%	45.0%

	t_1	t_2	t_3
Fehlende Werte:	17.2%	14.0%	5.0%
Mittelwerte:	5.13	5.43	5.35
Standardabweichungen:	2.10	2.18	1.99

Das dritte Variablenpaar bezieht sich auf die Beeinträchtigung des Lustgefühls durch die Verwendung des Kondoms zur Verhütung einer Schwangerschaft (V53/F53/G59 bzw. V54/F54/G60):

V53/F53/G59: Für wie wahrscheinlich halten Sie es, daß die folgenden Verhütungsmethoden Ihr Lustgefühl beeinträchtigen?
sehr wahrscheinlich (1) ... sehr unwahrscheinlich (7)

Kondom

	1	2	3	4	5	6	7
t_1	17.7%	13.9%	14.6%	13.9%	9.3%	9.7%	6.8%
t_2	19.4%	15.2%	14.6%	10.9%	11.1%	10.8%	8.5%
t_3	18.5%	17.9%	12.1%	17.1%	14.1%	10.6%	6.5%

	t_1	t_2	t_3
Fehlende Werte:	14.0%	9.5%	3.2%
Mittelwerte:	3.46	3.73	3.50
Standardabweichungen:	1.91	2.17	1.81

V54/F54/G60: Wie sehr belastet Sie der Gedanke, daß bei Ihnen oder Ihrem Freund/Ehepartner eine Beeinträchtigung des Lustgefühls durch die Verwendung dieser Verhütungsmethode auftreten könnte?
belastet mich sehr stark (1) ... belastet mich überhaupt nicht (7)

Kondom

	1	2	3	4	5	6	7
t_1	12.1%	13.0%	14.6%	16.0%	7.9%	7.6%	9.9%
t_2	12.3%	15.4%	13.7%	16.5%	8.5%	9.2%	11.1%
t_3	11.8%	15.9%	14.7%	19.4%	7.6%	12.1%	12.1%

	t_1	t_2	t_3
Fehlende Werte:	18.8%	13.4%	6.5%
Mittelwerte:	3.70	4.13	3.85
Standardabweichungen:	1.91	2.21	1.93

Betrachtet man die Mittelwerte der einzelnen Messungen, so zeigt sich, daß die Befragten im Durchschnitt eine hohe Wahrscheinlichkeit äußern, daß Kondome zur Verhütung einer Schwangerschaft angewendet werden können (V49/F49/G55), daß keine medizinischen Nebenwirkungen auftreten (V51/F51/G57), daß aber auch für über 50% der Befragten eine Beeinträchtigung des Lustgefühls durch Kondome wahrscheinlich ist (V53/F53/G59).

Die Wertvariablen weisen teilweise deutlich niedrigere Mittelwerte auf. Eine Belastung durch medizinische Nebenwirkungen wird zwar mehrheitlich nicht empfunden (V52/F52/G58), dafür verteilen sich die Befragten relativ gleichmäßig über die Kategorien bezüglich der Angenehmheit des Kondoms zur Verhütung einer Schwangerschaft (V50/F50/G56) und der Belastung durch eine Beeinträchtigung des Lustgefühls (V54/F54/G60).

Subjektive Norm

Für die Messung der subjektiven Norm zur Verwendung von Kondomen bezüglich der Schwangerschaftsverhütung sind drei Gruppen von Bezugspersonen relevant: die Eltern bzw. Erziehungsberechtigten, der Arzt bzw. die Ärztin und der Partner bzw. die Partnerin. Alle Variablen sind wiederum siebenstufig skaliert. Bei den Erwartungsvariablen wird das Ausmaß der Befürwortung bzw. Ablehnung, bei den Wertvariablen das Ausmaß der Übereinstimmung mit dem Verhütungsverhalten formuliert.

Das erste Variablenpaar (Erwartung und Wert) bezieht sich auf die Eltern bzw. Erziehungsberechtigten (V55/F55/G61 bzw. V58/F58/G64):

V55/F55/G61: Glauben Sie, daß Ihre Eltern bzw. Erziehungsberechtigten befürworten, daß Sie und Ihr Freund/Ehepartner die folgenden Verhütungsmethoden anwenden oder sind sie eher dagegen?
sind sehr dagegen (1) ... befürworten das sehr (7)

Verwendung von Kondomen

	1	2	3	4	5	6	7
t_1	1.9%	2.0%	2.9%	7.6%	6.7%	13.3%	36.5%
t_2	1.8%	2.2%	2.5%	8.0%	5.4%	14.3%	35.5%
t_3	1.2%	2.4%	3.5%	9.1%	7.9%	12.4%	42.1%

	t_1	t_2	t_3
Fehlende Werte:	29.1%	30.3%	21.5%
Mittelwerte:	5.84	6.41	5.87
Standardabweichungen:	1.58	1.66	1.53

V58/F58/G64: Wie groß ist Ihre Bereitschaft, daß zu tun, was Ihre Eltern bzw. Erziehungsberechtigten für Sie für richtig halten?
überhaupt keine Bereitschaft (1) ... sehr große Bereitschaft (7)

	1	2	3	4	5	6	7
t_1	13.3%	12.3%	9.7%	20.8%	12.9%	11.3%	6.7%
t_2	11.8%	13.5%	10.6%	24.8%	13.5%	10.3%	6.6%
t_3	16.5%	12.4%	13.5%	23.5%	17.9%	6.5%	4.4%

	t_1	t_2	t_3
Fehlende Werte:	12.9%	8.8%	5.3%
Mittelwerte:	3.79	3.97	3.54
Standardabweichungen:	1.84	1.82	1.71

Das zweite Variablenpaar bezieht sich auf den Arzt bzw. die Ärztin (V56/F56/G62 bzw. V58/F58/G64):

V56/F56/G62: Glauben Sie, daß Ihr Arzt/Ihre Ärztin befürwortet, daß Sie und Ihr Freund/Ehepartner die folgenden Verhütungsmethoden anwenden oder ist er/sie eher dagegen?
ist sehr dagegen (1) ... befürwortet das sehr (7)

Verwendung von Kondomen

	1	2	3	4	5	6	7
t_1	0.7%	1.0%	1.5%	6.1%	4.8%	14.1%	34.4%
t_2	1.2%	2.5%	2.2%	5.2%	5.4%	13.1%	35.8%
t_3	0.6%	0.9%	2.1%	6.5%	5.0%	15.9%	42.1%

	t_1	t_2	t_3
Fehlende Werte:	37.5%	34.5%	27.1%
Mittelwerte:	6.09	6.60	6.16
Standardabweichungen:	1.32	1.58	1.28

V58/F58/G64: Wie groß ist Ihre Bereitschaft, daß zu tun, was der Arzt bzw. die Ärztin für Sie für richtig hält?
überhaupt keine Bereitschaft (1) ... sehr große Bereitschaft (7)

	1	2	3	4	5	6	7
t_1	2.0%	2.1%	2.7%	10.7%	15.1%	27.2%	28.1%
t_2	1.4%	1.4%	2.6%	10.3%	15.2%	31.4%	30.3%
t_3	2.4%	0.3%	2.6%	8.5%	16.2%	40.0%	27.4%

	t_1	t_2	t_3
Fehlende Werte:	12.3%	7.4%	2.6%
Mittelwerte:	5.61	5.79	5.73
Standardabweichungen:	1.43	1.35	1.27

Das dritte Variablenpaar bezieht sich auf den Freund bzw. Ehepartner (V57/F57/G63 bzw. V58/F58/G64):

V57/F57/G63: Glauben Sie, daß Ihr Freund/Ehepartner befürwortet, daß Sie beide beim Geschlechtsverkehr die folgenden Verhütungsmethoden anwenden sollten oder ist er eher dagegen?
ist sehr dagegen (1) ... befürwortet das sehr (7)

Verwendung von Kondomen

	1	2	3	4	5	6	7
t_1	9.8%	8.3%	6.5%	12.9%	8.6%	11.0%	17.4%
t_2	13.5%	9.4%	8.0%	11.7%	9.2%	13.4%	16.8%
t_3	11.8%	11.8%	11.5%	13.5%	11.2%	12.6%	18.5%

	t_1	t_2	t_3
Fehlende Werte:	25.4%	18.0%	9.1%
Mittelwerte:	4.41	4.74	4.24
Standardabweichungen:	2.09	2.37	2.07

V58/F58/G64: Wie groß ist Ihre Bereitschaft, daß zu tun, was der Partner bzw. die Partnerin für Sie für richtig hält?
überhaupt keine Bereitschaft (1) ... sehr große Bereitschaft (7)

	1	2	3	4	5	6	7
t_1	1.9%	2.7%	3.7%	14.3%	17.1%	26.0%	21.9%
t_2	2.5%	2.5%	5.7%	14.3%	17.5%	28.9%	22.3%
t_3	1.8%	2.4%	3.8%	13.8%	23.5%	30.9%	20.6%

	t_1	t_2	t_3
Fehlende Werte:	12.3%	6.3%	3.2%
Mittelwerte:	5.37	5.38	5.38
Standardabweichungen:	1.45	1.52	1.36

Für die Eltern bzw. Erziehungsberechtigten (V55/F55/G61) und für den Arzt bzw. die Ärztin (V56/F56/G62) wird eine hohe Befürwortung über die Verwendung von Kondomen zur Verhütung einer Schwangerschaft wahrgenommen während für den Partner bzw. die Partnerin (V57/F57/G63) deutlich niedrigere Mittelwerte zu verzeichnen sind.

Die Wertvariablen zeigen den Grad der Übereinstimmung zwischen befragter Person und Bezugsperson an. Hierbei läßt sich aus den Verteilungen feststellen, daß der Grad der Übereinstimmung für den Arzt bzw. die Ärztin am größten und der für die Eltern bzw. Erziehungsberechtigten am niedrigsten ist (V58/F58/G64).

Wahrgenommene Verhaltenskontrolle

Für die Messung der wahrgenommenen Verhaltenskontrolle ist je eine Erwartungs- und Wertvariable operationalisiert worden, die zum einen das Ausmaß der Wahrscheinlichkeit, ein Kondom richtig anwenden zu können, erfaßt (V47/F47/G52) und zum anderen das Ausmaß der Schwierigkeit bei der Anwendung mißt (V59/F59/G65):

V47/F47/G52: Für wie wahrscheinlich halten Sie es, daß Sie gegenwärtig in der Lage sind, folgende Verhütungsmethoden richtig anzuwenden bzw. deren Anwendung zu erreichen?
sehr unwahrscheinlich (1) ... sehr wahrscheinlich (7)

mein Freund/Ehepartner ein Kondom richtig benutzt

	1	2	3	4	5	6	7
t_1	5.2%	2.5%	1.9%	5.6%	7.1%	17.7%	39.2%
t_2	4.6%	2.5%	2.3%	4.9%	8.6%	22.9%	38.0%
t_3	3.8%	1.8%	2.4%	5.6%	6.8%	22.1%	53.5%

	t_1	t_2	t_3
Fehlende Werte:	20.8%	16.1%	4.1%
Mittelwerte:	5.74	5.76	6.02
Standardabweichungen:	1.78	1.68	1.54

V59/F59/G65: Für wie schwierig halten Sie die Anwendung dieser Verhütungsmethoden für sich selbst bzw. für Ihren Freund/Ehepartner?
sehr schwierig (1) ... überhaupt nicht schwierig (7)

Kondom

	1	2	3	4	5	6	7
t_1	3.1%	5.3%	8.3%	11.7%	14.4%	18.9%	22.9%
t_2	4.3%	6.0%	9.7%	12.8%	14.8%	19.8%	21.4%
t_3	2.9%	5.0%	7.6%	10.3%	15.0%	24.4%	30.9%

	t_1	t_2	t_3
Fehlende Werte:	25.4%	11.2%	3.8%
Mittelwerte:	5.10	4.95	5.35
Standardabweichungen:	1.73	1.78	1.67

Sowohl für die Erwartungs- als auch für die Wertvariable ist über die Zeit eine steigende Tendenz festzustellen, daß die Befragten überwiegend eine richtige Anwendung des Kondoms erreichen (V47/F47/G52) bzw. Schwierigkeiten mit der Anwendung überwinden (V59/F59/G65). Bei der zuletzt genannten Variablen zeigt sich aber auch, daß im dritten Jahr der Befragung immerhin noch 15.5% der Befragten Schwierigkeiten bei der Kondomanwendung angeben.[3]

[3] Der Wert resultiert aus der Addition der ersten drei Skalenpunkte der Variablen G65.

Verhaltensintention und Verhalten

Die Verhaltensintention wird durch eine Erwartungsvariable operationalisiert, die das Ausmaß der Wahrscheinlichkeit, ein Kondom in Zukunft zu benutzen, erfaßt (V48/F48/G54). Auch hier ist eine siebenstufige Skala verwendet worden. Die Messung des Verhaltens in der zweiten und dritten Erhebung erfolgte durch die Frage nach der Verwendungshäufigkeit des Kondoms in den letzten 6 Monaten (F48/G54) und der zum jeweiligen Befragungszeitpunkt gegenwärtigen Kondomverwendung (F39/G35):[4]

V48/F48/G54: Wie wahrscheinlich ist es, daß Sie bzw. Ihr Freund/Ehepartner in den nächsten ein bis zwei Jahren folgende Verhütungsmethoden anwenden?
sehr unwahrscheinlich (1) ... sehr wahrscheinlich (7)

mein Freund/Ehepartner ein Kondom benutzt

	1	2	3	4	5	6	7
t_1	14.9%	7.1%	5.3%	8.1%	6.6%	12.7%	25.9%
t_2	18.8%	12.5%	3.1%	7.7%	6.5%	12.5%	25.4%
t_3	16.2%	8.8%	8.2%	11.5%	10.9%	14.1%	26.8%

	t_1	t_2	t_3
Fehlende Werte:	19.4%	13.6%	3.5%
Mittelwerte:	4.56	4.61	4.47
Standardabweichungen:	2.32	2.54	2.23

F35/G34: Bitte kreisen Sie einmal an, ob diese Praktiken bei Ihnen in den letzten 6 Monaten vorkamen oder nicht vorkamen.

Einführen des Penis in die Scheide mit Kondom

	0	1	2	3	4
	0 - mal	1-5 mal	6-20 mal	21-50 mal	mehr als 50 mal
t_2	41.1%	17.4%	18.8%	4.2%	1.4%
t_3	46.8%	19.7%	9.7%	5.3%	2.1%

	t_2	t_3
Fehlende Werte:	25.3%	16.4%
Mittelwert:	0.76	0.76
Standardabweichung:	1.01	1.05

[4] Auch für die erste Erhebung liegen Messungen der Verhaltensvariablen vor, die aber für das Modell der TOPB nicht verwendet werden können, da die Beziehung zwischen Verhaltensintention und Verhalten einen zeitlichen Abstand voraussetzt, vgl. die Ausführungen in Kapitel 3, Abschnitt 3.1.2.

F39/G35: Verwenden Sie oder Ihr Freund/Ehepartner gegenwärtig ein Verhütungsmittel und falls ja, welches?
nein, verwende gegenwärtig nicht (1), ja, verwende gegenwärtig (2)

Kondom

	1	2
t_2	78.9%	18.6%
t_3	66.5%	20.6%

	t_2	t_3
Fehlende Werte:	2.5%	12.9%

Für die Verhaltensintention (V48/F48/G54) sind in allen drei Erhebungen bimodale Verteilungen zu verzeichnen. Zwar überwiegt die Wahrscheinlichkeit, Kondome zur Schwangerschaftsverhütung zu verwenden (zwischen 25.9% und 26.8% im Skalenpunkt 7), dennoch sind die Häufigkeiten am anderen Ende der Skala nicht unerheblich (zwischen 14.9% und 18.8% im Skalenpunkt 1). Der Mittelwert verschiebt sich deutlich zugunsten einer hohen Wahrscheinlichkeit, wenn nur die Befragten berücksichtigt werden, die keine Antibabypille zur Schwangerschaftsverhütung verwenden.

Auch bei den Verhaltensmessungen zeigt sich, daß zwischen 41.1% und 46.8% der Befragten keine Kondome in den jeweiligen letzten 6 Monaten vor den Befragungszeitpunkten verwendet haben (F35/G34). Nur um die 20% gaben an, gegenwärtig ein Kondom zu verwenden. Auch hier wird die Quote der Kondomanwender deutlich erhöht, wenn diejenigen, die regelmäßig die Antibabypille verwenden, ausgeschlossen werden.

5.2.1.2 Soziodemographische Unterschiede

Mit den folgenden Analysen werden soziodemographische Unterschiede (Mittelwertsdifferenzen) bezüglich der gemessenen Variablen der Einstellung zum Verhalten (Att), der subjektiven Norm (Norm), der wahrgenommenen Verhaltenskontrolle (Pbc), der Verhaltensintention (Int) und des Verhaltens (Beh) vorgenommen. Außer beim Verhalten beziehen sich alle Analysen auf die Ausgangserhebung. Zur Feststellung soziodemographischer Differenzen werden das Geschlecht, das Alter und der Schulabschluß der befragten Personen herangezogen. Die Befragten sind nach dem Altersmedian zunächst in zwei Gruppen aufgeteilt worden. Die erste Gruppe, bestehend aus Befragten zwischen 14 und 20 Jahren, ist dann noch einmal medianisiert worden, um eine Aufteilung nach minderjährige und volljährige Jugendliche zu erreichen. Für die Analysen liegen demnach drei Altersgruppen, 14 bis 17jährige, 18 bis 20jährige und 21 bis 25jährige vor. Die Schulbildung berücksichtigt den Schulabschluß sowie die zum Befragungszeitpunkt besuchte Schulform, wenn noch kein Schulabschluß vorliegt. Drei Gruppen werden unterschieden:

die erste Gruppe faßt Personen ohne Abschluß, Volks- und Hauptschulabschluß zusammen (niedrige Schulbildung), die zweite Gruppe Real-, Berufs- und Fachschulabschluß (mittlere Schulbildung) und die dritte Gruppe Fachhochschulreife und Abitur (hohe Schulbildung). Tabelle 5.3 stellt die einzelnen Ergebnisse für das Konstrukt Einstellung (*Att*) zusammen.

Tab. 5.3: Soziodemographische Unterschiede für die Variablen des Konstruktes Einstellung (*Att*)

		Geschlecht		Alter			Schulbildung		
Att		Mann	Frau	14-17	18-20	21-25	n	m	h
*V*49	N	593	681	272	392	610	195	543	512
	M	5.52	4.81	5.45	5.15	4.99	4.99	5.00	5.35
	S	**.00**		**.00**			**.01**		
*V*50	N	594	649	251	384	608	193	539	488
	M	3.91	3.68	4.32	3.80	3.57	3.60	3.71	3.96
	S	**.03**		**.00**			**.02**		
*V*51	N	590	664	251	388	615	193	533	507
	M	6.16	6.16	6.19	6.09	6.20	5.99	6.04	6.38
	S	.99		.51			**.00**		
*V*52	N	589	651	261	374	605	190	526	501
	M	5.10	5.17	4.64	5.13	5.35	5.05	4.96	5.33
	S	.56		**.00**			**.02**		
*V*53	N	604	685	264	401	624	196	553	515
	M	3.49	3.43	3.95	3.36	3.32	3.40	3.43	3.53
	S	.59		**.00**			.59		
*V*54	N	577	640	253	379	585	187	516	493
	M	3.73	3.67	3.74	3.63	3.73	3.83	3.66	3.70
	S	.66		.67			.55		

N = Anzahl der Personen für die jeweilige Subgruppe
M = Mittelwerte für die jeweilige Subgruppe
S = Signifikanzniveau des jeweiligen Mittelwertvergleichs

Die Erwartung, Kondome zur Verhütung einer Schwangerschaft anzuwenden (V49) ist bei männlichen Befragten signifikant höher als bei weiblichen. Ebenso zeigen sich deutliche Alters- und Bildungsdifferenzen: Je jünger die Befragten sind oder je höher die Schulbildung ist, desto ausgeprägter ist die Wahrscheinlichkeit für die Kondombenutzung. Die korrespondierende Wertvariable (V50) weist ebenso bei allen Gruppenvariablen signifikante Differenzen auf. Männliche Befragte bewerten Kondome als angenehmer. Je jünger die Befragten sind oder je höher Ihre Schulbildung ist, desto besser die Bewertung der Kondombenutzung. Die Wahrscheinlichkeit, daß durch die Benutzung von Kondomen keine medizinischen Nebenwirkungen auftreten (V51) differiert nur nach der Schulbildung: Je höher der Bildungsgrad, desto stärker die Einschätzung über die medizinische Unbedenklichkeit des Kondoms. Die korrespondierende Wertvariable (V52) weist Differenzen beim Alter und bei der Schulbildung der Befragten auf: Je älter oder je gebildeter die befragten Personen sind, desto eher wird keine Belastung durch medizinische Nebenwirkungen bei Anwendung von Kondomen empfunden. Fast keine soziodemographischen Differenzen wurden bei den Wert- und Erwartungsvariablen gefunden, die sich auf die Beeinträchtigung des Lustgefühls beziehen. Nur für die jüngste Befragtengruppe ist eine eine Beeinträchtigung des Lustgefühls durch Kondome weniger wahrscheinlich als für die beiden anderen Altersgruppen (V53).

In der Tabelle 5.4 sind die einzelnen Ergebnisse für das Konstrukt subjektive Norm (*Norm*) zusammengestellt.

Tab. 5.4: Soziodemographische Unterschiede für die Variablen des Konstruktes subjektive Norm (*Norm*)

		Geschlecht		Alter			Schulbildung		
Norm		Mann	Frau	14-17	18-20	21-25	n	m	h
$V55$	N	495	568	245	342	476	161	461	420
	M	6.03	5.66	5.96	5.91	5.70	5.79	5.88	5.80
	S	**.00**		**.04**			.70		
$V58_1$	N	584	722	287	398	621	193	564	522
	M	3.67	3.87	4.49	3.72	3.51	4.04	3.93	3.53
	S	**.03**		**.00**			**.00**		
$V56$	N	590	664	192	285	460	152	391	376
	M	6.28	5.91	6.23	6.06	6.05	5.91	6.09	6.18
	S	.99		.25			.10		
$V58_3$	N	586	731	289	400	628	195	572	524
	M	5.33	5.83	4.64	5.13	5.35	5.56	5.67	5.53
	S	**.00**		.42			.26		
$V57$	N	513	605	221	343	554	180	478	439
	M	4.93	3.96	5.13	4.38	4.13	4.53	4.32	4.44
	S	.59		**.00**			.47		
$V58_2$	N	595	720	283	403	629	195	573	520
	M	5.84	4.99	5.45	5.33	5.36	5.64	5.39	5.24
	S	**.00**		.58			**.00**		

N = Anzahl der Personen für die jeweilige Subgruppe

M = Mittelwerte für die jeweilige Subgruppe

S = Signifikanzniveau des jeweiligen Mittelwertvergleichs

Bei den männlichen Befragten wird eine signifikant höhere Befürwortung der Eltern über die Verwendung von Kondomen zur Verhütung einer Schwangerschaft wahrgenommen (V55). Für die entsprechende Wertvariable ($V58_1$) ist allerdings die umgekehrte Tendenz festzustellen: Die Übereinstimmungsbereitschaft mit den Eltern ist bei den weiblichen Befragten größer als bei den männlichen. Je jünger die Befragten sind, desto eher wird die Befürwortung der Eltern wahrgenommen bzw. desto höher ist die Bereitschaft mit den Eltern übereinzustimmen. Auch bei niedriger Schulbildung ist diese Übereinstimmungstendenz am höchsten.

Für die Referenzperson Arzt bzw. Ärztin sind kaum soziodemographische Differenzen festzustellen. Lediglich die Übereinstimmungsbereitschaft mit dem Arzt oder der Ärztin ($V58_3$) ist bei den weiblichen Befragten signifikant höher als bei den männlichen.

Die Befürwortung des Partners bzw. der Partnerin zum Gebrauch von Kondomen (V57) differiert nach dem Alter der Befragten: Je älter die Befragten sind, desto eher wird diese Befürwortung wahrgenommen. Im Unterschied dazu werden keine signifikanten Differenzen bei der entsprechenden Wertvariablen ($V58_2$) durch das Alter, aber durch das Geschlecht und den Schulbildungsgrad ermittelt. Männliche Befragte weisen eine signifikant höhere Übereinstimmungsbereitschaft mit der Partnerin auf als weibliche und je niedriger die Schulbildung ist, desto eher ist der Befragte bereit, daß zu tun, was der Partner bzw. die Partnerin für denjenigen oder diejenige für richtig erachtet.

Tab. 5.5: Soziodemographische Unterschiede für die Variablen der Konstrukte wahrgenommene Verhaltenskontrolle (*Pbc*) und Verhaltensintention (*Int*)

		Geschlecht		Alter			Schulbildung		
Pbc		Mann	Frau	14-17	18-20	21-25	n	m	h
*V*47	N	588	600	247	370	571	186	501	476
	M	5.96	5.53	5.94	5.66	5.70	5.84	5.55	5.90
	S	**.00**		.12			**.01**		
*V*59	N	604	664	266	387	615	189	546	508
	M	5.29	4.92	5.42	5.01	5.01	5.07	5.06	5.16
	S	**.00**		**.00**			.62		
Int									
*V*48	N	570	639	258	368	583	190	521	475
	M	5.04	4.13	5.44	4.66	4.11	4.17	4.46	4.84
	S	**.00**		**.00**			**.00**		

N = Anzahl der Personen für die jeweilige Subgruppe

M = Mittelwerte für die jeweilige Subgruppe

S = Signifikanzniveau des jeweiligen Mittelwertvergleichs

Tabelle 5.5 stellt die soziodemographischen Unterschiede für die Konstrukte wahrgenommene Verhaltenskontrolle (*Pbc*) und Verhaltensintention (*Int*) zusammen.

Männliche Befragte nehmen eine signifikant höhere Verhaltenskontrolle bezüglich der Anwendung von Kondomen zur Schwangerschaftsverhütung wahr als weibliche. Dies betrifft sowohl die richtige Anwendung des Kondoms (V47) als auch die Schwierigkeiten mit der Anwendung (V59). Auch ist die Intention, in Zukunft Kondome zur Schwangerschaftsverhütung anzuwenden (V48), bei männlichen Befragten signifikant höher als bei weiblichen.

Die wahrgenommenen Schwierigkeiten bei der Kondomanwendung sind für die jüngsten Befragten (unter 18 Jahre) signifikant größer als für die älteren Befragten. Die Intention, in Zukunft Kondome zur Schwangerschaftsverhütung anzuwenden, nimmt mit zunehmenden Alter ab. Je höher die Schulbildung der Befragten ist, desto stärker ist die Verhaltensintention.

Abschließend werden für die polytomen Verhaltensmessungen aus der zweiten und dritten Erhebung (F35 und G34) Mittelwertsdifferenzen bezüglich Geschlecht und Alter geprüft. Die Ergebnisse sind in Tabelle 5.6 aufgeführt.

Tab. 5.6: Soziodemographische Unterschiede für die polytome Variable des Konstruktes Verhalten (*Beh*; zweite und dritte Erhebung)

		Geschlecht		Alter		
Beh		Mann	Frau	14-17	18-20	21-25
*F*35	N	183	303	105	163	214
	M	0.94	0.65	0.91	0.84	0.62
	S	**.00**		**.02**		
*G*34	N	95	189	82	104	97
	M	0.84	0.71	0.70	0.69	0.89
	S	.33		.34		

N = Anzahl der Personen für die jeweilige Subgruppe

M = Mittelwerte für die jeweilige Subgruppe

S = Signifikanzniveau des jeweiligen Mittelwertvergleichs

Signifikante Differenzen für die Verhaltensmessung treten nur in der zweiten Erhebung auf. Dort zeigt sich, daß männliche Befragte häufiger Kondome in den letzten 6 Monaten vor dem zweiten Befragungszeitpunkt verwendet haben (F35) als weibliche. Die Differenz bleibt zwar zum dritten Befragungszeitpunkt (G34) erhalten, verringert sich aber. Wie bei der Verhaltensintention ist die gleiche Tendenz bezüglich des Alters der Befragten festzustellen: Je jünger die Befragten sind, desto eher wird das Kondom zur Schwangerschaftsverhütung verwendet.

5.2.1.3 Die Korrelationen der Wert*Erwartungsprodukte

Nach dem formalen Modell der TOPB werden zunächst die einzelnen Wert*Erwartungsprodukte der Konstrukte Einstellung, subjektive Norm (Gleichung 3.2) und wahrgenommene Verhaltenskontrolle (Gleichung 3.3) gebildet. Dies erfolgt getrennt für die jeweiligen Erhebungen:[5]

- *Erste Panelwelle*
  - Einstellung zum Verhalten $(Att1_{t1} + Att2_{t1} + Att3_{t1})$
    - $Att1_{t1} = V49 * V50$
    - $Att2_{t1} = V51 * V52$
    - $Att3_{t1} = V53 * V54$
  - Subjektive Norm $(Norm1_{t1} + Norm2_{t1} + Norm3_{t1})$
    - $Norm1_{t1} = V55 * V58_1$
    - $Norm2_{t1} = V56 * V58_3$
    - $Norm3_{t1} = V57 * V58_2$
  - Wahrgenommene Verhaltenskontrolle (Pbc_{t1})
    - $Pbc_{t1} = V47 * V59$
  - Verhaltensintention (Int_{t1})
    - $Int_{t1} = V48$
- *Zweite Panelwelle*
  - Einstellung zum Verhalten $(Att1_{t2} + Att2_{t2} + Att3_{t2})$
    - $Att1_{t2} = F49 * F50$
    - $Att2_{t2} = F51 * F52$
    - $Att3_{t2} = F53 * F54$
  - Subjektive Norm $(Norm1_{t2} + Norm2_{t2} + Norm3_{t2})$
    - $Norm1_{t2} = F55 * F58_1$
    - $Norm2_{t2} = F56 * F58_3$
    - $Norm3_{t2} = F57 * F58_2$
  - Wahrgenommene Verhaltenskontrolle (Pbc_{t2})
    - $Pbc_{t2} = F47 * F59$
  - Verhaltensintention (Int_{t2})
    - $Int_{t2} = F48$
  - Verhalten (Beh_{t2})
    - $Beh_{t2} = F35 + F39$

[5] Die Suffixe t_1, t_2 und t_3 kennzeichnen die jeweilige Panelwelle.

- *Dritte Panelwelle*
  - Einstellung zum Verhalten ($Att1_{t3} + Att2_{t3} + Att3_{t3}$)
    - $Att1_{t3} = G55 * G56$
    - $Att2_{t3} = G57 * G58$
    - $Att3_{t3} = G59 * G60$
  - Subjektive Norm ($Norm1_{t3} + Norm2_{t3} + Norm3_{t3}$)
    - $Norm1_{t3} = G61 * G64_1$
    - $Norm2_{t3} = G62 * G64_3$
    - $Norm3_{t3} = G63 * G64_2$
  - Wahrgenommene Verhaltenskontrolle (Pbc_{t3})
    - $Pbc_{t3} = G52 * G65$
  - Verhaltensintention (Int_{t3})
    - $Int_{t3} = G54$
  - Verhalten (Beh_{t3})
    - $Beh_{t3} = G34 + G35$

Bevor gemäß den Gleichungen 3.2 und 3.3 (Abschnitt 3.1) eine Aufsummierung der einzelnen Wert∗Erwartungsprodukte durchgeführt wird, kann eine Korrelationsmatrix dieser jeweils gebildeten Produktvariablen Aufschluß über deren Konstruktvalidität geben.[6] Für jede Panelwelle ist eine entsprechende Korrelationsmatrix berechnet worden (Tabellen 5.7, 5.8 und 5.9). In Tabelle 5.7 ist erkennbar, das Konvergenz und Diskriminanz für die berechneten Produktvariablen der ersten Panelwelle in erheblichem Umfang nicht erfüllt sind. So korrelieren $Att1_{t1}$ und $Att2_{t1}$ kaum miteinander (-.04), während die Korrelationen zwischen $Att1_{t1}$ und Int_{t1} (.52) bzw. Pbc_{t1} (.59) deutlich höher sind als die höchste Interkorrelation zwischen den Einstellungsprodukten $Att2_{t1}$ und $Att3_{t1}$ (.44). Die Normprodukte sind konstruktvalider als die Einstellungsprodukte, doch auch hier findet sich die höchste Korrelation zwischen $Norm3_{t1}$ und $Att1_{t1}$ (.46).

[6] Die Konstruktvalidität wird anhand von zwei Kriterien beurteilt: *Konvergenz* (convergent validity) und *Diskriminanz* (discriminant validity). Konvergenz ist dann erfüllt, wenn verschiedene Operationalisierungen eines Konstrukts sehr ähnlich sind und aus diesem Grunde *hoch* miteinander korrelieren. Diskriminanz ist dagegen erfüllt, wenn Operationalisierungen eines Konstrukts etwas anderes messen als Operationalisierungen eines anderen Konstrukts und aus diesem Grunde *niedrig* miteinander korrelieren. Bedingungen für Konstruktvalidität sind in der klassischen Arbeit von Campbell/Fiske (1959) erörtert, eine etwas aktuelle Darstellung geben Sullivan/Feldman (1979).

Tab. 5.7: Korrelationsmatrix der Wert∗Erwartungsprodukte der Einstellung, Norm, Verhaltenskontrolle, Intention und Verhalten (erste ($t1$) und zweite ($t2$) Panelwelle)

$Att1_{t1}$	1.00								
$Att2_{t1}$	**-.04**	1.00							
$Att3_{t1}$	**.44**	**.14**	1.00						
$Norm1_{t1}$	.22	-.04	.18	1.00					
$Norm2_{t1}$	.15	.13	.09	**.44**	1.00				
$Norm3_{t1}$	.46	-.06	.31	**.40**	**.33**	1.00			
Pbc_{t1}	.52	.03	.35	.16	.22	.44	1.00		
Int_{t1}	.59	-.07	.27	.21	.19	.51	.48	1.00	
Beh_{t2}	.35	-.01	.31	.09	.01	.15	.27	.38	1.00

Die letzte Zeile der Korrelationsmatrix basiert auf N=627, die übrigen auf N=1393. Fehlende Werte sind paarweise ausgeschlossen.

Die Korrelationsmatrix der Wert∗Erwartungsprodukte für die Variablen der zweiten Panelwelle (Tabelle 5.8) zeigt ein ähnliches Ergebnis. Auch hier korreliert $Att1_{t2}$ und $Att2_{t2}$ nur wenig höher miteinander (.10) und die Korrelationen zwischen $Att1_{t2}$ und Int_{t2} (.67) bzw. Pbc_{t2} (.55) sind wiederum deutlich höher als die höchste Interkorrelation zwischen den Einstellungsprodukten $Att2_{t2}$ und $Att3_{t2}$ (.36). Nur die Normprodukte weisen höhere Interkorrelationen als in der ersten Erhebung auf. Die Stärke der Korrelation zwischen $Norm3_{t2}$ und $Att1_{t2}$ (.54) ist wiederum höher als zwei der Interkorrelationen der Normprodukte ($Norm1_{t2}$, $Norm2_{t2}$ mit $Norm3_{t2}$).

Tab. 5.8: Korrelationsmatrix der Wert∗Erwartungsprodukte der Einstellung, Norm, Verhaltenskontrolle, Intention und Verhalten (zweite ($t2$) und dritte ($t3$) Panelwelle)

$Att1_{t2}$	1.00								
$Att2_{t2}$	**.10**	1.00							
$Att3_{t2}$	**.36**	**.35**	1.00						
$Norm1_{t2}$	.37	.11	.14	1.00					
$Norm2_{t2}$	.29	.09	.11	**.57**	1.00				
$Norm3_{t2}$	.54	.16	.15	**.44**	**.42**	1.00			
Pbc_{t2}	.55	.07	.19	.21	.18	.42	1.00		
Int_{t2}	.67	.14	.23	.34	.24	.54	.46	1.00	
Beh_{t3}	.23	-.03	.08	.09	-.04	.11	.11	.26	1.00

Die letzte Zeile der Korrelationsmatrix basiert auf N=340, die übrigen auf N=627. Fehlende Werte sind paarweise ausgeschlossen.

Die Korrelationsmatrix der Wert∗Erwartungsprodukte für die Variablen der dritten Panelwelle (Tabelle 5.9) weist insgesamt niedigere Korrelationen auf als in den vergleichbaren Matrizen der ersten und zweiten Panelwelle. An der mangelnden Konstruktvalidität der Einstellung und der subjektiven Norm hat sich aber nichts geändert.

Tab. 5.9: Korrelationsmatrix der Wert*Erwartungsprodukte der Einstellung, Norm, Verhaltenskontrolle und Intention (dritte ($t3$) Panelwelle)

$Att1_{t2}$	1.00							
$Att2_{t2}$	**.09**	1.00						
$Att3_{t2}$	**.27**	**.32**	1.00					
$Norm1_{t2}$	.21	.01	.00	1.00				
$Norm2_{t2}$	.25	.02	-.01	**.46**	1.00			
$Norm3_{t2}$	.44	.10	.10	**.40**	**.34**	1.00		
Pbc_{t2}	.45	.05	.15	.07	.08	.34	1.00	
Int_{t2}	.55	.03	.23	.21	.22	.51	.35	1.00

Die Korrelationsmatrix basiert auf N=340. Fehlende Werte sind paarweise ausgeschlossen.

Nach diesen Ergebnissen ist eine weitere Analyse des Datenmaterials mit den ursprünglich vorgesehenen Operationalisierungen der TOPB zum Gebrauch des Kondoms zur Schwangerschaftsverhütung nur schwer vertretbar. Unter Rückgriff auf die Frageformulierungen und die Korrelationen der einzelnen Variablen untereinander (tabellarisch hier nicht weiter aufgeführt) kann folgendes festgehalten werden:[7]

- Die korrespondierenden Wert- und Erwartungsvariablen der Einstellung zum Verhalten korrelieren teilweise geringer miteinander als zu Variablen anderer Konstrukte, wie Intention und Verhaltenskontrolle. So hat beispielsweise die Wahrscheinlichkeit, Kondome zur Schwangerschaftsverhütung einzusetzen ($V49$), wenig mit der Angenehmheit von Kondomen ($V50$) als vielmehr mit der Wahrscheinlichkeit, diese in Zukunft ($V44$) und richtig ($V47$) anzuwenden. Ein hoher Zusammenhang wurde zwischen der Wahrscheinlichkeit, daß das Lustgefühl durch Kondome beeinträchtigt wird ($V53$) und der Angenehmheit von Kondomen ($V50$) ermittelt (.61). Beide Variablen können für die weiteren Analysen (vgl. Abschnitt 5.3) als Indikatoren der Einstellung zum Verhalten weiterverwendet werden.
- Die Wertvariablen (Übereinstimmung mit relevanten Bezugspersonen) der subjektiven Norm ($V58_1$, $V58_2$ und $V58_3$) korrelieren mit den Erwartungsvariablen nur geringfügig, ein Ergebnis, daß auch teilweise in anderen Untersuchungen aufgetreten ist (vgl. Ajzen/Fishbein 1980). Dazu liegen die

[7] Die folgenden Ausführungen nehmen nur bezug auf die Variablen der ersten Panelwelle. Die Argumentation gilt in ähnlicher Weise für die Variablen der zweiten und dritten Panelwelle.

Korrelationen zu den übrigen Variablen nahe Null. Eine weitere Verwendung der Wertvariablen ist daher nicht zu vertreten. Die Erwartungsvariablen haben zum Teil hohe Ausfallraten. So zeigt die Frage nach der Befürwortung von Kondomen durch den Arzt oder die Ärztin ($V56$) einen Ausfallanteil von 37.5% (siehe Anhang 1), gefolgt von der Befürwortung durch die Eltern ($V55$ mit 29.1%). Für die weiteren Analysen ist daher die Frage nach der Befürwortung durch den Arzt ausgeschlossen worden. Damit mindestens zwei Indikatoren für die subjektive Norm zur Verfügung stehen, wird die Befürwortung durch die Eltern ($V55$) und durch den Partner bzw. die Partnerin ($V57$) für die weiteren Analysen verwendet.

- Die Wert- und Erwartungsvariable zur Messung der wahrgenommenen Verhaltenskontrolle ($V47$ und $V59$) werden als Einzelindikatoren für die weitere Analyse verwendet. Dies gilt ebenso für die Variable zur Messung der Verhaltensintention ($V48$) und für die Variablen zur Messung des tatsächlichen Verhaltens ($F35$ und $F39$).

5.2.2 Die Operationalisierung der TOPB für den Bereich AIDS-Prävention

5.2.2.1 Die Deskription der Messungen

Die Operationalisierungen (Fragen) der TOPB für den Gebrauch von Kondomen zur AIDS-Prävention (d. h. bei neuen sexuellen Kontakten) hatten, im Unterschied zur Schwangerschaftsverhütung, alle Untersuchungspersonen zu beantworten. Die Datenbasis beträgt daher für die erste Panelwelle N=1500, für die zweite N=646 und für die dritte N=340 Personen. Gemäß dem theoretischen Modell der TOPB werden die Konstrukte Einstellung zum Verhalten, subjektive Norm, wahrgenommene Verhaltenskontrolle, Verhaltensintention und Verhalten unterschieden. Für alle Konstrukte liegen "direkte" Messungen vor, die keine Produktbildungen von Wert- und Erwartungskomponenten gemäß Gleichung 3.2 und 3.3 (Abschnitt 3.1) erfordern.

Alle folgenden Itemformulierungen sind dem Fragebogen für die weiblichen Befragten entnommen. Die relativen Häufigkeiten in den nachfolgenden Tabellen geben die Antworten der Befragten auf die jeweiligen Skalenpunkte wieder. Die jeweils erste Zeile in den Tabellen bezieht sich auf die Messung in der ersten Panelwelle (t_1, Variablenbezeichung beginnt mit einem "V"), die jeweils zweite Zeile bezieht sich auf die Messung in der zweiten Panelwelle (t_2, beginnend mit einem "F") und die jeweils dritte Zeile bezieht sich auf die Messung in der dritten Panelwelle (t_3, beginnend mit einem "G").

Einstellung zum Verhalten

Für die Messung der Einstellung zur AIDS-Prävention sind drei Items konstruiert worden, die eine positive bzw. negative Einschätzung des Kondomgebrauchs bei neuen sexuellen Kontakten erfassen sollen (V83/F76/G79). Die

Variablen sind siebenstufig skaliert, wobei nur die Skalenendpunkte verbale Bezeichnungen tragen:

V83/F76/G79: Wenn Sie an die Anwendung von Kondomen bei neuen sexuellen Kontakten denken: Halten sie die Anwendung für ...
sehr schlecht (1) ... sehr gut (7)

	1	2	3	4	5	6	7
t_1	2.1%	3.2%	3.3%	11.2%	7.7%	19.4%	51.3%
t_2	0.9%	0.9%	1.1%	2.6%	4.9%	21.5%	67.1%
t_3	0.6%	0.0%	0.0%	2.9%	3.8%	20.6%	70.9%

	t_1	t_2	t_3
Fehlende Werte:	1.7%	0.9%	1.2%
Mittelwerte:	5.88	6.46	6.59
Standardabweichungen:	1.55	1.05	0.82

sehr unangenehm (1) ... sehr angenehm (7)

	1	2	3	4	5	6	7
t_1	9.7%	12.1%	15.4%	26.4%	14.6%	9.7%	7.5%
t_2	10.0%	9.2%	9.4%	20.2%	14.9%	19.7%	14.8%
t_3	7.6%	9.4%	10.6%	20.0%	19.4%	16.8%	12.9%

	t_1	t_2	t_3
Fehlende Werte:	4.6%	1.8%	3.2%
Mittelwerte:	3.88	4.42	4.41
Standardabweichungen:	1.68	1.88	1.78

gar nicht wünschenswert (1) ... sehr wünschenswert (7)

	1	2	3	4	5	6	7
t_1	3.8%	4.0%	4.2%	12.1%	8.3%	18.3%	45.0%
t_2	2.3%	2.5%	3.1%	6.5%	8.5%	15.2%	60.5%
t_3	1.2%	2.6%	2.4%	7.9%	5.3%	15.9%	61.8%

	t_1	t_2	t_3
Fehlende Werte:	4.3%	1.5%	2.9%
Mittelwerte:	5.63	6.09	6.18
Standardabweichungen:	1.73	1.49	1.40

Kondomanwendung zur AIDS-Prävention wird überwiegend als sehr gut und sehr wünschenswert eingeschätzt. Dagegen wird die Angenehmheit des Kondoms, wie auch schon bei der Schwangerschaftsverhütung, eher skeptischer beurteilt. Die erste und dritte Messung verzeichnen geringfügige Mittelwertssteigerungen, die mit einer Abnahme der jeweiligen Standardabweichungen verbunden sind. Das Antwortverhalten der wiederholt befragten Jugendlichen und jungen Erwachsenen weist eine starke Polarisierung zugunsten einer präventionsfreundlichen Einstellung auf.

Subjektive Norm

Die subjektive Norm bezüglich eines AIDS-präventiven Sexualverhaltens ist über ein Item gemessen worden, das Teil eines in repräsentativen Erhebungen bewährten Instrumentes zur Erfassung egozentrierter Netzwerke ist (vgl. hierzu auch die Analyse von Schmidt/Wolf 1984). Die Befragten sollten jeweils für die drei engsten Freunde und Bekannte (außer dem Partner bzw. die Partnerin) deren mögliche Zustimmung bzw. Ablehnung des Kondomgebrauchs bei neuen sexuellen Kontakten angeben (V94/F91/G84):[8]

V94: Sind die Personen A, B, C für die Benutzung von Kondomen bei neuen sexuellen Kontakten?
nein (1), ja (2)

Person A		Person B		Person C	
1	2	1	2	1	2
12.7%	79.7%	14.5%	76.4%	14.5%	73.1%

	A	B	C
Fehlende Werte:	7.5%	9.1%	12.4%

F91/G84: Sind die Personen A, B, C für die Benutzung von Kondomen bei neuen sexuellen Kontakten?
ist sehr dagegen (1) ... befürwortet das sehr (7)

F91		1	2	3	4	5	6	7
t_1	A	5.2%	5.4%	3.8%	14.3%	4.6%	18.8%	43.2%
t_2	B	3.7%	5.2%	3.7%	12.8%	8.9%	18.3%	41.5%
t_3	C	4.6%	4.5%	3.5%	12.0%	10.2%	15.4%	42.6%

[8] In der ersten Panelwelle ist das betreffende Item dichotom skaliert, in der zweiten und dritten Panelwelle wurde eine siebenstufige Skala verwendet, wobei nur die Skalenendpunkte verbale Bezeichnungen tragen.

	A	B	C
Fehlende Werte:	4.6%	5.8%	7.3%
Mittelwerte:	5.48	5.54	5.54
Standardabweichungen:	1.86	1.76	1.80

G84		1	2	3	4	5	6	7
t_1	A	4.4%	4.4%	3.5%	12.1%	7.6%	18.5%	45.3%
t_2	B	6.5%	4.7%	2.9%	10.9%	8.5%	19.4%	42.4%
t_3	C	5.3%	3.5%	4.4%	13.5%	9.1%	17.6%	40.0%

	A	B	C
Fehlende Werte:	4.1%	4.7%	6.5%
Mittelwerte:	5.62	5.50	5.47
Standardabweichungen:	1.77	1.87	1.81

Für die drei engsten Freunde A, B und C wird überwiegend eine Befürwortung der Kondomanwendung zur AIDS-Prävention wahrgenommen. Die Verteilungen für die jeweiligen Personen unterscheiden sich nur unwesentlich. Es fällt allerdings auf, daß die Befragten ihre Bezugspersonen nach der Überzeugung über die Anwendung von Kondomen ordnen. So hat in allen drei Erhebungen Freund A den höchsten relativen Anteil der Befürwortungen, Freund B den zweithöchsten und Freund C den dritthöchsten Anteil.

Wahrgenommene Verhaltenskontrolle

Zur Messung der wahrgenommenen Verhaltenskontrolle über die Anwendung von Kondomen bei neuen sexuellen Kontakten sind zwei Items konstruiert worden, die sich auf die individuellen Fähigkeiten (V84/F78/G80) und die Schwierigkeiten (V85/F79/G81) bei der Kondomanwendung beziehen:

V84/F78/G80: Für wie wahrscheinlich halten Sie es, daß Sie gegenwärtig in der Lage sind, bei neuen sexuellen Kontakten Kondome richtig anzuwenden bzw. ihre richtige Anwendung zu erreichen?

sehr unwahrscheinlich (1) ... sehr wahrscheinlich (7)

	1	2	3	4	5	6	7
t_1	5.4%	5.2%	4.5%	12.5%	11.1%	23.1%	37.1%
t_2	2.2%	4.9%	4.9%	11.7%	8.9%	24.8%	41.4%
t_3	2.6%	1.5%	3.5%	10.6%	6.5%	26.2%	48.5%

	t_1	t_2	t_3
Fehlende Werte:	1.2%	1.2%	0.6%
Mittelwerte:	5.39	5.63	5.91
Standardabweichungen:	1.80	1.63	1.48

V85/F79/G81: Für wie schwierig halten Sie die Anwendung von Kondomen bei neuen sexuellen Kontakten?
für sehr schwierig (1) ... überhaupt nicht schwierig (7)

	1	2	3	4	5	6	7
t_1	4.5%	7.5%	12.1%	16.3%	12.2%	20.5%	25.6%
t_2	3.7%	8.2%	9.8%	13.7%	12.3%	22.9%	28.3%
t_3	2.4%	3.5%	10.6%	11.2%	11.2%	27.1%	33.8%

	t_1	t_2	t_3
Fehlende Werte:	1.3%	1.1%	0.3%
Mittelwerte:	4.91	5.07	5.42
Standardabweichungen:	1.82	1.80	1.64

Über die Zeit steigt der Anteil der Personen, die die richtige Anwendung von Kondomen bei neuen sexuellen Kontakten für sehr wahrscheinlich halten kontinuierlich an (V84/F78/G80). Dagegen wird im Mittel eine höhere Schwierigkeit bei der Anwendung von Kondomen wahrgenommen, die aber über die Zeit kontinuierlich abnimmt (V85/F78/G81). Wie bei den Einstellungsitems ist die Zunahme der jeweiligen Mittelwerte mit einer Abnahme der entsprechenden Standardabweichungen verbunden. Mit zunehmenden Lebensalter sammeln Jugendliche und junge Erwachsene Sexualerfahrungen und steigern ihre Verhaltenskontrolle bezüglich des Gebrauchs von Kondomen zur AIDS-Prävention.

Verhaltensintention und Verhalten

Für die Verhaltensintention stehen drei Variablen zur Verfügung: die erste in Form einer Erwartungsvariablen (V82/F76/G78), die beiden übrigen als Aussagen, die die Verwendung von Kondomen auch bei zu erwartenden emotionalen Störungen ($V91_1/F88_1$) und bei Androhung des Verzichts auf den Geschlechtsverkehr einschließt ($V91_2/F88_2$). Die Befragten sollten sich hierzu eine Situation vorstellen, in der sie eine(n) neue(n) Partner(in) kennengelernt hätten und mit ihm/ihr Geschlechtsverkehr haben möchten. In der dritten Erhebung sind die beiden zuletzt genannten Messungen durch ein Item (G74) ersetzt worden, das Verhütung von AIDS explizit thematisiert:

V82/F76/G78: Angenommen, Sie würden einen neuen Partner kennenlernen und möchten mit ihm intim werden, würden Sie dann wollen, daß er Kondome verwendet?

sehr unwahrscheinlich (1) ... sehr wahrscheinlich (7)

	1	2	3	4	5	6	7
t_1	2.9%	2.5%	2.3%	8.2%	7.8%	17.2%	58.2%
t_2	3.5%	4.9%	2.9%	7.7%	7.4%	11.4%	61.4%
t_3	2.9%	2.9%	2.6%	11.5%	5.3%	20.3%	53.8%

	t_1	t_2	t_3
Fehlende Werte:	0.9%	0.8%	0.6%
Mittelwerte:	6.02	5.92	5.91
Standardabweichungen:	1.53	1.72	1.58

V91$_1$/F88$_1$: Ich bestehe auf der Verwendung eines Kondoms, selbst wenn ich mich dadurch gestört fühle.

nein, trifft auf mich nicht zu (1), weiß nicht (2),
ja, trifft auf mich zu (3)

	1	2	3
t_1	12.4%	19.7%	66.9%
t_2	12.9%	16.5%	70.0%

	t_1	t_2
Fehlende Werte:	1.0%	0.6%
Mittelwerte:	1.78	1.79
Standardabweichungen:	0.35	0.36

V91$_2$/F88$_2$: Ich bestehe auf der Verwendung eines Kondoms, auch wenn mein Partner/Freund dies ablehnt und verzichte notfalls.

nein, trifft auf mich nicht zu (1), weiß nicht (2),
ja, trifft auf mich zu (3)

	1	2	3
t_1	18.5%	24.1%	56.1%
t_2	15.8%	21.2%	62.2%

	t_1	t_2
Fehlende Werte:	1.3%	0.8%
Mittelwerte:	1.69	1.73
Standardabweichungen:	0.39	0.38

G74: Stellen Sie sich bitte einmal vor, daß Sie einen neuen Partner kennenlernen würden und mit ihm Geschlechtsverkehr haben möchten: Würden Sie dann Kondome zur Verhütung von AIDS verwenden?
nein, unter keinen Umständen (1), Käme auf den Partner an (2), Käme auf die Situation an (3), Ja, auf jeden Fall (4)

	1	2	3	4
t_3	0.6%	21.7%	7.6%	65.0%

	t_3
Fehlende Werte:	6.5%
Mittelwert:	3.54
Standardabweichung:	0.92

Im Unterschied zur Messung der Verhaltensintention bei der Schwangerschaftsverhütung (vgl. Abschnitt 5.2.1.1) sind zu allen Meßzeitpunkten keine bimodalen sondern stark rechtsschiefe Verteilungen zu verzeichnen. Mittelwertsdifferenzen zwischen den Erhebungen sind unwesentlich. Die Absicht, Kondome zur AIDS-Prävention zu verwenden, kann als hoch erwünscht eingestuft werden. Aber erst die faktische Umsetzung dieser Absicht in konkretes Verhalten zeigt, ob die Befragten es mit ihren Verhaltensintentionen wirklich ernst meinen.

Die Messung des Verhaltens erfolgte ab der zweiten Erhebung durch jeweils zwei Fragen. Zunächst sollte berichtet werden, ob während der jeweils vergangenen 12 Monate Geschlechtsverkehr mit einer neuen Partnerin bzw. mit einem neuen Partner stattfand (F85/G27). Wenn dies zutraf, dann sollten die Befragten die Häufigkeit der Kondomanwendung auf einer siebenstufigen Skala angeben (F86/G27K):

F85/G27: Hatten Sie während der letzten 12 Monate Geschlechtsverkehr mit einem neuen Partner?
ja (1), nein (2)

	1	2
t_2	26.5%	73.2%
t_3	30.9%	55.6%

	t_2	t_3
Fehlende Werte:	0.3%	13.6%

F86/G27K: Wie oft haben Sie Kondome verwendet?
fast nie (1), ... immer (7)

	1	2	3	4	5	6	7
t_2	34.9%	7.5%	7.5%	11.0%	8.0%	10.5%	20.3%
t_3	47.6%	7.6%	2.9%	10.7%	6.7%	7.8%	16.5%

	t_2	t_3
Fehlende Werte:	0.3%	0.2%
Mittelwerte:	3.63	3.11
Standardabweichungen:	2.40	2.40

26.5% bzw. 30.9% der Befragten hatten im Zweitraum zwischen erster und zweiter Erhebung bzw. zweiter und dritter Erhebung Geschlechtsverkehr mit einem neuen Partner bzw. mit einer neuen Partnerin (F85/G27). Wie in anderen Untersuchungen zur AIDS-Prävention (vgl. die Übersicht in Tabelle 3.1, Kapitel 3, Abschnitt 3.1.3) sind die Verteilungen zur Häufigkeit der Kondomverwendung bimodal (F86/G27K). Der Modus liegt in beiden Erhebungen beim Wert 1, wobei die entsprechenden relative Häufigkeit zum dritten Meßzeitpunkt noch zugenommen hat. Demnach geben fast 50% der Befragten mit neuen sexuellen Kontakten an, fast nie Kondome verwendet zu haben.

Werden die Angaben zur Verhaltensintention und die zeitversetzten Angaben zum Verhalten gegenübergestellt, so wird die Disparität zwischen "Anspruch" (Intention) und "Wirklichkeit" (Verhalten) noch deutlicher. Tabelle 5.10 zeigt die entsprechenden Häufigkeiten, wobei aus Gründen der Übersicht für alle Messungen die Skalenwerte 1 und 2 zu einer Kategorie 1, die Skalenwerte 3, 4 und 5 zu einer Kategorie 2 und die Skalenwerte 6 und 7 zu einer Kategorie 3 zusammengefaßt sind.

Es zeigt sich, daß 30% bzw. 35.3% der Befragten, die eine hohe Verhaltensabsicht zur Kondomverwendung bei neuen sexuellen Kontakten im ersten bzw. zweiten Meßzeitpunkt äußerten, in der konkreten Situation fast nie auf Kondome zur AIDS-Prävention zurückgriffen (Kategorie 1 bei Variable F86/G27K). Bei nur 26.5% bzw. 18.6% der Befragten stimmen hohe Verhaltensabsicht und später gezeigtes Verhalten (Kategorie 3 bei Variable F86/G27K) überein. Im Vergleich zwischen den Meßzeitpunkten (t_1 nach t_2 und t_2 nach t_3) zeigt sich, daß die Disparität zwischen Verhaltensabsicht und Verhalten größer wird. Nach dem Konzept der TOPB ist eine hohe Prädiktion des Verhaltens durch die Verhaltensabsicht demnach nicht zu erwarten (siehe hierzu die multivariaten Analysen in Abschnitt 5.4.2).

Tab. 5.10: Gegenüberstellung der Verhaltensintentionen (t_1, t_2) und des jeweils zeitversetzten Verhaltens (t_2, t_3)

	V82/F76						$\sum F86/G27K$	
F86/G27K	1		2		3			
1	7	8	14	13	51	36	72	57
	4.1	7.8	8.2	12.7	30.0	35.3	42.4	55.9
2	1	2	14	1	31	18	46	21
	0.6	2.0	8.2	1.0	18.2	17.6	27.1	20.6
3	0	2	7	3	45	19	52	24
	0.0	2.0	4.1	2.9	26.5	18.6	30.6	23.5
$\sum V82$	8		35		127		170	
	4.7		20.6		74.7		100	
$\sum F76$		12		17		73		102
		11.8		16.		71.6		100

Die Felder der Kreuztabellen weisen die absoluten und relativen Häufigkeiten (bezogen auf das jeweilige N) der zusammengefaßten Kategorien auf. Die jeweiligen linken Werte sind die Häufigkeiten des Zusammenhangs zwischen Intention t_1 und Verhalten t_2, die jeweiligen rechten Werte sind die Häufigkeiten des Zusammenhangs zwischen Intention t_2 und Verhalten t_3.

5.2.2.2 Soziodemographische Differenzen in den Messungen

Mit den folgenden Analysen werden soziodemographische Unterschiede (Mittelwertsdifferenzen) bezüglich der gemessenen Variablen der Einstellung zum Verhalten, der wahrgenommenen Verhaltenskontrolle, der Verhaltensintention und des Verhaltens vorgenommen. Außer beim Verhalten beziehen sich alle Analysen auf den ersten Meßzeitpunkt. Da die Messungen der subjektiven Norm in der ersten Erhebung nur dichotom skaliert sind, werden hierzu keine Mittelwertsunterschiede betrachtet. Das Geschlecht, das Alter und die Erfahrung mit dem Geschlechtsverkehr werden als Gruppenvariablen herangezogen. Für den Schulabschluß ergaben sich tendenziell unwesentliche Unterschiede zu den Ergebnissen in Abschnitt 5.2.1.2, so daß diese hier nicht weiter diskutiert werden. Tabelle 5.11 stellt die einzelnen Ergebnisse für das Konstrukt Einstellung (*Att*) zusammen.

Signifikante Differenzen bezüglich des Geschlechts existieren bei allen drei Einstellungsitems: Weibliche Befragte bewerten Kondome besser ($V83_1$), empfinden sie als angenehmer ($V83_2$) und wünschenswerter ($V83_3$) als männliche. Je jünger die Befragten sind, desto stärker ist die Einstellung gegenüber Kondomen bei neuen sexuellen Kontakten: Die jüngste Gruppe hat auf allen Items jeweils die höchsten Mittelwerte. Die Unterschiede sind allerdings beim dritten Item nicht mehr signifikant ($V83_3$), in der Tendenz aber ähnlich zu den beiden übrigen.

Die Erfahrung mit dem Geschlechtsverkehr beeinflußt die Einstellung nur wenig. Nur beim zweiten Item ($V83_2$) zeigt sich, daß mit dem Geschlechtsverkehr unerfahrene Personen Kondome angenehmer empfinden. Hierbei ist aber davon auszugehen, daß dieser Einstellungsaspekt mehr auf die Vorstellungen der Befragten basiert als auf Kenntnisse über Kondome.

Tab. 5.11: Soziodemographische Unterschiede für die Variablen des Konstruktes Einstellung (*Att*)

		Geschlecht		Alter			GV-Erfahrung	
Att		Mann	Frau	14-17	18-20	21-25	ja	nein
$V83_1$	N	664	810	404	417	653	1080	393
	M	5.76	5.97	5.99	5.95	5.76	5.87	5.89
	S	**.01**		**.03**			.85	
$V83_2$	N	650	781	384	411	636	1053	377
	M	3.77	3.96	4.16	3.77	3.77	3.75	4.23
	S	**.03**		**.00**			**.00**	
$V83_3$	N	649	787	388	410	638	1055	380
	M	5.31	5.89	5.72	5.67	5.55	5.59	5.75
	S	**.00**		.27			.09	

N = Anzahl der Personen für die jeweilige Subgruppe

M = Mittelwerte für die jeweilige Subgruppe

S = Signifikanzniveau des jeweiligen Mittelwertvergleichs

In der Tabelle 5.12 sind die einzelnen Ergebnisse für die Konstrukte wahrgenommene Verhaltenskontrolle (*Pbc*) und Verhaltensintention (*Int*) zusammengestellt.

Wie bei der Einstellung zur Anwendung von Kondomen zur Schwangerschaftsverhütung weisen männliche Befragte eine signifikant höhere Verhaltenskontrolle auf als weibliche. Dies gilt sowohl für die Wahrscheinlichkeit der richtigen Anwendung (V84) als auch für die wahrgenommenen Schwierigkeiten (V85). Die weiblichen Befragten zeigen nur tendenziell höhere Verhaltensabsichten als die männlichen. Nur die Androhung des Verzichts auf den Geschlechtsverkehr ($V91_2$) ergibt einen signifikanten Differenz. Die Wahrscheinlichkeit der richtigen Anwendung von Kondomen ist bei der mittleren Altersgruppe tendenziell am höchsten. Hier werden auch die wenigsten Schwierigkeiten wahrgenommen. Bezüglich der Verhaltensintention zeigt sich ein ähnliches Ergebnis wie in Tabelle 5.5: Je jünger die Befragten sind, desto eher wird die Absicht geäußert, Kondome bei neuen sexuellen Kontakten zu gebrauchen.

Die Wahrscheinlichkeit der richtigen Anwendung von Kondomen ist bei sexuell erfahrenen Personen signifikant höher. Allerdings zeigen sich keine Differenzen bezüglich den wahrgenommenen Schwierigkeiten. Bezüglich der Verhaltensintention sind die Ergebnisse sehr eindeutig: Mit dem Geschlechtsverkehr unerfahrene Personen haben signifikant höhere Verwendungsabsichten als entsprechend erfahrene Personen.

Tab. 5.12: Soziodemographische Unterschiede für die Variablen der Konstrukte wahrgenommene Verhaltenskontrolle (*Pbc*) und Verhaltensintention (*Int*)

		Geschlecht		Alter			GV-Erfahrung	
Pbc		Mann	Frau	14-17	18-20	21-25	ja	nein
*V*84	N	668	814	408	417	657	1089	392
	M	5.57	5.24	5.31	5.50	5.37	5.47	5.18
	S	**.00**		.27			**.01**	
*V*85	N	667	813	403	419	658	1090	390
	M	5.05	4.79	4.88	5.20	4.74	4.92	4.87
	S	**.01**		**.00**			.60	
Int								
*V*82	N	670	817	410	419	658	1089	397
	M	5.97	6.07	6.35	6.07	5.79	5.91	6.32
	S	.23		**.00**			**.00**	
$V91_1$	N	667	818	406	421	658	1092	393
	M	1.78	1.78	1.84	1.77	1.74	1.76	1.82
	S	.99		**.00**			**.01**	
$V91_2$	N	665	816	407	421	653	1088	393
	M	1.61	1.75	1.73	1.69	1.67	1.67	1.74
	S	**.00**		.05			**.01**	

N = Anzahl der Personen für die jeweilige Subgruppe
M = Mittelwerte für die jeweilige Subgruppe
S = Signifikanzniveau des jeweiligen Mittelwertvergleichs

Abschließend werden in Tabelle 5.13 für die Verhaltensmessungen aus der zweiten und dritten Erhebung (F86 und G27K) soziodemographische Unterschiede aufgeführt.

Tendenziell gebrauchen männliche Befragte bei neuen sexuellen Kontakten Kondome eher als weibliche. Die Differenzen sind allerdings für beide Zeitpunkte nicht signifikant. Bedeutsam wird der unterschiedliche Gebrauch erst nach den Altersgruppen. Die jüngsten Befragten weisen hier die höchsten Mittelwerte auf, verwenden Kondome demnach am häufigsten. Da nur drei Personen einen ersten sexuellen Kontakt hatten, können keine Aussagen für die unterschiedliche Erfahrung mit dem Geschlechtsverkehr gemacht werden.

Ich interessiere mich für die Themen:

- ❑ Soziologie (H1)
- ❑ Politikwissenschaften (H1)
- ❑ Literaturwissenschaft (H3)
- ❑ Sprachwissenschaft (H3)
- ❑ Psychologie (H8)
- ❑ Kommunikationswissenschaft (H4)

Ich interessiere mich für folgende Produkte:

- ❑ Bücher
- ❑ Zeitschriften

Bitte informieren Sie mich über die angekreuzten Themen und Produkte Ihres Verlages.

Ich wurde auf dieses Buch aufmerksam durch:

- ❑ Empfehlung des Buchhändlers
- ❑ Empfehlung Kollegen, Bekannte
- ❑ Buchbesprechung/Rezension
- ❑ Anzeige/Beilage
- ❑ Werbebrief

Ich bin:

- ❑ Dozent/in
- ❑ Student/in
- ❑ Lehrer/in
- ❑ Praktiker/in
- ❑ Sonst. ____________

an der:

- ❑ Uni
- ❑ Gymnasium
- ❑ FH
- ❑ Bibliothek
- ❑ Sonst. ____________

Mein Spezialgebiet: ____________

Bitte in Druckschrift ausfüllen. Danke!

Hochschule/Schule/Firma ____________

Institut/Lehrstuhl/Abteilung ____________

Vorname ____________

Name/Titel ____________

Straße/Nr. ____________

PLZ/Ort ____________

Telefon ____________

Fax ____________

Branche ____________

Geburtsjahr ____________

Funktion im Unternehmen ____________

Anzahl der Mitarbeiter im Unternehmen ____________

Wir speichern Ihre Adresse, Ihr Interessensgebiet unter Beachtung des Datenschutzgesetzes.

Tab. 5.13: Soziodemographische Unterschiede für die Variable des Konstruktes Verhalten (*Beh*; zweite und dritte Erhebung)

		Geschlecht		Alter			GV-Erfahrung	
Beh		Mann	Frau	14-17	18-20	21-25	ja	nein
*F*86	N	76	96	50	65	56	168	3
	M	3.99	3.34	4.66	3.26	3.07	3.61	4.00
	S	.08		**.00**			.85	
*G*27*K*	N	38	65	34	41	28	96	0
	M	3.71	2.75	3.85	2.15	3.61	3.16	0.00
	S	.06		**.00**			–	

N = Anzahl der Personen für die jeweilige Subgruppe

M = Mittelwerte für die jeweilige Subgruppe

S = Signifikanzniveau des jeweiligen Mittelwertvergleichs

5.2.2.3 Die Korrelationen der Messungen

Da die besprochenen Operationalisierungen der TOPB für AIDS-präventives Verhalten keine Produktbildungen nach Wert und Erwartungen (vgl. Abschnitt 5.2.1.3) erfordern, werden im folgenden die Korrelationen der Messungen innerhalb der der einzelnen Erhebungen (Panelwellen) diskutiert. Berücksichtigt werden auch die Korrelationen der Indikatoren von Einstellung, subjektive Norm und wahrgenommene Verhaltenskontrolle zum jeweils zeitlich nachfolgenden Verhalten.

Tab. 5.14: Korrelationsmatrix der Variablen von Einstellung, Norm, Verhaltenskontrolle, Intention und Verhalten (erste (*t*1) und zweite (*t*2) Panelwelle)

$V83_1$	1.00										
$V83_2$	**.43**	1.00									
$V83_3$	**.66**	**.47**	1.00								
$V94_A$	.20	.13	.19	1.00							
$V94_B$	.20	.15	.22	**.45**	1.00						
$V94_C$	.21	.16	.20	**.39**	**.46**	1.00					
$V84$	.27	.14	.25	.15	.11	.17	1.00				
$V85$	.27	.26	.23	.11	.13	.16	**.45**	1.00			
$V82$	.43	.34	.44	.28	.26	.29	.35	.27	1.00		
$V91_1$	.37	.25	.38	.24	.21	.27	.26	.21	**.51**	1.00	
$V91_2$	.35	.26	.38	.25	.19	.24	.22	.22	**.46**	**.62**	1.00
$F86$	.08	.38	.15	.19	.08	.14	.04	.15	.24	.20	.22

Die letzte Zeile der Korrelationsmatrix basiert auf N=646, die übrigen auf N=1500. Fehlende Werte sind paarweise ausgeschlossen.

Die Korrelationsmatrix der gemessenen Variablen für die erste Panelwelle (vgl. Tabelle 5.14) weist eine zufriedenstellende Konstruktvalidität auf. Die

Produkt-Moment Korrelationen sind innerhalb der Konstrukte bis auf wenige Ausnahmen höher als die Korrelationen zwischen den Konstrukten. Auf Grund der dichotomen Skalierung werden die Korrelationen der Normvariablen $V94_A$, $V94_B$ und $V94_C$ deutlich unterschätzt. Die Variablen der Verhaltensintention ($V82$, $V91_1$, $V91_2$) korrelieren mit Verhalten ($F86$) zwischen .20 und .24.

Tab. 5.15: Korrelationsmatrix der Variablen von Einstellung, Norm, Verhaltenskontrolle, Intention und Verhalten (zweite ($t2$) und dritte ($t3$) Panelwelle)

$F77_1$	1.00										
$F77_2$	**.30**	1.00									
$F77_3$	**.44**	**.45**	1.00								
$F91_A$	.15	.26	.22	1.00							
$F91_B$	.14	.22	.26	**.63**	1.00						
$F91_C$	.14	.20	.26	**.64**	**.66**	1.00					
$F78$	.17	.21	.23	.11	.09	.20	1.00				
$F79$	.15	.35	.29	.14	.09	.16	**.51**	1.00			
$F76$	.25	.29	.35	.26	.23	.23	.27	.23	1.00		
$F88_1$	.22	.25	.35	.20	.25	.23	.16	.19	**.53**	1.00	
$F88_2$	.17	.23	.31	.24	.24	.18	.14	.17	**.49**	**.67**	1.00
$G27K$	.11	.31	.24	.06	.12	.02	.15	.13	.17	.11	.18

Die letzte Zeile der Korrelationsmatrix basiert auf N=340, die übrigen auf N=646. Fehlende Werte sind paarweise ausgeschlossen.

Tab. 5.16: Korrelationsmatrix der Variablen von Einstellung, Norm, Verhaltenskontrolle und Intention (dritte ($t3$) Panelwelle)

$G79_1$	1.00									
$G79_2$	**.27**	1.00								
$G79_3$	**.35**	**.46**	1.00							
$G84_A$	.18	.13	.21	1.00						
$G84_B$	.20	.16	.23	**.67**	1.00					
$G84_C$	.21	.15	.23	**.57**	**.61**	1.00				
$G80$	.18	.21	.15	.07	.15	.16	1.00			
$G81$	.20	.42	.26	.11	.13	.21	**.47**	1.00		
$G78$	.23	.37	.38	.23	.32	.26	.26	.28	1.00	
$G74$	.33	.40	.44	.28	.34	.29	.19	.29	**.64**	1.00

Die Korrelationsmatrix basiert auf N=340. Fehlende Werte sind paarweise ausgeschlossen.

In der zweiten und dritten Panelwelle weisen die Variablen eine ähnlich zufriedenstellende Konstruktvalidität auf (vgl. Tabellen 5.15 und 5.16). Auf Grund der verbesserten Skalierung der Normvariablen $F91_A$, $F91_B$ und $F91_C$ (7er-Skala) sind die Interkorrelationen dieser Variablen deutlich höher als in der ersten Panelwelle. Allerdings korrelieren die Einstellungsvariablen $F76_1$, $F76_2$ und $F76_3$ bzw. $G79_1$, $G79_2$ und $G79_3$ untereinander geringer als die vergleichbaren Variablen in der ersten Panelwelle. Zwischen der zweiten und dritten Panelwelle korrelieren die entsprechenden Variablen ($F76$, $F88_1$, $F88_2$, $G27K$) zwischen .11 und .18 (vgl. Tabelle 5.15).

5.2.3 Zusammenfassung

Die Absicht, Kondome zur Schwangerschaftsverhütung zu verwenden, wird von etwa 25% der Befragten als sehr wahrscheinlich eingeschätzt. Die Quote erhöht sich, wenn nur die Befragten berücksichtigt werden, die keine Antibabypille verwenden bzw. wo die jeweilige Partnerin keine Antibabypille verwendet. Nur etwa 20% der Befragten gaben an, in den letzten 6 Monaten vor den jeweiligen Befragungen ein Kondom verwendet zu haben.

Soziodemographische Unterschiede existieren für Geschlecht, Alter und Schulbildung. Bei männlichen und bei den jüngsten Personen (14-17 Jahre) sowie diejenigen mit der höchsten Schulbildung ist die stärkste Verhaltensabsicht zu verzeichnen. Nach Geschlecht und Alter differenziert, wird diese Tendenz auch bei der jeweils aktuellen Kondomverwendung in den letzten 6 Monaten vor den Befragungen deutlich. Der Gebrauch ist bei den Männern und bei den Jüngsten am häufigsten.

Für die angestrebte Modellüberprüfung der TOPB haben die Operationalisierungen für den Bereich Schwangerschaftsverhütung keine zufriedenstellenden Ergebnisse erbracht. Sowohl die Einstellung zum Verhalten als auch die subjektive Norm konnten mittels der Produktvariablen keine konstruktvaliden Indikatoren der jeweiligen Theoriekomponenenten abbilden. Aus diesem Grunde wurden bei der Einstellung jeweils die Wert- und Erwartungsvariable für die weiteren Analysen ausgewählt, die am höchsten miteinander korrelieren ($V50$ und $V53$).[9] Bei der subjektiven Norm wurden die Wertvariablen, sowie die Erwartungsvariable mit dem höchsten Anteil an fehlenden Werten von der weiteren Analyse ausgeschlossen. Für die weiteren Analysen werden die Variablen $V55$ und $V57$ zur Messung der subjektiven Norm verwendet. Für die Verhaltensintention konnte eine Variable ($V48$) und für das Verhalten konnten zwei Variablen ($F35$ und $F39$) weiterverwendet werden. Mit Einschränkungen können diese verbliebenen Variablen als Indikatoren zur Überprüfung der Beziehungen zwischen den Theoriekomponenten der TOPB gelten. Die Ursache für die geringen Konstruktvaliditäten der eingesetzten Indikatoren ist wahrscheinlich in unzureichenden Voruntersuchungen zu finden. Ajzen/Fishbein (1980: 62f.) und Ajzen (1988: 33) betonen die Wichtigkeit von Voruntersuchungen zur Ermittlung der bedeutsamen Überzeugungen (salient beliefs) für das zu untersuchende Verhalten, ohne die eine konstruktvalide Messung der erklärenden Konstrukte nicht möglich ist.

Die Absicht, Kondome bei neuen sexuellen Kontakten zur Prävention von AIDS zu verwenden, wird von allen Befragten in allen Erhebungen als hoch

9 Die Argumentation gilt hier und im folgenden auch für die Variablen der zweiten und dritten Panelwelle.

wahrscheinlich eingeschätzt. Demgegenüber zeigen die Verteilungen des abgefragten Verhaltens für den Zeitraum der jeweils vergangenen 12 Monate ein deutlich anderes Bild. Wenn ein neuer sexueller Kontakt stattfand, dann stimmen nur für etwa 27% der Befragten in der zweiten Panelwelle und nur für etwa 19% der Befragten in der dritten Panelwelle hohe Verhaltensabsicht und entsprechend später gezeigtes Verhalten überein.

Soziodemographische Unterschiede sind für Alter und Erfahrung mit dem Geschlechtsverkehr bedeutsam. Bei den jüngsten Personen (14 - 17 Jahre) ist wie bei der Schwangerschaftsverhütung die höchste Wahrscheinlichkeit für eine Kondomanwendung bei einem neuen sexuellen Kontakt zu verzeichnen. Analog haben diejenigen ohne Erfahrung mit dem Geschlechtsverkehr die höchsten Verwendungsabsichten. Für das Alter wird diese Tendenz auch bei der jeweils aktuellen Kondomverwendung deutlich. Für diejenigen mit einem neuen sexuellen Kontakt zwischen den Befragungen weisen die Jüngsten immer die höchsten Verwendungsraten auf.

Für die auch hier angestrebte Modellüberprüfung haben dagegen die Operationalisierungen der TOPB für den Bereich AIDS-Prävention zu befriedigenden Ergebnissen geführt. Sowohl die Einstellung zum Verhalten, die subjektive Norm, die wahrgenommene Verhaltenskontrolle als auch die Verhaltensintention bilden bis auf eine Ausnahme konstruktvalide Indikatoren der jeweiligen Theoriekomponenten ab. Die Ausnahme betrifft die zweite Variable zur Messung der Einstellung zum Verhalten ($V83_2$, $F77_2$, $G79_2$). Hier zeigte sich in weiteren Analysen, daß diese Messung (Angenehmheit des Kondomgebrauchs bei neuen sexuellen Kontakten) eher die *affektive* Komponente der Einstellung mißt (vgl. Rosenberg/Hovland 1960) während die beiden übrigen Variablen ($V83_1$, $F77_1$, $G79_1$ und $V83_3$, $F77_3$, $G79_3$) als Messungen der *kognitiven* Komponente der Einstellung zu betrachten sind. Um die Eindimensionalität des Einstellungskonstruktes zu gewährleisten, ist auf diese affektive Komponente in den weiteren multivariaten Analysen verzichtet worden.

5.3 Die Konstruktvalidierung der TOPB durch Faktorenmodelle zweiter Ordnung

Nachdem die Brauchbarkeit der Messungen für den Bereich Schwangerschaftsverhütung und AIDS-Prävention für die jeweiligen Meßzeitpunkte überprüft wurde, wird im folgenden die simultane Konstruktvalidierung für beide Bereiche mit Hilfe eines Faktorenmodells zweiter Ordnung (second-order factor model) vorgenommen. Diese Faktorenanalysen sollen zeigen, daß eine konstruktvalide Operationalisierung der TOPB für verschiedene Bereiche in einer Untersuchung möglich ist und die Befragten in der Lage sind, zwischen verschiedenen Anwendungszielen (Schwangerschaftsverhütung einerseits, AIDS-Prävention andererseits) zu differenzieren. Die Analyse wird für die Meßzeitpunkte getrennt vorgenommen, wobei die im vorhergehenden Abschnitt ausgewählten Variablen berücksichtigt werden.[10] Anhand der deskriptiven Statistiken (Mittelwerte, Streuungen etc.) läßt sich zeigen, daß die Verteilungen der Variablen teilweise stark von der Normalverteilung abweichen und eine der Faktorenanalyse zugrundeliegende Produkt-Moment-Korrelationsmatrix die Zusammenhänge zwischen den Variablen unterschätzen würde. Die durchgeführten Faktorenanalysen für die erste Panelwelle (Abschnitt 5.3.1) basieren daher auf polychorischen Korrelationsmatrizen, die mit Hilfe des Programms PRELIS (vgl. Jöreskog/Sörbom 1993b) ermittelt wurden. Eine statistisch adäquate Schätzung des Faktorenmodells zweiter Ordnung, basierend auf den polychorischen Korrelationen, ist mit dem von Browne (1982, 1984) entwickelten gewichteten Kleinstquadrateschätzer (WLS) möglich, der für diese Analysen verwendet wurde (vgl. Gleichung 4.16 in Abschnitt 4.1.1). Für die zweite und dritte Panelwelle (Abschnitte 5.3.2 und 5.3.3) sind die entsprechenden Faktorenanalysen auf der Basis von Produkt-Moment-Korrelationen durchgeführt worden, da die für die WLS-Schätzung benötigte Gewichtungsmatrix (asymptotische Varianz/Kovarianzmatrix) auf Grund der verringerten Fallbasis nicht berechnet werden konnte. Die Schätzung der Faktorenmodelle basiert daher auf dem üblichen Maximum-Likelihood(ML)-Schätzer (vgl. Gleichung 4.15 in Abschnitt 4.1.1). Alle Modelle sind mit dem Programm LISREL, Version 8.12a (vgl. Jöreskog/Sörbom 1993a) berechnet worden. In Abschnitt 5.3.4 werden die Ergebnisse der Faktorenanalysen zusammengefaßt.

5.3.1 Erste Panelwelle

Die folgende Tabelle 5.17 gibt eine Übersicht über die deskriptiven Statistiken der für die simultane Konstruktvalidierung zu berücksichtigenden Variablen der ersten Panelwelle. Für den Bereich AIDS-Prävention weisen insbesondere die Verteilungen der Einstellungsvariablen ($V83_1$ und $V83_3$) und eine der Intentionsvariablen ($V82$) relativ starke Abweichungen von der Normalverteilung auf. Dagegen sind die Variablen für den Bereich Schwangerschaftsverhütung insgesamt weniger schief verteilt (mit Ausnahme der Erwartungsvariable der wahrgenommenen Verhaltenskontrolle $V47$). Einflüsse von sozialer Erwünschtheit können danach eine Ursache für die sehr positiven Einstellungen und Intentionen sein, Kondome bei neuen sexuellen Kontakten zu verwenden.[11] Es sei an dieser Stelle daran erinnert, daß die Fragen für den Bereich AIDS-Prävention auch Personen beantworteten, die nach ihren Angaben bisher keinen Geschlechtsverkehr gehabt haben.

---

[10] Da in der ersten Welle das Verhalten zur AIDS-Prävention nicht gemessen wurde, sind aus Gründen der Vergleichbarkeit die entsprechenden Messungen der zweiten und dritten Welle in die Faktorenmodelle nicht einbezogen worden.

[11] In der Untersuchung sind auch drei Variablen zur Messung der sozialen Erwünschtheit enthalten. Vorerst wurde aber auf eine statistische Modellierung der sozialen Erwünschtheit in den hier vorgestellten Modellen verzichtet worden. Entsprechende Vorschläge zeigen Reinecke (1991) und Reinecke/Schmidt (1993).

Tab. 5.17: Deskriptive Statistiken der Variablen für die TOPB bezüglich der Bereiche Schwangerschaftsverhütung und AIDS-Prävention (erste Panelwelle)

Schwangerschaftsverhütung				
Variable	M	SD	Schiefe	Kurtosis
$V50$	3.792	1.847	-0.036	-1.105
$V53$	3.461	1.912	0.315	-1.044
$V55$	5.836	1.585	-1.388	1.115
$V57$	4.405	2.089	-0.253	-1.245
$V47$	5.738	1.778	-1.520	1.266
$V59$	5.097	1.725	-0.668	-0.530
$V48$	4.560	2.319	-0.400	-1.403
AIDS-Prävention				
Variable	M	SD	Schiefe	Kurtosis
$V83_1$	5.876	1.553	-1.413	1.178
$V83_3$	5.632	1.728	-1.186	0.397
$V94_A$	0.862	0.345	-2.105	2.429
$V94_B$	0.841	0.366	-1.865	1.477
$V94_C$	0.834	0.372	-1.798	1.233
$V84$	5.390	1.800	-1.034	0.033
$V85$	4.908	1.817	-0.483	0.887
$V82$	6.024	1.534	-1.743	2.343
$V91_1$	1.775	0.353	-1.248	0.106
$V91_2$	1.691	0.391	-0.782	0.929

M = Mittelwert; SD = Standardabweichung

Unter Berücksichtigung der dichotomen und ordinalen Messungen sowie der Abweichungen von der Normalverteilung werden für die folgende Konstruktvalidierung polychorische Korrelationskoeffizienten (vgl. Olsson 1979) anstatt der üblicherweise verwendeten Produkt-Moment-Korrelationen berechnet.[12] Polychorische Korrelationen setzen nur die Annahme voraus, daß die den dichotomen und ordinalen Variablen zugrundeliegenden latenten Variablen kontinuierlich und normalverteilt sind. Aus der Umkehrung der Normalverteilungsfunktion können Schwellenwerte geschätzt werden, die zusammen mit den jeweiligen bivariaten Kontingenztabellen der gemessenen Variablen die Berechnung der polychorischen Korrelationen ermöglichen (vgl. Jöreskog/Sörbom 1989: 192).[13] Die angemessene statistische Schätzung des zu

[12] Bei dichotomen Variablen wird der tetrachorische Korrelationskoeffizient berechnet, der als Spezialfall des polychorischen Korrelationskoeffizienten angesehen werden kann.

[13] Die Abhängigkeit der Antwortwahrscheinlichkeit eines Items vom latenten Kontinuum kann durch eine Itemcharakteristikkurve beschrieben werden. Für jede Kategorie eines Items existiert eine Kurve. Der Schnittpunkt zwischen zwei Kurven markiert genau jene Stelle, an der die Antwortwahrscheinlichkeiten der beiden beteiligten Kategorien

erörternden Faktorenmodells zweiter Ordnung erfolgt durch die Methode der gewichteten Kleinstquadrate (WLS).

In einem Faktorenmodell zweiter Ordnung[14] werden drei Ebenen unterschieden: Die Meßebene mit den gemessenen (manifesten) Variablen aufgeführt in Tabelle 5.17, die Ebene der Faktoren erster Ordnung, die hier die Komponenten der TOPB getrennt nach den Bereichen Schwangerschaftsverhütung und AIDS-Prävention abbilden und die Ebene der Faktoren zweiter Ordnung, die gemeinsame Anteile in den Komponenten der TOPB modellieren. Bei den folgenden Faktorenmodellen wird getestet, ob jeder Faktor erster Ordnung durch eine bereichsspezifische Komponente der TOPB dargestellt werden kann und zwei Faktoren zweiter Ordnung auf die Bereiche Schwangerschaftverhütung und AIDS-Prävention zurückzuführen sind. Dem steht ein alternatives Modell gegenüber, das von nur einem Faktor zweiter Ordnung ausgeht, d. h. die Spezifizität der Theoriekomponenten Einstellung, subjektive Norm, Verhaltenskontrolle und Intention bezogen auf die beiden Bereiche widerlegen würde.

Faktorenmodelle höherer Ordnung können innerhalb des Strukturgleichungsansatzes spezifiziert werden, wobei die Meßtheorie des Faktorenmodells durch folgende Gleichung formalisiert wird (Jöreskog/Sörbom 1989: 157):

$$y = \lambda_y \eta + \epsilon \tag{5.1}$$

y ist der Vektor der gemessenen Variablen (Indikatoren), η ist der Vektor der Faktoren erster Ordnung (Latente Variablen), λ_y ist die Matrix der Faktorenladungen und ϵ ist der Vektor der Zufallsmeßfehler.

Die Strukturtheorie des Faktorenmodells wird durch folgende Gleichung formalisiert (Jöreskog/Sörbom 1989: 160):

$$\eta = B\eta + \Gamma\xi + \zeta \tag{5.2}$$

ξ ist der Vektor der Faktoren zweiter Ordnung (latente Variablen), B ist die Matrix der Strukturkoeffizienten für die Beziehungen zwischen den Faktoren erster Ordnung (η), Γ ist die Matrix der Strukturkoeffizienten (Faktorenladungen) zwischen den Faktoren zweiter Ordnung (ξ) und den Faktoren erster Ordnung (η). ζ ist der Vektor der Residuen für die Faktoren erster Ordnung. Der Term $B\eta$ kann entfallen, wenn, wie hier, keine kausalen Beziehungen zwischen den Faktoren erster Ordnung spezifiziert werden.

In der ersten Modellvariante wird die alternative Annahme eines Faktors zweiter Ordnung getestet. Dies bedeutet, daß Einstellung, subjektive Norm, Verhaltenskontrolle und Intention für die Bereiche Schwangerschaftsverhütung und AIDS-Prävention unter einem generellen Faktor subsumiert

---

gleich groß sind. Dieser Punkt ist der Schwellenwert zwischen beiden Kategorien (vgl. Rost/Georg 1991). Die Schätzung der Schwellenwerte kann auch mit dem Programm PRELIS, Version 2.0, durchgeführt werden, vgl. Jöreskog/Sörbom 1993b).

[14] Innerhalb der Familie der Strukturgleichungsmodelle wird dieses Faktorenmodell als Submodell bezeichnet, da die Beziehungen auf latenter Ebene korrelativer und nicht kausaler Art sind, vgl. Jöreskog/Sörbom (1989: 160f.).

werden können. Die goodness-of-fit Werte in Tabelle 5.18 zeigen, daß diese Spezifikation von den Daten widerlegt wird. In der zweiten Modellvariante wird die hier favorisierte Annahme getestet, daß zwei Faktoren zweiter Ordnung, die die jeweiligen Bereiche wiedergeben, den Faktoren erster Ordnung zugrundeliegen. Der χ^2-Wert und die übrigen Fitmaße (GFI, RMSEA, RMR) zeigen, daß diese Spezifikation mit den Daten vereinbar ist.[15] Mit der detaillierten Betrachtung der Ergebnisse zeigt sich aber, daß zwischen den manifesten Variablen der wahrgenommenen Verhaltenskontrolle ($V47, V59, V84, V85$) empirisch mehr gemeinsame Varianz besteht, als das Modell aufklären kann. Die Spezifikation dieser gemeinsamen Varianz über Residualkorrelationen in der dritten Modellvariante führt zu einer signifikanten Verringerung des χ^2-Wertes (Q-Ratio = 42.11).[16] Die Anzahl der Abweichungen zwischen empirischer und modellimplizierter Korrelationsmatrix, die größer .10 sind, reduziert sich auf insgesamt 14. Es besteht weder theoretisch noch empirisch Anlaß, das Faktorenmodell zweiter Ordnung weiter zu verbessern. Die dritte Modellvariante wird als Bestätigung der konstruktvaliden Messung von zwei bereichspezifischen Operationalisierungen der TOPB für die erste Panelwelle akzeptiert. Die ermittelten Koeffizienten sind in Abbildung 5.1 aufgeführt.

Das Ergebnis in Abbildung 5.1 verdeutlicht, daß die zwei Konzeptualisierungen der TOPB simultan mit Hilfe eines Faktorenmodells zweiter Ordnung getestet werden können. Die zwei Faktoren zweiter Ordnung (ξ_1 and ξ_2) sind auf die abgefragten Themenbereiche Schwangerschaftsverhütung und AIDS-Prävention zurückzuführen. Die Korrelation zwischen diesen beiden Faktoren hat eine zufriedenstellende Größe (.55) und unterstreicht die dargestellte Zwei-Faktorenlösung. Ein Vergleich der jeweiligen Faktoren erster Ordnung zwischen den beiden Bereichen offenbart einen wesentlichen Unterschied: Die subjektive Norm für die Schwangerschaftsverhütung ($Norm_{ver}$) weist einen wesentlich höheren Ladungskoeffizienten (.88) auf dem entsprechenden Faktor (ξ_1) auf als die subjektive Norm für die AIDS-Prävention ($Norm_{prä}$, .54). Diese Differenz läßt zwei Interpretationen zu:

- Es existiert eine substantielle Differenz in der Bedeutung der subjektiven Norm zwischen dem Gebrauch von Kondomen zur Schwangerschafts-

[15] Der Wert des GFI ist eins und der des RMSEA Null wenn das Modell exakt zu den Daten paßt. Für den RMSEA gilt, daß ein Wert von .05 oder weniger eine sehr gute Anpassung in Relation zu den Freiheitsgraden anzeigt. Ein Wert zwischen .08 und .05 zeigt einen Anpassungsfehler (error of approximation) an, der vertreten werden kann (vgl. Browne/Cudeck 1993: 144). Der RMR ist umso größer, je schlechter die Anpassung des Modells an die Daten ist, vgl. die Erläuterungen in Abschnitt 4.1.1.

[16] Der Q-Ratio ist der Quotient aus χ^2-Differenz und Differenz der Freiheitsgrade zwischen zwei "geschachtelten" Modellen, also hier: (414.11-203.55)/(111-106)=42.11. Ein Q-Ratio >2.0 zeigt eine signifikante Modellverbesserung in Relation zu den Freiheitsgraden an. χ^2-Differenzen dürfen aber nur zwischen der zweiten und dritten Modellvariante berechnet werden, da nur hier die notwendige Voraussetzung einer geschachtelten (hierarchischen) Modellstruktur vorliegt, vgl. Jöreskog (1974).

verhütung und zur AIDS-Prävention.

- Die Messungen der subjektiven Norm mittels eines egozentrierten Netzwerkes ist zu unspezifisch für den Bereich AIDS-Prävention.

Die erklärten Varianzen für die Faktoren erster Ordnung bewegen sich zwischen 29% und 84%. Die erklärten Varianzen zwischen den beiden Bereichen betragen durchschnittlich 71% für die Schwangerschaftsverhütung und 57% für die AIDS-Prävention. Die Faktorenladungen der gemessenen Variablen weisen zufriedenstellende Werte auf, die im Durchschnitt bei .78 liegen.[17]

Tab. 5.18: Goodness-of-fit Maße der Faktorenmodelle zweiter Ordnung

Spezifikation	χ^2	df	GFI	RMSEA	P-Wert	RMR
Ein Faktor zweiter Ordnung	825.61	112	.93	.098	.00	.10
Zwei Faktoren zweiter Ordnung	414.11	111	.96	.064	.00	.07
Zusätzlich Residualkorr.	203.55	106	.98	.037	1.00	.06

χ^2 = Likelihood-Ratio-Test (vgl. Jöreskog/Sörbom 1993a)

df = degrees of freedom (Freiheitsgrade)

RMSEA = Root Mean Square Error of Approximation (vgl. Browne/Cudeck 1993)

GFI = Goodness-of-Fit Index (vgl. Jöreskog/Sörbom 1993a)

P-Wert = Probability of close fit (vgl. Browne/Cudeck 1993)

RMR = Standardized Root Mean Square Residual (vgl. Jöreskog/Sörbom 1993a)

[17] Bei der Variablen $V48$ mußte die Faktorenladung auf den Wert 1.0 fixiert werden, da nur eine Messung für das entsprechende Konstrukt (Int_{ver}) vorliegt.

Abb. 5.1: Konfirmatorisches Faktorenmodell zweiter Ordnung (erste Panelwelle)

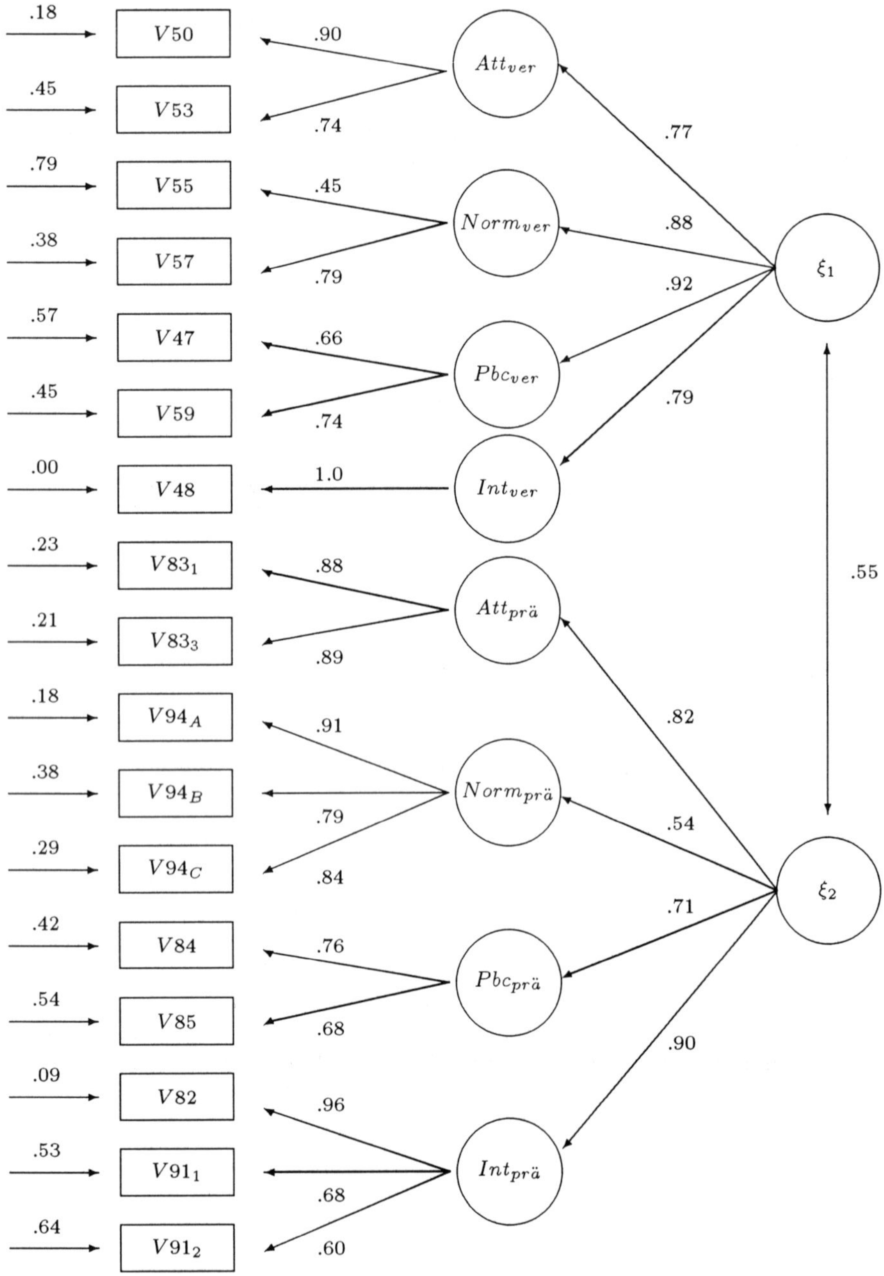

ξ_1 = Schwangerschaftsverhütung; ξ_2 = AIDS-Prävention

Die höchste Differenz zwischen den Ladungen innerhalb eines Faktors erster Ordnung trat zwischen den Variablen *V*55 (.45) und *V*57 (.79) auf. Danach läßt sich die subjektive Norm der befragten Jugendlichen weniger gut über die Eltern als über die Partner messen.

Die signifikanten Residualkorrelationen zwischen den Variablen der wahrgenommenen Verhaltenskontrolle (vgl. Tabelle 5.19) weisen auf die Evidenz einer gemeinsamen Hintergrundvariablen hin, die in dem Faktorenmodell zweiter Ordnung nicht spezifiziert wurde. Die Spezifikation dieser Hintergundvariablen hätte im Faktorenmodell erfolgen können. Da die weiteren Strukturgleichungsmodelle der TOPB getrennt nach den Bereichen Schwangerschaftsverhütung und AIDS-Prävention formuliert und getestet werden, hat diese Hintergrundvariable für die weiteren Analysen keine Bedeutung.

Tab. 5.19: Residualkorrelationen zwischen den Variablen der wahrgenommenen Verhaltenskontrolle

Bereiche	AIDS-Prävention		
	Variablen	V84	V85
Schwangerschaftsverhütung	*V*47	.22 (5.17)	.10 (2.42)
	*V*59	.27 (6.86)	.24 (6.53)

T-Werte sind in Klammern angegeben.

Betrachtet man das konfirmatorische Faktorenmodell nach dem Multitrait-Multimethod Design (vgl. Campbell/Fiske 1959), so können die Faktoren zweiter Ordnung (ξ) als Methodenfaktoren und die Faktoren erster Ordnung als Trait-Faktoren interpretiert werden. Tabelle 5.20 zeigt die geschätzten bivariaten Korrelationen der Faktoren erster Ordnung, die die Konvergenz und Diskriminanz der Theoriekomponenten bestätigen.

Die Korrelationen zwischen den Konstrukten innerhalb der Bereiche Schwangerschaftsverhütung und AIDS-Prävention sind größer als die Korrelationen der Konstrukte zwischen den Bereichen. Die Bedingungen für die diskriminante Validität sind damit erfüllt. Die Muster der Korrelationen innerhalb der Bereiche sind ähnlich, auch wenn für den Bereich AIDS-Prävention die Korrelationskoeffizienten insgesamt geringer sind. Die Bedingungen für die konvergente Validität können als erfüllt angesehen werden.

Tab. 5.20: Geschätzte bivariate Korrelationen der Faktoren erster Ordnung

	Schwangerschaftsverhütung				AIDS-Prävention			
Faktor	Att	Norm	Pbc	Int	Att	Norm	Pbc	Int
Att	1.00							
Norm	.68	1.00						
Pbc	.71	.81	1.00					
Int	.61	.69	.72	1.00				
Att	.35	.40	.41	.35	1.00			
Norm	.23	.26	.28	.24	.44	1.00		
Pbc	.31	.35	.36	.31	.58	.39	1.00	
Int	.38	.44	.46	.39	.74	.49	.64	1.00

Att = Einstellung gegenüber dem Verhalten

Norm = Subjektive Norm

Pbc = wahrgenommene Verhaltenskontrolle

Int = Verhaltensintention

5.3.2 Zweite Panelwelle

Die folgende Tabelle 5.21 gibt eine Übersicht über die deskriptiven Statistiken der für die Konstruktvalidierung zu berücksichtigenden Variablen der zweiten Panelwelle. Für die Variablen der Schwangerschaftsverhütung weisen die Werte kaum Veränderungen zu denen der ersten Panelwelle auf (vgl. Tabelle 5.17). Die Intention, Kondome zur Schwangerschaftsverhütung einzusetzen ($F48$), ist leicht zurückgegangen. Die Verteilungen der Einstellungsvariablen für die AIDS-Prävention ($F77_1$ und $F77_3$) und die Intentionsvariable $F76$ sind wiederum extrem schief verteilt. Die Mittelwerte der Einstellungsvariablen sind noch höher als in der ersten Erhebung. Auch für die AIDS-Prävention hat sich die Intention, Kondome zu verwenden, leicht vermindert.

Die Berechnung der Modellvarianten des Faktorenmodells zweiter Ordnung entspricht der Vorgehensweise für die erste Panelwelle. Da die Datenbasis für die Berechnung der Gewichtungsmatrix (asymptotische Varianz/Kovarianzmatrix), die zur Anwendung des WLS-Verfahrens notwenig ist, nicht ausreicht, ist auf die Ermittlung der polychorischen Korrelationen verzichtet worden. Daher werden die folgenden Faktorenmodelle auf der Basis der Produkt-Moment-Korrelationen durch ML-Schätzer berechnet.[18] Wie für die erste Panelwelle wird zunächst getestet, ob jeder Faktor erster Ordnung durch eine bereichsspezifische Komponente der TOPB dargestellt werden kann und zwei Faktoren zweiter Ordnung auf die Bereiche Schwangerschaftverhütung

[18] Das ULS-Schätzverfahren (vgl. Abschnitt 4.1.1) hätte auf der Basis von polychorischen Korrelationen zur Anwendung kommen können. Allerdings ergeben sich hierbei andere Probleme wie die Skalenabhängigkeit der Schätzer, die die Interpretation der Modelle schwieriger machen, vgl. Jöreskog/Sörbom (1988: 46).

und AIDS-Prävention zurückzuführen sind. Dem steht wiederum ein alternatives Modell gegenüber, das von nur einem Faktor zweiter Ordnung ausgeht, d. h. die Spezifizität der Theoriekomponenten Einstellung, subjektive Norm, Verhaltenskontrolle und Intention bezogen auf die beiden Bereiche widerlegen würde.

Tab. 5.21: Deskriptive Statistiken der Variablen für die TOPB bezüglich der Bereiche Schwangerschaftsverhütung und AIDS-Prävention (zweite Panelwelle)

Schwangerschaftsverhütung				
Variable	M	SD	Schiefe	Kurtosis
$F50$	3.681	1.884	0.053	-1.189
$F53$	3.500	1.990	0.301	-1.178
$F55$	5.841	1.582	-1.408	1.156
$F57$	4.231	2.145	-0.176	-1.360
$F47$	5.758	1.683	-1.595	1.681
$F59$	4.946	1.776	-0.590	-0.673
$F48$	4.269	2.410	-0.186	-1.624
AIDS-Prävention				
Variable	M	SD	Schiefe	Kurtosis
$F77_1$	6.458	1.051	-2.814	9.176
$F77_3$	6.086	1.492	-1.798	2.531
$F91_A$	5.484	1.865	-1.059	-0.084
$F91_B$	5.539	1.759	-1.088	0.123
$F91_C$	5.536	1.798	-1.109	0.169
$F78$	5.634	1.626	-1.152	0.368
$F79$	5.070	1.803	-0.636	-0.753
$F76$	5.924	1.718	-1.551	1.242
$F88_1$	1.574	0.711	-1.355	0.300
$F88_2$	1.467	0.754	-1.007	-0.525

M = Mittelwert; SD = Standardabweichung

In der ersten Modellvariante wird die alternative Annahme eines Faktors zweiter Ordnung getestet. Dies bedeutet, daß Einstellung, subjektive Norm, Verhaltenskontrolle und Intention für die Bereiche Schwangerschaftsverhütung und AIDS-Prävention unter einem generellen Faktor subsumiert werden können. Die goodness-of-fit Werte in Tabelle 5.22 zeigen, daß diese Spezifikation zwar von den Daten der zweiten Panelwelle nicht unbedingt widerlegt wird, dennoch ergibt sich eine deutliche Modellverbesserung für die hier favorisierte Modellvariante mit zwei Faktoren zweiter Ordnung (RMSEA $< .05$). Wie im ersten Meßzeitpunkt besteht für die manifesten Variablen der wahrgenommenen Verhaltenskontrolle ($F47, F59, F78, F79$) empirisch mehr gemeinsame Varianz, als das Faktorenmodell aufklären kann. Die Spezifikation dieser gemeinsamen Varianz in der dritten Modellvariante führt zu einer signifikanten Verringerung des χ^2-Wertes (Q-Ratio = 12.75). Die übrigen Fitmaße (GFI, RMSEA) zeigen, daß die Spezifikation dieser dritten Modellvariante mit den Daten vereinbar ist. Somit kann die dritte Modellvariante als Bestätigung der konstruktvaliden Messung von zwei bereichspezifischen Operationalisierungen der TOPB für die zweite Panelwelle akzeptiert werden.

Tab. 5.22: Goodness-of-fit Maße der Faktorenmodelle zweiter Ordnung

Spezifikation	χ^2	df	GFI	RMSEA	P-Wert	RMR
Ein Faktor zweiter Ordnung	213.56	112	.92	.053	.32	.08
Zwei Faktoren zweiter Ordnung	148.67	111	.95	.032	.99	.05
Zusätzlich Residualkorr.	84.90	106	.97	.001	1.00	.03

Die Maße sind in der Legende in Tabelle 5.18 erläutert.

Abbildung 5.2 zeigt die Koeffizienten des Faktorenmodells zweiter Ordnung in der dritten Modellvariante. Auch hier sind die zwei Faktoren zweiter Ordnung (ξ_1 and ξ_2) auf die abgefragten Themenbereiche Schwangerschaftsverhütung und AIDS-Prävention zurückzuführen. Die Korrelation zwischen diesen beiden Faktoren hat eine zufriedenstellende Größe (.54) und unterscheidet sich damit kaum von der Korrelation für die erste Panelwelle. Im Vergleich der jeweiligen Faktoren erster Ordnung zwischen den beiden Bereichen wird wiederum ein wesentlicher Unterschied offensichtlich: Die subjektive Norm für die Schwangerschaftsverhütung ($Norm_{ver}$) weist einen wesentlichen höheren Ladungskoeffizienten (.97) auf dem entsprechenden Faktor (ξ_1) auf, als die subjektive Norm für die AIDS-Prävention ($Norm_{prä}$, .48). Diese Differenz ist hier sogar noch größer als im ersten Meßzeitpunkt. Es sei an dieser Stelle nochmals darauf hingewiesen, daß die Koeffizienten des Konstruktes subjektive Norm für die AIDS-Prävention ($Norm_{prä}$) nur bedingt zwischen den Erhebungswellen vergleichbar sind, da die Skalenbreiten zwischen ersten und zweiten bzw. dritten Meßzeitpunkt variierten (vgl. Abschnitt 5.2.2.1).

Die erklärten Varianzen für die Faktoren erster Ordnung bewegen sich zwischen 23% und 95%. Vergleicht man die erklärten Varianzen zwischen den beiden Bereichen, so erhält man einen Durchschnittswert von 74% für die Schwangerschaftsverhütung und 42% für die AIDS-Prävention. Im Vergleich zum ersten Meßzeitpunkt ist also der Wert für den ersten Bereich leicht gestiegen, für den zweiten Bereich allerdings deutlich gefallen.

Abb. 5.2: Konfirmatorisches Faktorenmodell zweiter Ordnung (zweite Panelwelle)

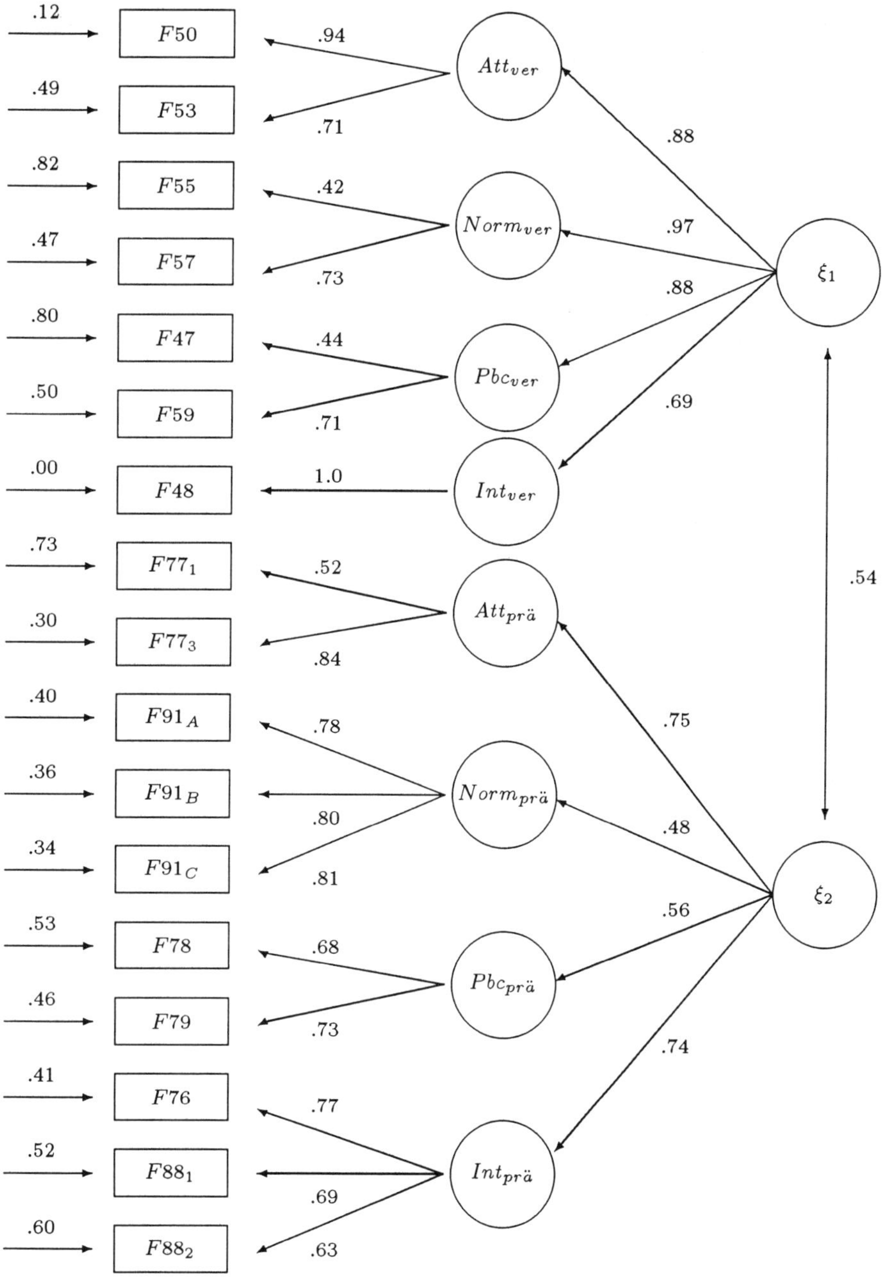

ξ_1 = Schwangerschaftsverhütung; ξ_2 = AIDS-Prävention

Die Faktorenladungen der gemessenen Variablen weisen insgesamt zufriedenstellende Werte auf und differieren für den Bereich Schwangerschaftsverhütung kaum zur ersten Erhebung. Für den Bereich AIDS-Prävention haben sich die Ladungskoeffizienten der Einstellungsvariablen ($F77_1$ und $F77_3$) und der Intentionsvariable $F76$ allerdings deutlich verringert.

Tab. 5.23: Residualkorrelationen zwischen den Variablen der wahrgenommenen Verhaltenskontrolle

Bereiche	AIDS-Prävention		
	Variablen	V84	V85
Schwangerschaftsverhütung	*F47*	.21 (4.23)	.14 (2.75)
	F59	.16 (3.52)	.24 (5.30)

T-Werte sind in Klammern angegeben.

Die signifikanten Residualkorrelationen zwischen den Variablen der wahrgenommenen Verhaltenskontrolle (vgl. Tabelle 5.23) weisen wie im ersten Meßzeitpunkt auf eine gemeinsame Hintergrundvariable hin, die in dem Faktorenmodell zweiter Ordnung nicht spezifiziert wurde. Daher kann das spezifizierte Faktorenmodell die empirischen Korrelationen zwischen den Variablen der wahrgenommenen Verhaltenskontrolle nur über Residualkorrelationen zufriedenstellend reproduzieren. Die Werte dieser Residualkorrelationen unterscheiden sich unwesentlich von denen der erste Panelwelle.

Tab. 5.24: Geschätzte bivariate Korrelationen der Faktoren erster Ordnung

	Schwangerschaftsverhütung				AIDS-Prävention			
Faktor	Att	Norm	Pbc	Int	Att	Norm	Pbc	Int
Att	1.00							
Norm	.85	1.00						
Pbc	.77	.85	1.00					
Int	.61	.67	.61	1.00				
Att	.36	.40	.36	.28	1.00			
Norm	.23	.25	.23	.18	.36	1.00		
Pbc	.27	.30	.27	.21	.42	.27	1.00	
Int	.35	.39	.35	.28	.56	.36	.42	1.00

Die Bezeichnungen sind in der Legende in Tabelle 5.20 erläutert.

Tabelle 5.24 zeigt die geschätzten bivariaten Korrelationen der Faktoren erster Ordnung, die die Konstruktvalidität der Theoriekomponenten mit einigen Einschränkungen bestätigen. So sind im Vergleich zur ersten Panelwelle (vgl. Tabelle 5.20) die Korrelationen innerhalb der Konstrukte der AIDS-Prävention geringer, während die entsprechenden Korrelationen für die Konstrukte der Schwangerschaftsverhütung annähernd gleichgeblieben sind. In der Handhabung von Kondomen zur AIDS-Prävention haben nach den bisher vorliegenden Analysen wahrscheinlich größere Veränderungen bei den Befragten stattgefunden als in der Handhabung von Kondomen zur Schwangerschaftsverhütung. Hier werden Strukturgleichungsmodelle (vgl. Abschnitt 5.4) mehr Informationen geben können.

5.3.3 Dritte Panelwelle

Die folgende Tabelle 5.25 gibt eine Übersicht der deskriptiven Statistiken der für die Konstruktvalidierung zu berücksichtigenden Variablen der dritten Panelwelle.

Tab. 5.25: Deskriptive Statistiken der Variablen für die TOPB bezüglich der Bereiche Schwangerschaftsverhütung und AIDS-Prävention (dritte Panelwelle)

Schwangerschaftsverhütung				
Variable	M	SD	Schiefe	Kurtosis
$G56$	3.755	1.772	-0.062	-1.058
$G59$	3.494	1.879	0.229	-1.110
$G61$	5.873	1.534	-1.290	0.757
$G63$	4.239	2.069	-0.113	-1.304
$G52$	6.025	1.543	-1.917	3.029
$G65$	5.352	1.675	-0.918	-0.094
$G54$	4.466	2.226	-0.328	-1.358

AIDS-Prävention				
Variable	M	SD	Schiefe	Kurtosis
$G79_1$	6.589	0.824	-3.076	13.333
$G79_3$	6.176	1.397	-1.859	2.751
$G84_A$	5.617	1.771	-1.209	.390
$G84_B$	5.497	1.875	-1.168	.197
$G84_C$	5.465	1.809	-1.059	.080
$G80$	5.911	1.483	-1.570	1.929
$G81$	5.425	1.640	-0.901	-.195
$G78$	5.911	1.584	-1.544	1.548
$G74$	3.537	0.916	-0.987	.053

M = Mittelwert; SD = Standardabweichung

Für die Schwangerschaftsverhütung weisen die Werte wiederum kaum Veränderungen zu denen im vorhergehenden Meßzeitpunkt auf (vgl. Tabelle 5.21). Nur die Mittelwerte der Variablen für die wahrgenommenen Verhaltenskontrolle ($G52$ und $G65$) sind leicht gestiegen. Die Verteilung der ersten Einstellungsvariable für die AIDS-Prävention ($G77_1$) ist extrem schief (vgl. auch den hohen Wert der Kurtosis), die Mittelwerte für beide Einstellungsvariablen sind sogar noch höher als die in der zweiten Panelwelle. Auch für die AIDS-Prävention ist im Durchschnitt die wahrgenommene Verhaltenskontrolle gegenüber Kondomen ($G80$ und $G81$) gestiegen.

Die Berechnung der Modellvarianten des Faktorenmodells zweiter Ordnung entspricht der Vorgehensweise bei der ersten und zweiten Panelwelle. Die folgenden Faktorenmodelle werden, wie für die zweite Panelwelle, auf der Basis der Produkt-Moment-Korrelationen durch ML-Schätzer berechnet. Es wird wiederum zunächst getestet, ob jeder Faktor erster Ordnung durch eine bereichsspezifische Komponente der TOPB dargestellt werden kann und zwei Faktoren zweiter Ordnung auf die Bereiche Schwangerschaftverhütung und AIDS-Prävention zurückzuführen sind. Dem steht wiederum das alternative Modell gegenüber, das von nur einem Faktor zweiter Ordnung ausgeht, d. h. die Spezifizität der Theoriekomponenten Einstellung, subjektive Norm, Verhaltenskontrolle und Intention bezogen auf die beiden Bereiche widerlegen würde.

Tab. 5.26: Goodness-of-fit Maße der Faktorenmodelle zweiter Ordnung

Spezifikation	χ^2	df	GFI	RMSEA	P-Wert	RMR
Ein Faktor zweiter Ordnung	206.14	97	.90	.067	.02	.08
Zwei Faktoren zweiter Ordnung	160.75	96	.93	.052	.39	.06
Zusätzlich Residualkorr.	104.31	92	.95	.023	.99	.05

Die Maße sind in der Legende in Tabelle 5.18 erläutert.

In der ersten Modellvariante wird die alternative Annahme eines Faktors zweiter Ordnung getestet. Die goodness-of-fit Werte in Tabelle 5.26 zeigen, daß diese Spezifikation wiederum von den Daten nicht unbedingt widerlegt wird, aber die Modellverbesserung für die hier favorisierte Modellvariante mit zwei Faktoren zweiter Ordnung sehr deutlich ausfällt (RMSEA $< .05$). Wie in den vorangegangenen Meßzeitpunkten besteht für die manifesten Variablen der wahrgenommenen Verhaltenskontrolle ($G52, G65, G80, G81$) empirisch mehr gemeinsame Varianz als das Faktorenmodell aufklären kann. Die Spezifikation dieser gemeinsamen Varianz in der dritten Modellvariante führt wiederum zu einer signifikanten Verringerung des χ^2-Wertes (Q-Ratio = 14.11). Die übrigen Fitmaße (GFI, RMSEA) zeigen, daß die Spezifikation dieser dritten Modellvariante mit den Daten vereinbar ist. Somit kann die dritte Modellvariante als Bestätigung der konstruktvaliden Messung von zwei bereichspezifischen Operationalisierungen der TOPB für die dritte Panelwelle akzeptiert werden.

Abbildung 5.3 zeigt die Koeffizienten des Faktorenmodells zweiter Ordnung in der dritten Modellvariante. Auch hier sind die zwei Faktoren zweiter Ordnung (ξ_1 and ξ_2) auf die abgefragten Themenbereiche Schwangerschaftsverhütung und AIDS-Prävention zurückzuführen. Die Korrelation zwischen diesen beiden Faktoren hat eine zufriedenstellende Größe (.55) und differiert damit kaum zu den Korrelationen der beiden vorangegangenen Erhebungen. Im Vergleich der jeweiligen Faktoren erster Ordnung zwischen den beiden Bereichen wird wiederum ein wesentlicher Unterschied offensichtlich: Die subjektive Norm für die Schwangerschaftsverhütung ($Norm_{ver}$) weist einen wesentlichen höheren Ladungskoeffizienten (.82) auf dem entsprechenden Faktor (ξ_1) auf als die subjektive Norm für die AIDS-Prävention ($Norm_{prä}$, .50). Diese Differenz entspricht etwa der Differenz in der zweiten Panelwelle.

Die erklärten Varianzen für die Faktoren erster Ordnung bewegen sich zwischen 25% und 78%. Vergleicht man die erklärten Varianzen zwischen den beiden Bereichen, so erhält man einen Durchschnittswert von 57% für die Schwangerschaftsverhütung und 48% für die AIDS-Prävention. Im Vergleich zum zweiten Meßzeitpunkt werden die Faktoren erster Ordnung für den Bereich Schwangerschaftsverhütung deutlich niedriger durch den entsprechenden Faktor zweiter Ordnung (ξ_1) erklärt. Die erklärten Varianzen für den Bereich AIDS-Prävention sind etwa gleich geblieben. Die Faktorenladungen der gemessenen Variablen weisen insgesamt zufriedenstellende Werte auf, die für beide Bereiche kaum zur zweiten Panelwelle differieren.

Die signifikanten Residualkorrelationen zwischen den Variablen der wahrgenommenen Verhaltenskontrolle (vgl. Tabelle 5.27) weisen wie in den vorangegangenen Erhebungen auf eine gemeinsame Hintergrundvariable hin, die in dem Faktorenmodell nicht spezifiziert wurde. Die Werte dieser Residualkorrelationen sind im Durchschnitt etwas höher als zum ersten und zweiten Meßzeitpunkt, die Größenverhältnisse untereinander haben sich aber nicht geändert.

Abb. 5.3: Konfirmatorisches Faktorenmodell zweiter Ordnung (dritte Panelwelle)

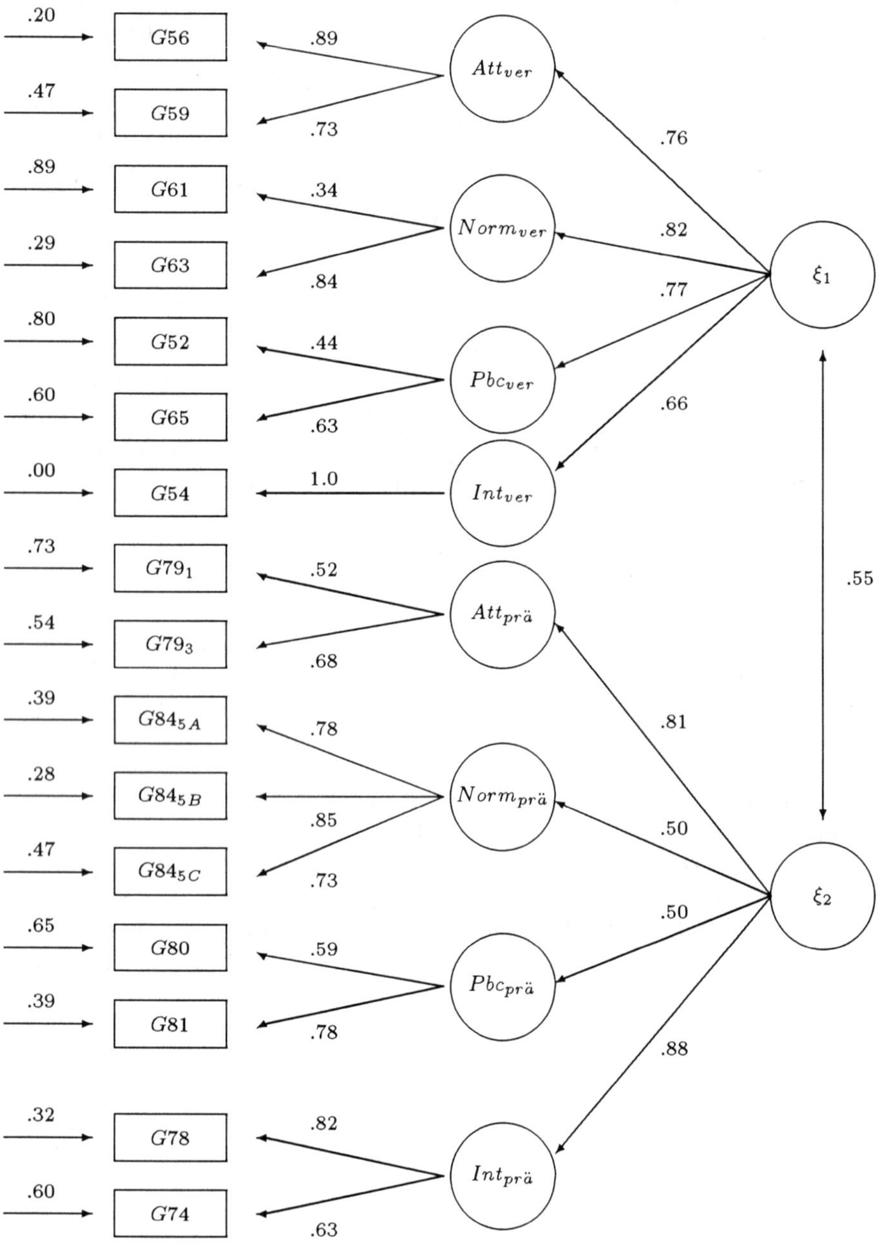

ξ_1 = Schwangerschaftsverhütung; ξ_2 = AIDS-Prävention

Tab. 5.27: Residualkorrelationen zwischen den Variablen der wahrgenommenen Verhaltenskontrolle

Bereiche	AIDS-Prävention		
	Variablen	V84	V85
Schwanger-schafts-verhütung	*G*52	.27 (4.42)	.20 (3.09)
	*G*65	.18 (3.37)	.32 (5.56)

T-Werte sind in Klammern angegeben.

Tabelle 5.28 zeigt die geschätzten bivariaten Korrelationen der Faktoren erster Ordnung, die die Konstruktvalidität der Theoriekomponenten bestätigen. Im Vergleich zur zweiten Panelwelle (vgl. Tabelle 5.24) sind die Korrelationen innerhalb der Konstrukte der Schwangerschaftsverhütung deutlich zurückgegangen, während sie für die AIDS-Prävention relativ gleich geblieben sind. Im Unterschied zu den Veränderungen zwischen erster und zweiter Panelwelle sind diese zwischen der zweiten und dritten Panelwelle für den Bereich Schwangerschaftsverhütung größer als für den Bereich AIDS-Prävention.

Tab. 5.28: Geschätzte bivariate Korrelationen der Faktoren erster Ordnung

	Schwangerschaftsverhütung				AIDS-Prävention			
Faktor	Att	Norm	Pbc	Int	Att	Norm	Pbc	Int
Att	1.00							
Norm	.62	1.00						
Pbc	.58	.63	1.00					
Int	.50	.54	.51	1.00				
Att	.34	.37	.35	.30	1.00			
Norm	.21	.23	.21	.18	.40	1.00		
Pbc	.21	.23	.21	.18	.40	.25	1.00	
Int	.37	.40	.38	.32	.71	.44	.44	1.00

Die Bezeichnungen sind in der Legende in Tabelle 5.20 erläutert.

5.3.4 Zusammenfassung

Insgesamt betrachtet hat der hierarchische Test mit Hilfe eines Faktorenmodells zweiter Ordnung gezeigt, daß es möglich ist, die TOPB über verschiedene inhaltliche Bereiche zu operationalisieren und eine ausreichende Konstruktvalidität der Theoriekomponenten Einstellung, Norm, Verhaltenskontrolle und Intention zu erhalten. Die Faktorenmodelle für die einzelnen Erhebungen (vgl. Abbildungen 5.1, 5.2 und 5.3) zeigen, daß selbst bei abnehmender Populationsgröße die Faktorenstruktur erhalten bleibt und insgesamt von einer zeitlich stabilen Meßtheorie für beide inhaltlichen Bereiche (Schwangerschaftsverhütung, AIDS-Prävention) auszugehen ist. Allerdings wird an dieser Stelle daran erinnert, daß die Meßtheorie für den Bereich Schwangerschaftsverhütung nicht das Ergebnis der ursprünglichen Operationalisierungen ist, sondern die Auswahl an Items wiedergibt, die sich nach den Analysen in Abschnitt 5.2.1.3 als konstruktvalide erwiesen haben. Die sich schon in den Faktorenkorrelationen (vgl. Tabellen 5.20, 5.24 und 5.28) andeutenden Veränderungen auf latenter Ebene werden in den folgenden Strukturgleichungsmodellen (Abschnitt 5.4) genauer untersucht.

Eine Operationalisierung der TOPB für sehr ähnliche Verhaltensbereiche ist nach den vorliegenden Ergebnissen der Faktorenmodelle zweiter Ordnung in einem Fragebogen möglich, wobei die Befragten zwischen der Anwendung von Kondomen zur Schwangerschaftsverhütung und der bei neuen sexuellen Kontakten zur AIDS-Prävention zu differenzieren wußten. Beispielhaft sei hier die verbreitete Überzeugung erwähnt, daß Kondome nur bedingten Schutz vor einer Schwangerschaft bieten, während bei einer neuen sexuellen Beziehung der Schutz vor AIDS durch Kondome gewährleistet ist (vgl. auch Reinecke et al. 1997).

5.4 Strukturgleichungsmodelle der TOPB für die Bereiche Schwangerschaftsverhütung und AIDS-Prävention

In den folgenden Abschnitten wird die TOPB zur Erklärung des Kondomgebrauchs für die Bereiche Schwangerschaftsverhütung und AIDS-Prävention schrittweise überprüft. Im Unterschied zu den meisten anderen Studien, die die TORA bzw. die TOPB verwenden (vgl. beispielsweise die Übersicht in Tabelle 3.1 in Kapitel 3) erfolgt diese Überprüfung mit Hilfe linearer Strukturgleichungsmodelle, die die Zusammenhänge zwischen den Konstrukten der Theorie unter Kontrolle unsystematischer Meßfehler simultan schätzen können (vgl. Abschnitt 4.1).

Für den inhaltlichen Bereich Schwangerschaftsverhütung wird zunächst ein Modell ohne das Verhaltenskonstrukt berechnet. Dies bedeutet, daß die Konstrukte Einstellung, subjektive Norm, wahrgenommene Verhaltenskontrolle und Verhaltensintention aus der ersten Panelwelle berücksichtigt werden und die Datenbasis sich ausschließlich auf die Personen der Ausgangserhebung bezieht (N=1268).[19] Dieses Modell wird dann durch das Konstrukt Verhalten aus der zweiten Panelwelle ergänzt, wobei die Datenbasis dann die Personen der ersten und zweiten Panelwelle bilden (N=634). In einem weiteren, dritten Modell werden dann die Konstrukte Einstellung, subjektive Norm, wahrgenommene Verhaltenskontrolle und Verhaltensintention aus der zweiten Panel-

---

[19] Auf Grund der Filterführung im Fragebogen werden für den Bereich Schwangerschaftsverhütung nur Personen berücksichtigt, die zum Zeitpunkt der Erhebung mindestens 16 Jahre alt waren.

welle und das Konstrukt Verhalten aus der dritten Panelwelle berücksichtigt. Für dieses Modell bilden die Personen der zweiten und dritten Panelwelle die Datenbasis (N=333).

Für den inhaltlichen Bereich AIDS-Prävention wird auch zunächst ein Modell ohne das Verhaltenskonstrukt berechnet. Dies bedeutet, daß die Konstrukte der TOPB aus der ersten Panelwelle berücksichtigt werden und die Datenbasis sich ausschließlich auf die Personen der Ausgangserhebung bezieht (N=1500). Dieses Modell wird dann wiederum durch das Konstrukt Verhalten aus der zweiten Panelwelle ergänzt, wobei die Datenbasis dann die Personen der ersten und zweiten Panelwelle bilden (N=646). Abschließend werden dann in dem dritten Modell die Konstrukte der TOPB aus der zweiten und dritten Panelwelle mit einer Datenbasis von N=339 berücksichtigt.[20]

Zusätzlich werden Subgruppenanalysen für die Modelle durchgeführt, deren Operationalisierungen auf den Erhebungen der ersten und zweiten Panelwelle basieren. Die zu den Modellberechnungen benötigten Varianz/Kovarianzmatrizen basieren auf dem paarweisen Ausschluß fehlender Werte, um möglichst viele Informationen aus den Panelwellen zu behalten.

Für den Bereich Schwangerschaftsverhütung werden die Gesamt- und Subgruppenanalysen des Modells der TOPB in Abschnitt 5.4.1, für den Bereich AIDS-Prävention in Abschnitt 5.4.2 diskutiert. In Abschnitt 5.4.3 wird für ein Modell zur Vorhersage AIDS-präventiven Verhaltens eine Prüfung auf Interaktionseffekte zwischen den Konstrukten Verhaltenskontrolle und Intention vorgenommen. Abschnitt 5.4.4 faßt die Ergebnisse der Strukturgleichungsmodelle zusammen.

5.4.1 Schwangerschaftsverhütung

Abbildung 5.4 zeigt die Resultate des Modells der TOPB ohne die Verhaltensmessung aus der zweiten Panelwelle. Es wird eine gute Anpassung zwischen Modell und Daten erreicht (χ^2=8.89 mit df=4, GFI=.99, RMSEA=.04 mit p=.71 und RMR=.04), die aber auf die Spezifikation verschiedener Residualkorrelationen zurückzuführen ist (zur Diskussion, siehe weiter unten). Die Beziehungen zwischen den Konstrukten und den Indikatoren (Faktorenladungen) zeigen, daß, bis auf den ersten Indikator der subjektiven Norm (V55), eine ausreichend hohe Meßqualität der Konstrukte der TOPB erreicht wird. Die niedrige Faktorenladung des Indikators V55 legt den Schluß nahe, daß Eltern weniger Bedeutung für die normativen Erwartungen des Befragten (bezogen auf die Kondomverwendung zur Schwangerschaftsverhütung) haben als der Partner oder die Partnerin (V57). Die Koeffizienten des Strukturmodells bestätigen die Hypothesen der TOPB, wobei der stärkste Prädiktor für die Verhaltensintention die wahrgenommene Verhaltenskontrolle ist (Pbc_{ver}, .44),

[20] Beim Konstrukt Verhalten (Variablen F86 bzw. G27K) sind nur die Personen berücksichtigt, die im jeweils vergangenen Jahr neue sexuelle Kontakte gehabt haben (vgl. hierzu die entsprechenden Häufigkeitsverteilungen in Abschnitt 5.2.1.1).

gefolgt von der subjektiven Norm ($Norm_{ver}$, .31) und der Einstellung (Att_{ver}, .19). Alle drei Prädiktoren erklären etwa 60% der Varianz im Konstrukt Intention (Int_{ver}).

Abb. 5.4: Modell der TOPB für den Bereich Schwangerschaftsverhütung (ohne Verhalten)

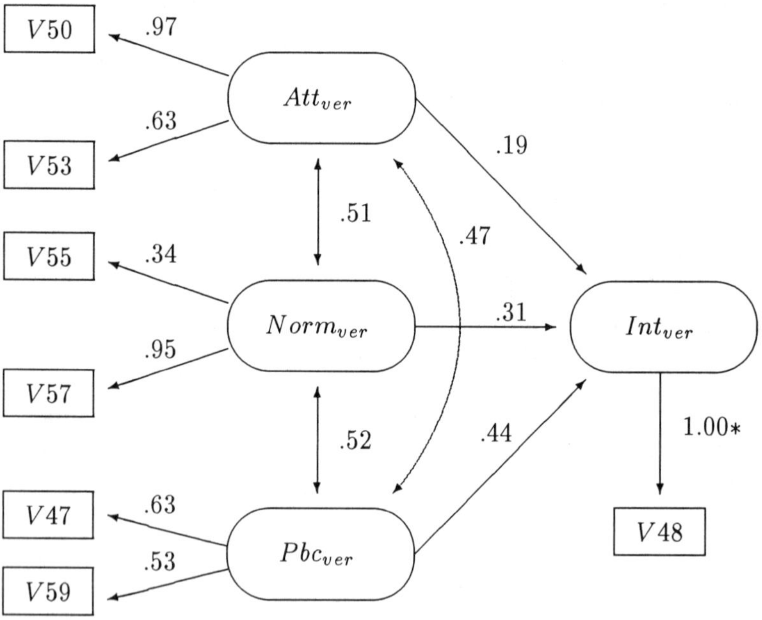

Die Koeffizienten in der Abbildung sind standardisiert. Der mit * bezeichnete Wert ist fixiert. Erklärte Varianz im Konstrukt Intention: **59.8%**

Wenn das Verhalten, Kondome zur Schwangerschaftsverhütung zu gebrauchen, in Abhängigkeit von der Verhaltensintention ergänzt wird, so zeigen sich keine Veränderungen bezüglich der Erklärung der Verhaltensintention (vgl. Abbildung 5.5): Die stärksten Prädiktoren sind weiterhin die wahrgenommene Verhaltenskontrolle (Pbc_{ver}, .37) und die subjektive Norm ($Norm_{ver}$, .37), während auch hier die Einstellung (Att_{ver}) weit weniger Einfluß hat (.16). Die Prädiktion des Verhaltens (Beh_{ver}) durch die Verhaltensintention ist dagegen weitaus geringer (.21). Dieser geringe Strukturkoeffizient zeigt an, daß es in der Zeit zwischen den beiden Erhebungen (ein Jahr) zu Veränderungen in der ursprünglich geäußerten Verhaltensabsicht gekommen ist. Die geäußerte Absicht, Kondome zur Schwangerschaftsverhütung zu verwenden, ist im tatsächlichen Sexualkontakt oft nicht umgesetzt worden.

Abb. 5.5: Modell der TOPB für den Bereich Schwangerschaftsverhütung (erste und zweite Panelwelle)

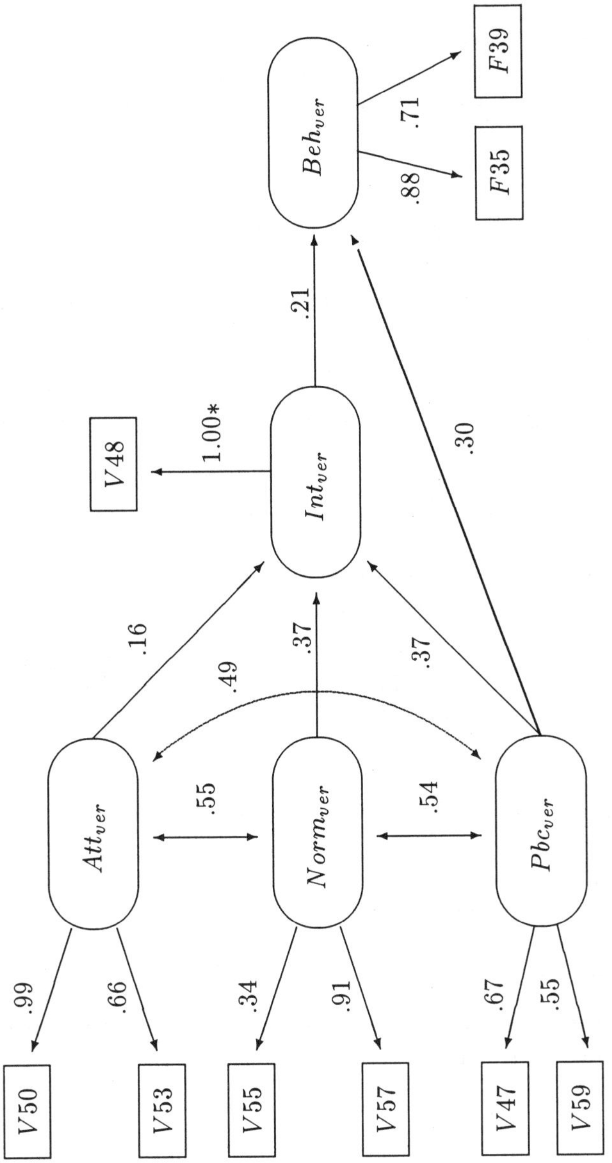

Die Koeffizienten in der Abbildung sind standardisiert. Der mit * bezeichnete Wert ist fixiert.
Erklärte Varianz in Intention: **57.8%** ; Erklärte Varianz in Verhalten: **21.2%**

Darüber hinaus kann ein direkter Einfluß der wahrgenommenen Verhaltenskontrolle auf das Verhalten nachgewiesen werden (.30): Je stärker die wahrgenommene Verhaltenskontrolle über die Anwendung von Kondomen zur Schwangerschaftsverhütung, desto stärker die tatsächliche Verwendung. Dieser kausale Effekt ist sogar stärker als der von der Verhaltensintention, was die Bedeutung der "tatsächlichen" Kontrolle (vgl. die Diskussion um die Bedeutung von "actual control" bei Ajzen 1991, 1994 und in Abschnitt 3.1.2) unterstreicht.

Tab. 5.29: Goodness-of-fit Maße der Modellvarianten

Spezifikation	χ^2	df	GFI	RMSEA	P-Wert	RMR
ohne Pfad von Pbc_{ver} nach Beh_{ver}	34.05	17	.98	.050	.46	.04
mit Pfad von Pbc_{ver} nach Beh_{ver}	26.22	16	.99	.040	.70	.03

Werden zwei Varianten des Modells in Abbildung 5.5 (ohne und mit direktem Pfad von Verhaltenskontrolle auf Verhalten) nach den goodness-of-fit Maßen verglichen (vgl. Tabelle 5.29), so ergibt sich eine signifikante χ^2-Differenz (Q-Ratio = 7.83) zugunsten des Modells mit der direkten Beziehung von der Verhaltenskontrolle zum Verhalten.

Tab. 5.30: Residualkorrelationen der manifesten Variablen für Einstellung, Norm und Verhaltenskontrolle

		Einstellung		Norm
		$V50_2$	$V53_2$	$V57_2$
Verhaltens-kontrolle	$V57_2$	–	.13 (4.12)	–
	$V59_2$	.23 (5.06)	.29 (6.24)	.18 (4.53)

T-Werte sind in Klammern angegeben.

Ohne die Spezifikation von Residualkorrelationen (vgl. Tabelle 5.30) war ein angemessener Fit des Modells nicht zu erreichen. Die Spezifikation dieser Residualkorrelationen kann nur dann nicht vertreten werden, wenn sie aus rein statistischen Gründen erfolgt und sich *ausschließlich* auf Empfehlungen des Strukturgleichungsprogramms LISREL über die Modifikationsindizes (vgl. Jöreskog/Sörbom 1989: 44f.) stützt. Wie schon in Abschnitt 5.2.1 ausgeführt, sind die Messungen der TOPB für den Bereich Schwangerschaftsverhütung nur bedingt konstruktvalide. So haben beispielsweise die beiden Normvariablen $V55$ und $V57$ einen geringeren Zusammenhang (.33) als die Normvariable $V57$ mit der zweiten Messung der wahrgenommenen Verhaltenskontrolle $V59$ (.45). Die übrigen Residualkorrelationen begründen sich durch Gemeinsamkeiten zwischen den Messungen der Einstellung und der wahrgenommenen Verhaltenskontrolle, die durch das Modell nicht aufgeklärt werden. Auch in anderen Studien sind diese Gemeinsamkeiten aufgetreten, die zu einer schlechten Anpassung zwischen Modell und Daten geführt haben (vgl. Ajzen 1989).

Die Resultate des Strukturgleichungsmodells zur Vorhersage des Gebrauchs von Kondomen zur Schwangerschaftsverhütung für die dritte Panelwelle weisen auf hohe Multikollinearitäten der Konstrukte Einstellung, subjektive Norm und wahrgenommene Verhaltenskontrolle hin (ohne Abbildung).[21] Die geschätzten Korrelationen zwischen diesen Konstrukten liegen zwischen .73 und und .84. Eine Differenzierung der Konstrukte ist auf Grund dieser hohen Korrelationen nicht möglich, so daß die Kausaleffekte im Modell nicht weiter interpretiert werden. Die verringerte Fallzahl in der dritten Panelwelle kann für die Multikollinearitätseffekte verantwortlich sein. Außerdem hat die Konstruktvalidität der gemessenen Variablen für die Einstellung, für die subjektive Norm und für die wahrgenommene Verhaltenskontrolle teilweise stark abgenommen.

Subgruppenanalyse

Um das Modell in Abbildung 5.5 für Personen überprüfen zu können, die in der jüngsten Vergangenheit sexuell aktiver waren, wurden in einer Subgruppenanalyse nur diejenigen berücksichtigt, die in den letzten vier Wochen vor der zweiten Befragung Geschlechtsverkehr gehabt haben. Die Anzahl der Personen reduzierte sich von 634 auf 447. Die Prädiktion der Verhaltensintention durch die Einstellung, die Norm und die Verhaltenskontrolle führte zu ähnlichen Resultaten wie die in Abbildung 5.5 gezeigten. Der Pfad von der Verhaltensintention zum Verhalten stieg von .26 auf .31, während der direkte Pfad von der Verhaltenskontrolle auf das Verhalten abnahm (.25), aber immer noch signifikant blieb. Daraus ist zu schließen, daß der sexuell aktivere Personenkreis auch über den Zeitraum von einem Jahr eine stärkere Kongru-

[21] In regressions- und pfadanalytischen Modellen wird von Multikollinearität gesprochen, wenn zwei oder mehr unabhängige Variablen so hoch miteinander korrelieren, daß der jeweilige kausale Effekt auf die abhängige Variable nicht mehr ermittelt werden kann (Vogt 1993: 144). Perfekte Multikollinearität tritt auch auf, wenn die Stichprobengröße geringer ist als die Anzahl der Variablen im Modell (vgl. hierzu die ausführliche Erörterung in Berry (1993: 24f.).

enz zwischen Verhaltensabsichten und Verhalten hat und die Bedeutung von Kontrolle mit zunehmender Erfahrung für den Einsatz von Kondomen bei der Schwangerschaftsverhütung abnimmt. Die goodness-of-fit Maße des Modells zeigen eine gute Anpassung zwischen Modell und Daten (χ^2=18.93 mit df=16, GFI=.99, RMSEA=.03 mit p=.85 und RMR=.03).

5.4.2 AIDS-Prävention

Abbildung 5.6 zeigt die Resultate des Modells der TOPB für den Bereich AIDS-Prävention ohne die Verhaltensmessung aus der zweiten Panelwelle. Es wird eine akzeptable Anpassung zwischen Modell und Daten erreicht (χ^2=38.57 mit df=27, GFI=.99, RMSEA=.02 mit p=1.00 und RMR=.02), wobei nur zwei Residualkorrelationen (zwischen Variablen V82 und V84 einerseits und zwischen Variablen $V91_1$ und $V91_2$ andererseits) zusätzlich spezifiziert werden mußten. Die Beziehungen zwischen den Konstrukten und den Indikatoren (Faktorenladungen) zeigen, daß alle Indikatoren eine ausreichend hohe Meßqualität der Konstrukte der TOPB haben. Die höchsten Werte erreichen die beiden Indikatoren $V83_1$ und $V83_3$ für das Konstrukt Einstellung. Die Koeffizienten des Strukturmodells bestätigen die Hypothesen der TOPB, wobei der stärkste Prädiktor für die Verhaltensintention die Einstellung ist ($Pbc_{prä}$, .49), gefolgt von der subjektiven Norm ($Norm_{prä}$, .29) und der wahrgenommene Verhaltenskontrolle ($Att_{prä}$, .22). Alle drei Prädiktoren erklären 60% der Varianz im Konstrukt Intention (Int_{ver}).

Wenn das Verhalten, Kondome zur AIDS-Prävention bei neuen sexuellen Kontakten zu gebrauchen, in Abhängigkeit von der Verhaltensintention in das Modell aufgenommen wird, so zeigen sich keine Veränderungen bezüglich der Erklärungskraft der Prädiktoren (vgl. Abbildung 5.7): Der stärkste Einfluß geht weiterhin von der Einstellung ($Att_{prä}$, .42) und der subjektiven Norm ($Norm_{prä}$, .35) aus, während auch hier die wahrgenommene Verhaltenskontrolle ($PBC_{prä}$) weit weniger Einfluß hat (.20).

Die Prädiktion des Verhaltens der zweiten Panelwelle ($Beh_{prä}$) durch die Verhaltensintention ist weitaus geringer (.31), was auf Veränderungen zwischen ursprünglicher Absicht und gezeigtem Verhalten innerhalb eines Jahres zurückzuführen ist. Bei der Betrachtung der Ergebnisse der Kreuztabelle zwischen dem ersten Indikator der Verhaltensintention (V82) und der Verhaltensmessung der zweiten Panelwelle (F86, vgl. Tabelle 5.10) in Abschnitt 5.2.2.1) zeigte sich, daß 30% der Befragten, die eine hohe Verhaltensabsicht im ersten Meßzeitpunkt äußerten, in der konkreten Situation fast nie Kondome zur AIDS-Prävention verwendeten.

Abb. 5.6: Modell der TOPB für den Bereich AIDS-Prävention (ohne Verhalten)

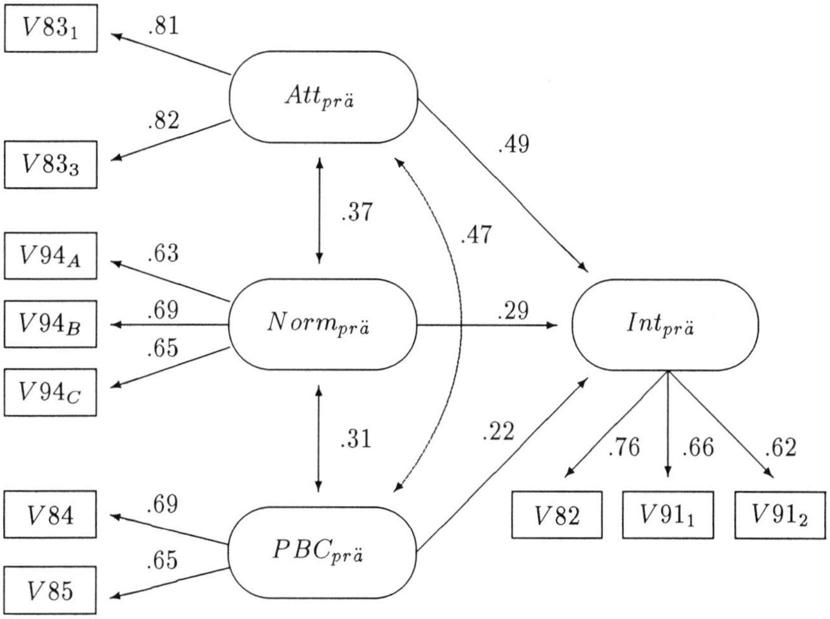

Die Koeffizienten in der Abbildung sind standardisiert. Die mit * bezeichneten Werte sind fixiert. Erklärte Varianz in Intention: **62.0%**

Im Unterschied zum Bereich Schwangerschaftsverhütung (Abbildung 5.5) hat die wahrgenommene Verhaltenskontrolle auf das Verhalten keinen signifikanten direkten Einfluß, so daß dieser Pfad auf Null fixiert werden konnte. Dieser Ergebnis verdeutlicht, daß die wahrgenommene Verhaltenskontrolle nur indirekten Einfluß auf das Verhalten hat und somit keine Übereinstimmung zwischen wahrgenommener und tatsächlicher Kontrolle über den Kondomgebrauch bei neuen sexuellen Kontakten vorliegt (vgl. aber die Subgruppenanalyse weiter unten).

Werden die jeweiligen Modellvarianten (ohne und mit direktem Pfad von Verhaltenskontrolle auf Verhalten) nach den goodness-of-fit Maßen (Tabelle 5.31) verglichen, so sind keine nennenswerten Differenzen festzustellen. Auch die Differenz der beiden χ^2-Werte ist nicht signifikant (Q-Ratio = 0.20). Die Anpassung beider Modellvarianten an die Daten ist nahezu perfekt. Es werden 59.1% Varianz in der Verhaltensintention und 9.6% Varianz im Verhalten aufgeklärt.

Abb. 5.7: Modell der TOPB für den Bereich AIDS-Prävention (erste und zweite Panelwelle)

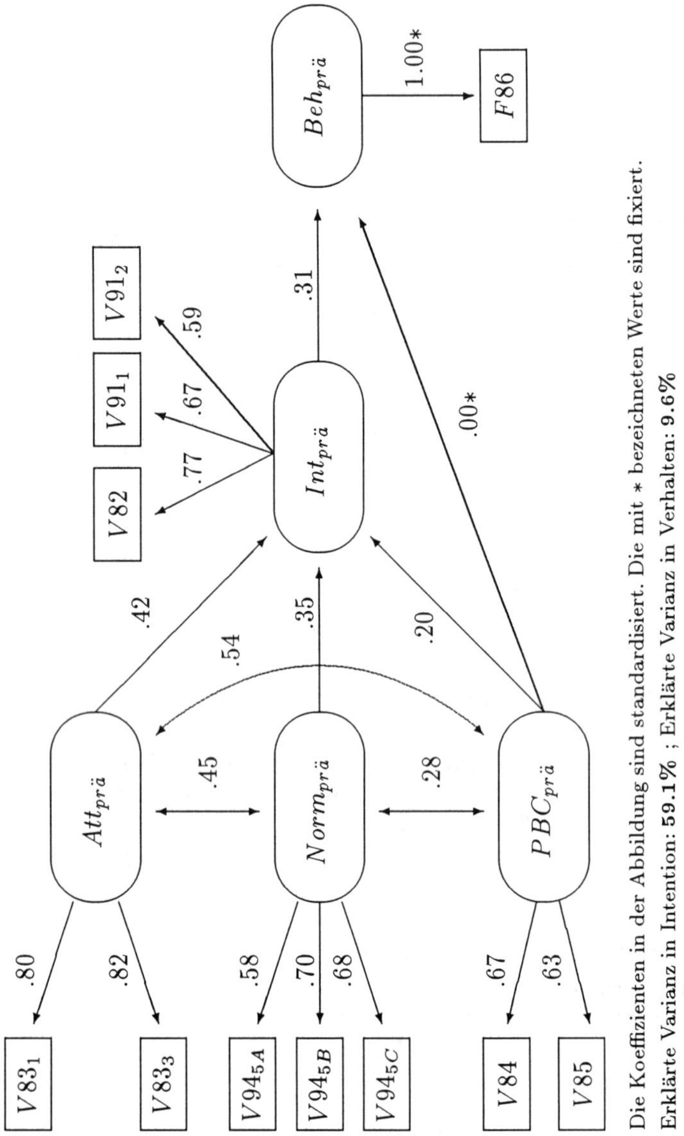

Tab. 5.31: Goodness-of-fit Maße der Modellvarianten

Spezifikation	χ^2	df	GFI	RMSEA	P-Wert	RMR
ohne Pfad von $Pbc_{prä}$ nach $Beh_{prä}$	18.41	37	.98	.000	1.00	.03
mit Pfad von $Pbc_{prä}$ nach $Beh_{prä}$	18.21	36	.98	.000	1.00	.03

Für die zweite und dritte Panelwelle wird das Modell der TOPB zwar auch weitgehend bestätigt, die Prädiktionskraft der Einstellung zum Verhalten (.35), der subjektiven Norm (.35) und der wahrgenommenen Verhaltenskontrolle (.19) nimmt insgesamt aber deutlich ab. Alle drei Prädiktoren erklären nur noch etwa 41% der Varianz der Intention. Die Prädiktion des Verhaltens durch die Verhaltensintention hat gegenüber der ersten Panelwelle bzw. dem Vorjahr leicht abgenommen (.27). Die Varianzaufklärung liegt demnach nur bei 7%. Die wahrgenommene Verhaltenskontrolle hat wiederum auf das Verhalten keinen signifikanten Einfluß, so daß dieser Pfad auf Null fixiert wurde (vgl. Abbildung 5.8). Bei Betrachtung des Meßmodells fällt der geringe Ladungskoeffizient für den ersten Indikator des Einstellungskonstruktes auf ($F77_1$ mit .45). Die Konstruktvalidität ist für diesen Indikator im Unterschied zur ersten Panelwelle (vgl. Abbildung 5.7) deutlich zurückgegangen. Vergleicht man die entsprechenden Verteilungen der Indikatoren (siehe Abschnitt 5.2.2.1), so zeigt sich eine deutlich verstärkte Schiefe mit einer abnehmenden Streuung um den Mittelwert für die Messung der zweiten Panelwelle.

Werden die jeweiligen Modellvarianten (ohne und mit direktem Pfad von Verhaltenskontrolle auf Verhalten) nach den goodness-of-fit Maßen (Tabelle 5.32) verglichen, so sind keine nennenswerten Differenzen festzustellen. Die Differenz der beiden χ^2-Werte ist nicht signifikant (Q-Ratio = 0.96). Die Anpassung der Modellvarianten an die Daten ist auch hier nahezu perfekt.

Tab. 5.32: Goodness-of-fit Maße der Modellvarianten

Spezifikation	χ^2	df	GFI	RMSEA	P-Wert	RMR
ohne Pfad von $Pbc_{prä}$ nach $Beh_{prä}$	18.39	37	.97	.000	1.00	.03
mit Pfad von $Pbc_{prä}$ nach $Beh_{prä}$	17.43	36	.97	.000	1.00	.03

Abb. 5.8: Modell der TOPB für den Bereich AIDS-Prävention (zweite und dritte Panelwelle)

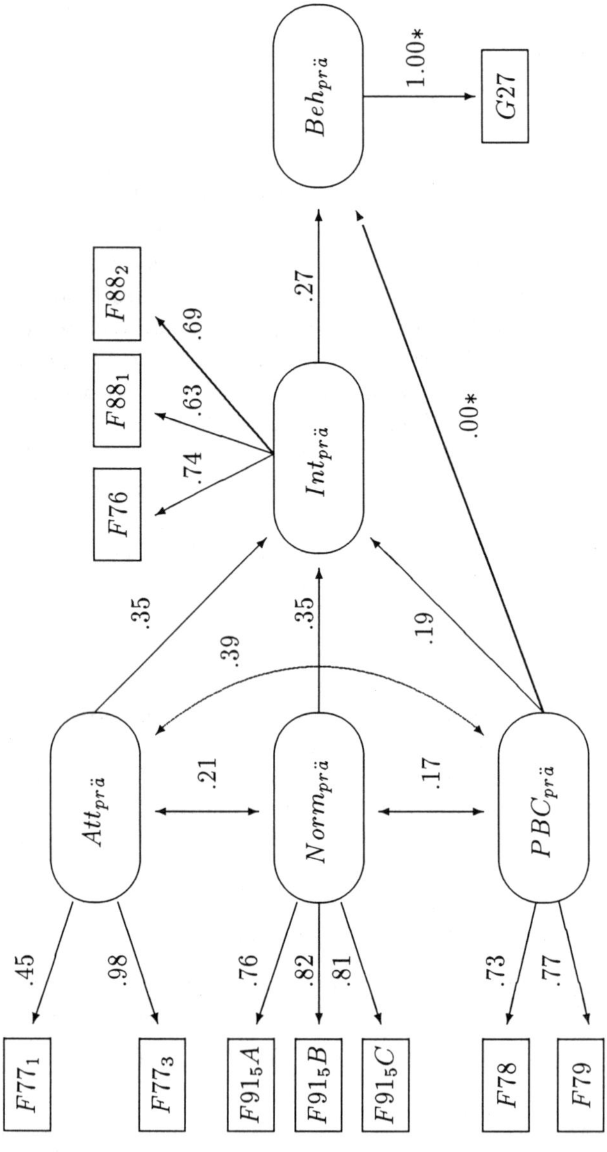

Die Koeffizienten in der Abbildung sind standardisiert. Die mit * bezeichneten Werte sind fixiert.
Erklärte Varianz in Intention: **40.6%** ; Erklärte Varianz in Verhalten: **7.2%**

Subgruppenanalysen

Bei den Mittelwerten in Abschnitt 5.2.2.2 zeigten sich insbesondere bei den Merkmalen Geschlecht und Alter signifikante Differenzen in den Indikatoren der TOPB für den Bereich AIDS-Prävention. Im folgenden soll nun exemplarisch für das Modell in Abbildung 5.7 gezeigt werden, ob signifikante Differenzen in den kausalen Beziehungen zwischen Einstellung, Norm, Verhaltenskontrolle und Intention einerseits und Verhaltenskontrolle, Intention und Verhalten andererseits auftreten. Mit Hilfe des multiplen Gruppenvergleichs (vgl. zur Technik Abschnitt 4.1.1) wird das Modell der TOPB simultan nach Geschlechtszugehörigkeit und in einer weiteren Analyse nach Altersgruppen überprüft. Die Einteilung der Altersgruppen folgt der in Abschnitt 5.2.1.2 vorgenommenen Einteilung.

Die Differenzierung nach Geschlecht sollte prüfen, ob die direkte Beziehung zwischen Verhaltenskontrolle und Verhalten subgruppenspezifisch unterschiedlich ist. Es wird davon ausgegangen, daß die Differenz zwischen wahrgenommener und aktueller Kontrolle über die Anwendung von Kondomen für die männlichen Befragten eine andere ist als für die weiblichen Befragten. Daher sind drei Varianten des multiplen Gruppenvergleichs berechnet worden:

1. Alle Koeffizienten des Meß- und Strukturmodells werden über beide Gruppen gleichgesetzt.
2. Alle Koeffizienten des Meß- und Strukturmodells werden über beide Gruppen bis auf die Beziehung zwischen Verhaltenskontrolle und Verhalten gleichgesetzt.
3. Alle Koeffizienten des Meßmodells werden über beide Gruppen gleichgesetzt. Die Beziehungen zwischen Einstellung, Norm, Verhaltenskontrolle und Intention und die Beziehungen zwischen Verhaltenskontrolle, Intention und Verhalten variieren über beide Gruppen.

Die letzte Variante dient dazu, zu prüfen, ob auch noch andere Beziehungen innerhalb der TOPB, außer der zwischen Verhaltenskontrolle und Verhalten, geschlechtsspezifische Differenzen aufweisen.

Tab. 5.33: Goodness-of-fit Maße der Modellvarianten

Spezifikation	χ^2	df	GFI	RMSEA	P-Wert	RMR
1. Variante	62.78	97	.95	.000	1.00	.05
2. Variante	59.06	96	.95	.000	1.00	.05
3. Variante	55.22	92	.96	.000	1.00	.03

Wird die 1. mit der 2. Variante des multiplen Gruppenvergleichs (ohne und mit Variation des Pfades von Verhaltenskontrolle auf Verhalten) nach den

χ^2-Werten verglichen (Tabelle 5.33), so ist die Differenz der beiden Werte signifikant (Q-Ratio = 3.72). Ein entsprechender Vergleich der 2. und 3. Variante zeigt, daß die übrigen Beziehungen der TOPB nicht geschlechtsspezifisch variieren (Q-Ratio = 0.96). Abbildung 5.9 zeigt die Ergebnisse des Gruppenvergleichs nach der 2. Variante, wobei auf die Darstellung des Meßmodells verzichtet wurde. Im Unterschied zu den vorhergehenden Modellen werden hier die unstandardisierten Strukturkoeffizienten dargestellt, da im multiplen Gruppenvergleich nur diese eine vergleichende Interpretation erlauben (vgl. Bollen 1989: 355f.).

Abb. 5.9: Gruppenvergleich der TOPB nach Geschlecht (2. Variante)

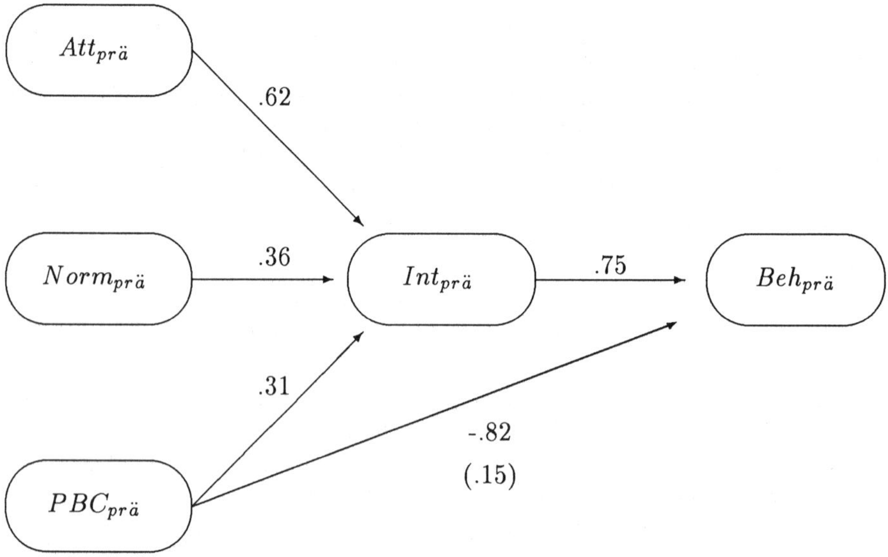

Die Koeffizienten in der Abbildung sind nicht standardisiert. Der Wert in Klammern bezieht sich auf die weibliche Subgruppe.

Die unstandardisierten Koeffizienten verdeutlichen, daß auch im multiplen Gruppenvergleich die Reihenfolge der Einflußstärken auf die Verhaltensintention gleich geblieben ist: Einstellung ($Att_{prä}$) hat den stärksten, wahrgenommene Verhaltenskontrolle ($PBC_{prä}$) den schwächsten Einfluß. Diese Koeffizienten variieren genauso wenig zwischen den Gruppen, wie der Koeffizient zwischen Intention ($Int_{prä}$) und Verhalten ($Beh_{prä}$). Für die direkte Beziehung zwischen wahrgenommener Verhaltenskontrolle und Verhalten ist bei den männlichen Befragten ein negativer Koeffizient (-.82), für die weiblichen Befragten ein positiver Koeffizient (.15) zu verzeichnen. Die Differenz zwischen den beiden Größen bestätigt die subgruppenspezifische Unterschiedlichkeit der Beziehung zwischen Verhaltenskontrolle und Verhalten. Interessanterweise ist diese Beziehung für die männlichen Befragten negativ, was bedeutet, daß mit steigender Kontrolle der Gebrauch von Kondomen abnimmt. Das Ergebnis läßt sich auch so interpretieren, daß mit zunehmender Kondomerfahrung auch die unangenehmen Seiten des Kondomgebrauchs eine Rolle spielen und das präventive Moment für die männlichen Befragten bei neuen sexuellen Kontakten in den Hintergrund gedrängt wird. Die durch eine mögliche Ansteckung betroffenen Frauen werden daher mit zunehmender Erfahrung auch auf die Anwendung von Kondomen im neuen Sexualkontakt bestehen. Für die Männer werden nur 8% Varianz im Konstrukt Verhalten aufgeklärt, während dieser Betrag bei den Frauen 21% beträgt.

Die Differenzierung nach Alter sollte ebenfalls prüfen, ob bestimmte Beziehungen zwischen Konstrukten der TOPB subgruppenspezifisch unterschiedlich sind. ist. Es wurde zunächst auch davon ausgegangen, daß die Beziehung zwischen wahrgenommener Verhaltenskontrolle und Verhalten zwischen den drei Altersgruppen (14 bis 17, 18 bis 20 und 21 bis 25 Jahre) variiert. Diese Variation belegen die Daten allerdings nicht. Eine mögliche Variation der Beziehung zwischen Einstellung und Intention, die auch in anderen Untersuchungen festgestellt wurde (beispielsweise Nucifora et al. 1993) wird im folgenden mit vier Varianten des multiplen Gruppenvergleichs auf Signifikanz überprüft:

1. Alle Koeffizienten des Meß- und Strukturmodells werden über die drei Altersgruppen gleichgesetzt.
2. Alle Koeffizienten des Meß- und Strukturmodells werden über die drei Altersgruppen bis auf die Beziehung zwischen Einstellung und Intention gleichgesetzt.
3. Alle Koeffizienten des Meßmodells werden über die drei Altersgruppen gleichgesetzt. Die Beziehungen zwischen Einstellung, Norm und Intention variieren über alle drei Gruppen.
4. Alle Koeffizienten des Meßmodells werden über die drei Altersgruppen gleichgesetzt. Die Beziehungen zwischen Einstellung, Norm, Verhaltenskontrolle und Intention variieren über alle drei Gruppen.

Die letzte beiden Varianten dienen dazu, zu prüfen, ob auch die Beziehungen zwischen subjektiver Norm und Intention bzw. Verhaltenskontrolle und Intention über die drei Altersgruppen variieren.

Tab. 5.34: Goodness-of-fit Maße der Modellvarianten

Spezifikation	χ^2	df	GFI	RMSEA	P-Wert	RMR
1. Variante	344.78	136	.94	.049	.60	.10
2. Variante	318.18	136	.95	.046	.82	.09
3. Variante	308.77	132	.95	.046	.84	.09
4. Variante	306.14	130	.95	.046	.86	.09

Wird die 1. mit der 2. Variante des multiplen Gruppenvergleichs (ohne und mit Variation des Pfades von Einstellung auf Intention) nach den χ^2-Werten verglichen (Tabelle 5.34), so ist die Differenz der beiden Werte signifikant (Q-Ratio = 13.3). Ein entsprechender Vergleich der 2. und 3. Variante zeigt, daß auch die Beziehung zwischen subjektiver Norm und Intention altersspezifisch variiert (Q-Ratio = 4.71). Nur bei der zusätzlichen Variation des Einflusses der wahrgenommenen Verhaltenskontrolle (4. Variante) kann keine signifikante Verbesserung erreicht werden (Q-Ratio = 1.32).

Abbildung 5.10 zeigt die Ergebnisse des Gruppenvergleichs nach der 3. Variante, wobei auch hier auf die Darstellung des Meßmodells verzichtet wurde.

Abb. 5.10: Gruppenvergleich der TOPB nach Alter (3. Variante)

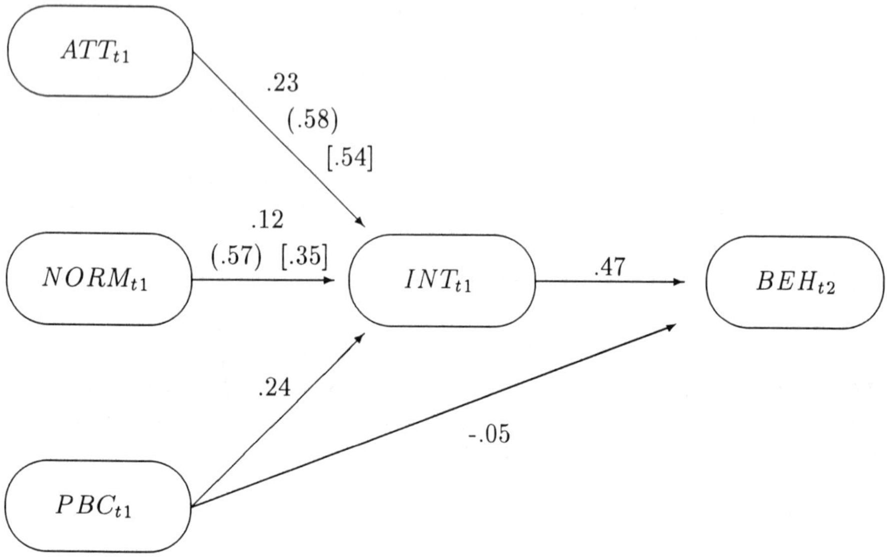

Die Koeffizienten in der Abbildung sind nicht standardisiert. Werte in runden Klammern beziehen sich auf die zweite Altersgruppe (18-20 Jahre), Werte in eckigen Klammern auf die dritte Altersgruppe (21-25 Jahre).

Abbildung 5.10 zeigt das Ergebnis der 3. Variante des multiplen Gruppenvergleichs nach dem Alter der Befragten. Die Beziehungen zwischen wahrgenommener Verhaltenskontrolle ($PBC_{prä}$) und Intention ($Int_{prä}$) bzw. Verhalten ($Beh_{prä}$) und zwischen Intention und Verhalten variieren nicht über die drei Altersgruppen und weisen darum nur jeweils einen Koeffizienten auf. Für die Beziehung zwischen Einstellung ($Att_{prä}$) und Intention zeigt sich, daß insbesondere zwischen der ersten und den beiden anderen Altersgruppen der Unterschied groß ist: Für die 18 bis 20jährigen und die 21 bis 25jährigen ist der Effekt auf die Intention höher (.58 bzw. .54) als für die jüngsten Befragten (.23). Für die Beziehung zwischen subjektiver Norm ($Norm_{prä}$) und Intention zeigt sich eine ähnliche Tendenz, nur ist hier für die älteste Gruppe ein deutlich niedrigerer Effekt zu verzeichnen (.35). Für die mittlere Altersgruppe ist der enstsprechende Strukturkoeffizient am stärksten (.57).

Das Ergebnis zeigt relativ deutlich, daß für Jugendliche zwischen 18 und 20 Jahren Einstellungen, Absichten und Verhalten am stärksten miteinander in Beziehung stehen. Für diese Gruppe werden 8.5% Varianz im Konstrukt Verhalten aufgeklärt, während dieser Wert für die Gruppe der 21 bis 25jährigen nur 6.4% Varianz beträgt. Für die jüngsten Befragten sind "neue" sexuelle Kontakte meistens erste sexuelle Kontakte. Einstellungen zu Kondomen bezüglich AIDS-präventiven Verhaltens beruhen daher zumeist auf Vorstellungen und weniger auf Erfahrungen. Daher ist für diese Gruppe auch ein "planbares" präventives Verhalten am schwierigsten. Der Anteil erklärter Varianz im Verhalten beträgt hier nur 1%.

5.4.3 Prüfung auf Interaktionseffekte zwischen Verhaltenskontrolle und Intention

Die TOPB postuliert in ihrer ersten Formulierung explizit die Möglichkeit der Interaktion zwischen wahrgenommener Verhaltenskontrolle und Intention (vgl. Ajzen 1985). Diese Interaktion läßt sich dadurch begründen, daß neben der Fähigkeit auch die Motivation vorhanden sein muß, ein Verhalten in die Tat umzusetzen. Dies gilt insbesondere, wenn das Verhalten nicht vollständig unter der willentlichen Kontrolle des Handelnden steht (vgl. Vroom 1964; Locke 1965). Es wird erwartet, daß sich mit steigender Kontrolle auch die Prädiktionskraft der Intention erhöht. Die Zusammenstellung bei Ajzen (1991: 188) zeigt zwar, daß signifikante Interaktionseffekte zwischen wahrgenommener Verhaltenskontrolle und Intention nur selten nachweisbar sind, aber dennoch überprüft werden sollten (vgl. Schifter/Ajzen 1985).

In einer Studie, die die TOPB zur Erklärung des Kondomgebrauchs bei "undergraduates" verwendete, wurde nachgewiesen, daß die subjektiv wahrgenommene Fähigkeit, Kondome im Sexualkontakt anwenden zu können, mit der Absicht, diese in entsprechenden Situation zu gebrauchen, hoch interagierte (vgl. Nucifora et al. 1993). Daraufhin ist die Möglichkeit einer Interaktion zwischen wahrgenommener Verhaltenskontrolle und Intention auch für ein hier diskutiertes Modell zur AIDS-Prävention (Abbildung 5.7) geprüft worden.

Die Untersuchungspersonen[22] werden dazu einerseits nach der wahrgenommenen Verhaltenskontrolle (niedrig/hoch) und andererseits nach der Intention (niedrig/hoch) medianisiert. Anschließend wird mit Hilfe eines multiplen Gruppenvergleichs zuerst die Unterschiedlichkeit der Beziehung zwischen Intention und Verhalten nach dem Ausmaß der wahrgenommenen Verhaltenskontrolle geprüft. In einem weiteren multiplen Gruppenvergleich wird dann die Beziehung zwischen wahrgenommener Verhaltenskontrolle und Verhalten nach dem Ausmaß der Intention geprüft. Jeder Gruppenvergleich beruht auf drei Modellvarianten. Die Ergebniszusammenstellung zeigt Tabelle 5.35 (vgl. auch Reinecke et al. 1996).

Der Gruppenvergleich zwischen Personen mit niedrigem und hohem Ausmaß an wahrgenommener Verhaltenskontrolle zeigt, daß die Gleichsetzung aller Strukturkoeffizienten (d. h. Invarianz der Pfadkoeffizienten zwischen Einstellung und Intention, zwischen subjektiver Norm und Intention und zwischen Intention und Verhalten) über die beiden Gruppen von den Daten widerlegt wird (vgl. Tabelle 5.35). Die zweite Modellvariante mit der Variation des Verhältnisses zwischen Intention und Verhalten zeigt eine deutlich signifikante Modellverbesserung (χ^2-diff.=7.52 mit df=1). Die ermittelten Koeffizientenunterschiede belegen die weiter oben diskutierte Vermutung, daß bei einer hohen wahrgenommenen Verhaltenskontrolle der Zusammenhang zwischen Intention und Verhalten höher ist (standardisiert .55) als bei einer niedrigen wahrgenommenen Verhaltenskontrolle (standardisiert .18). Dies bestätigt, ähnlich wie in Nucifora et al. (1993), daß die subjektiv wahrgenommene Fähigkeit, Kondome in neuen sexuellen Kontakten anwenden zu können, mit der Intention, diese in entsprechenden Situationen zu gebrauchen, interagiert. Zur Kontrolle sind in einer dritten Modellvariante alle Strukturkoeffizienten über die Gruppen variiert worden. Diese Modellvariante weist gegenüber der zweiten keine signifikante Modellverbesserung auf (χ^2-diff.=4.81 mit df=2).

Der Gruppenvergleich zwischen Personen mit niedriger und hoher Verhaltensintention bestätigt im Grunde die Ergebnisse des ersten Gruppenvergleichs (vgl. Tabelle 5.35). Auch hier zeigt die zweite Modellvariante mit der Variation des Verhältnisses zwischen wahrgenommener Verhaltenskontrolle und Verhalten eine deutliche signifikante Modellverbesserung (χ^2-diff.=7.90 mit df=1). Mit den Koeffizientenunterschieden geht sogar ein Vorzeichenwechsel einher: Bei niedriger Intention ist der Zusammenhang zwischen wahrgenommener Verhaltenskontrolle und Verhalten negativ (standardisiert -.33), während bei hoher Intention ein positiver Zusammenhang auftritt (standardisiert .29). Nur bei hoher Bereitschaft, Kondome in neuen sexuellen Kontakten anzuwenden, zeigt sich, daß die wahrgenommene Fähigkeit, Kondome zu gebrauchen, das Verhalten fördert. Zur Kontrolle sind auch hier in einer dritten

[22] Diese Analyse basiert auf dem Datenumfang der ersten und zweiten Panelwelle (N=646).

Modellvariante alle Strukturkoeffizienten über die Gruppen variiert worden. Diese Modellvariante weist gegenüber der zweiten wiederum keine signifikante Modellverbesserung auf (χ^2-diff.=2.23 mit df=2).

Alternativ könnten Interaktionseffekte auch durch Berücksichtigung einer latenten Interaktionsvariablen und den zugehörigen Indikatoren als Produkte gemessener Variablen vorgenommen werden. Der kausale Effekt, der auf die Interaktion zurückzuführen ist, ließe sich so herauspartialisieren. Die Modellierung der einzelnen Fehlervarianzen hat sich außerdem durch die Möglichkeit nichtlinearer Fixierungen (constraints) mit der Version 8 von LISREL (vgl. Jöreskog/Sörbom 1993c) wesentlich vereinfacht.[23] Da diese Technik vorwiegend mit Simulationsdaten angewendet wurde (vgl. Jöreskog/Yang 1996) und praktische Erfahrungen im Hinblick auf Längsschnittmodelle eher experimentellen Status haben (eine Ausnahme bildet der kürzlich erschienene Reader von Jaccard/Wan 1996), ist hier auf die Möglichkeit der Modellierung von latenten Interaktionsvariablen verzichtet und die Technik des multiplen Grupppenvergleichs angewendet worden.

[23] Vgl. Hayduk (1987), der die Modellierung von Produkttermen durch die aufwendige Spezifikation einer Vielzahl von latenten Variablen durchführen mußte.

Tab. 5.35: Multiple Gruppenvergleiche zum Nachweis von Interaktionseffekten zwischen wahrgenommener Verhaltenskontrolle und Verhalten

niedrige versus hohe wahrgenommene Verhaltenskontrolle						
Modellvariante	Gruppe	Koeffizienten $Int_{prä \rightarrow Beh_{prä}}$	χ^2	df	χ^2-diff.	df-diff.
Invarianz aller Struktur-koeffizienten	niedrig $Pbc_{prä}$	.76 (.35)	49.06	56		
	hoch $Pbc_{prä}$	.76 (.27)				
Variation des Pfades von $Int_{prä}$ nach $Beh_{prä}$	niedrig $Pbc_{prä}$	.37 (.18)	41.54	55	7.52	1
	hoch $Pbc_{prä}$	1.68 (.55)				
Variation aller Struktur-koeffizienten	niedrig $Pbc_{prä}$	.33 (.18)	36.73	53	4.81	2
	hoch $Pbc_{prä}$	1.88 (.54)				

niedrige versus hohe Intention						
Modellvariante	Gruppe	Koeffizienten $Pbc_{prä \rightarrow Beh_{prä}}$	χ^2	df	χ^2-diff.	df-diff.
Invarianz aller Struktur-koeffizienten	niedrig $Int_{prä}$	.02 (.01)	43.06	40		
	hoch $Int_{prä}$	.02 (.01)				
Variation des Pfades von $Pbc_{prä}$ nach $Beh_{prä}$	niedrig $Int_{prä}$	-.74 (-.33)	35.16	39	7.90	1
	hoch $Int_{prä}$	.69 (.29)				
Variation aller Struktur-koeffizienten	niedrig $Int_{prä}$	-.47 (-.21)	32.93	37	2.23	2
	hoch $Int_{prä}$	.51 (.21)				

Standardisierte Koeffizienten sind in Klammern angegeben. Differenzen zwischen diesen Koeffizienten in der jeweiligen ersten Modellvariante (Invarianz aller Koeffizienten über die Gruppen) sind auf unterschiedliche Varianzen der gemessenen Variablen zurückzuführen. In allen Modellvarianten sind die Faktorenladungen über die Gruppen gleichgesetzt worden.

5.4.4 Zusammenfassung

Die für die Bereiche Schwangerschaftsverhütung und AIDS-Prävention durchgeführten Analysen zur TOPB lassen den Schluß zu, daß für die jeweiligen Verhaltensintentionen eine befriedigende Varianzaufklärung erreicht wurde. Die statistische Erklärungskraft in den Strukturgleichungsmodellen nimmt von der zweiten zur dritten Panelwelle ab. Davon ist die Intention für den Kondomgebrauch bei neuen sexuellen Kontakten weit mehr betroffen, als die Intention für den Kondomgebrauch zur Schwangerschaftsverhütung. Hier sind unterschiedliche Entwicklungen über die Befragungszeiträume zu vermuten, die aber erst durch Berücksichtigung der wiederholten Messungen der Einstellung, der subjektiven Norm und der wahrgenommenen Verhaltenskontrolle deutlich werden können (vgl. hierzu die Modelle in Abschnitt 5.5).

Außerdem machen die durchgeführten Analysen das in vielen empirischen Untersuchungen auftretende Heterogenitätsproblem deutlich. Hiermit ist die Verschiedenheit der untersuchten Jugendlichen und jungen Erwachsenen auf Grund soziodemographischer Merkmale, aber auch auf Grund "sexualbiographischer" Entwicklungen (vgl. hierzu auch die sexualbiographischen Auswertungen zur gleichen Studie von Reinecke/Attermeyer 1997), gemeint.[24] Die Subgruppenanalyse für das Modell in Abbildung 5.5 (Geschlechtsverkehr in den letzten vier Wochen) hat gezeigt, daß sexuell aktivere Jugendliche und junge Erwachsene eine stärkere Kongruenz zwischen Verhaltensabsichten und Verhalten haben und die direkte Bedeutung der Verhaltenskontrolle auf das Verhütungsverhalten abnimmt. Die Subgruppenanalysen für das Modell in Abbildung 5.7 (Geschlecht und Alter) zeigen, daß für die Männer mit zunehmender Kondomerfahrung die Bedeutung präventiven Verhaltens bei neuen sexuellen Kontakten zwar abnimmt, aber die durch Infizierung bedrohten Frauen dagegen zunehmend auf die Anwendung von Kondomen bestehen werden. Für die Gruppe der Jugendlichen zwischen 18 und 20 Jahren stehen Einstellungen, Normen und Intentionen zum Kondomgebrauch bei neuen sexuellen Kontakten am stärksten miteinander in Beziehung. Dagegen ist für die jüngste Befragtengruppe zwischen 14 und 17 Jahren der geringste Zusammenhang zwischen Absichten und Verhalten zu verzeichnen. Die Umsetzung präventiven Verhaltens ist für diese Gruppe am schwierigsten, da fehlende sexuelle Erfahrungen durch Vorstellungen ersetzt werden müssen. Auf Aufklärungsempfehlungen und auf sozialpädagogische Maßnahmen ausgerichtete Untersuchungen (beispielsweise die Wiederholungsbefragung der Bundeszentrale für gesundheitliche Aufklärung aus dem Jahre 1994, vgl. BZgA 1996) können derartige Subgruppenergebnisse für zukünftige Erhebungsdesigns berücksichtigen.

Für den Bereich AIDS-Prävention konnten Interaktionseffekte zwischen wahrgenommener Verhaltenskontrolle und Intention nachgewiesen werden.

[24] Muthén (1989) diskutiert unterschiedliche Techniken, Heterogenität in Strukturgleichungsmodellen statistisch zu berücksichtigen.

Nur bei hoher Intention, Kondome bei neuen sexuellen Kontakten anwenden zu wollen, wird das Verhalten über die subjektiv wahrgenommene Fähigkeit, sie benutzen zu können, gefördert. Ebenso ist bei hoher Verhaltenskontrolle ein stärkerer Zusammenhang zwischen Intention und Verhalten festgestellt worden als bei niedriger Verhaltenskontrolle.

Die niedrige Varianzaufklärung des Verhaltens (außer im ersten Modell in Abbildung 5.5) ist neben der eben diskutierten Heterogenität in der Stichprobe auf den langen Zeitraum zwischen den Befragungen zurückzuführen. Da die TOPB eine Kongruenz zwischen Verhaltensintention und Verhalten voraussetzt (vgl. hierzu die Ausführungen in Abschnitt 3.1.2), läßt der lange Zeitraum zwischen den Erhebungen genügend Spielraum für intervenierende Ereignisse, die genau dieser Voraussetzung widersprechen. Zieht man andere Paneluntersuchungen, die die TOPB bzw. die TORA zur Vorhersage des Kondomgebrauchs eingesetzt haben, zum Vergleich heran, so sind die hier ermittelten Ergebnisse beachtenswert, da durch die Verwendung eines Meßmodells die postulierten Beziehungen der TOPB unter Kontrolle der unsystematisch auftretenden Meßfehler geprüft werden konnte. Andere Untersuchungen mit vergleichbaren Untersuchungspopulationen (Nucifora et al. 1993; Terry 1993) erzielten zwar auch ohne Einsatz eines Meßmodells deutlich höhere erklärte Varianzen im Verhalten (siehe Tabelle 3.1, Kapitel 3), der Zeitabstand zwischen der Intentions- und der Verhaltensmessung betrug aber hier nur wenige Wochen. Insgesamt weisen die diskutierten Modelle trotz der angesprochenen Probleme auf die prinzipielle Möglichkeit hin, ein eher emotional und spontan gesteuertes Verhalten, wie den Kondomgebrauch bei neuen sexuellen Kontakten, als geplantes Verhalten vorherzusagen.

Die folgenden Abschnitte werden sich schwerpunktmäßig mit der Entwicklung und Dynamik der Konstrukte der TOPB befassen, die in keiner der angesprochenen Untersuchungen thematisiert wurden. Hierzu sind simultane Analysen über alle Erhebungszeitpunkte notwendig. Die Multikollinearität der Konstrukte für den Bereich Schwangerschaftsverhütung in der zweiten und dritten Panelwelle hat zu nicht interpretierbaren Ergebnissen geführt, die auch in weiteren simultanen Längsschnittanalysen zu erwarten wären. Die weiteren empirischen Analysen beschränken sich auf den Schwerpunkt dieser Arbeit, den Bereich AIDS-Prävention.

5.5 Simultane Analyse der TOPB im Längsschnitt (AIDS-Prävention)

Mit den folgenden Analysen werden die Modelle der TOPB aus den Abbildungen 5.7 und 5.8, die AIDS-präventives Verhalten erklären sollen, in ein Modell integriert, das sowohl Längsschnittinformationen (Stabilitäten und Wandel), als auch die jeweiligen Querschnittsinformationen (d. h. die jeweiligen Zusammenhänge zwischen Einstellung, subjektiver Norm, wahrgenommener Verhaltenskontrolle und Intention) enthält. Diese Integration hat gegenüber den getrennten Analysen folgende Vorteile:

- Es werden alle kausalen Effekte im Längsschnitt berücksichtigt, d. h. über die Beziehung zwischen Intention und Verhalten hinaus auch die Stabilitäten der Einstellung zum Verhalten, der subjektiven Norm, der wahrgenommenen Verhaltenskontrolle und der Intention.
- Alle kausalen Effekte werden unter Berücksichtigung der jeweiligen Querschnittseffekte geschätzt, d. h. der Beziehungen zwischen Einstellung zum Verhalten, subjektiver Norm, wahrgenommener Verhaltenskontrolle und Intention im jeweiligen Meßzeitpunkt.
- Es kann eine genaue Analyse der Entwicklung über die Zeit vorgenommen werden, d. h. es kann auch festgestellt werden, wie sich die postulierten Zusammenhänge der TOPB über die Zeit verändern.
- Es kann aufgezeigt werden, wie hoch die jeweiligen Anteile der erklärten Varianzen in den abhängigen Variablen sind, die auf kausale Effekte im Querschnitt bzw. auf kausale Effekte im Längsschnitt (Stabilitäten) zurückzuführen sind.

Die meisten Studien, die die TOPB als theoretische Grundlage haben und alle in Tabelle 3.1 (Kapitel 3) zusammengestellten Untersuchungen zum Kondomgebrauch können diese Vorteile nicht nutzen, da sie entweder kein Paneldesign haben oder Stabilitäten von Konstrukten der TOPB nicht berücksichtigen.

Die bestmögliche Integration der bisher erörterten Modelle wäre ein Drei-Wellen-Strukturgleichungsmodell mit den jeweiligen Querschnittsbeziehungen zwischen Einstellung, subjektiver Norm, wahrgenommener Verhaltenskontrolle und Intention einerseits, den Längsschnittsbeziehungen zwischen Intention und Verhalten und den Stabilitäten aller Konstrukte andererseits. Da die Anzahl der Personen, die das Verhalten (d. h. neue sexuelle Kontakte hatten) zwischen erster und zweiter Panelwelle *und* zwischen zweiter und dritter Panelwelle angaben, sehr gering ist (N=34), führt dies zu einer nicht positiv definiten Varianz/Konvarianzmatrix der gemessenen Variablen für alle Meßzeitpunkte. Die zuverlässige Schätzung eines integrierten Panelmodells ist mit dieser Matrix nicht möglich.

Die zweitbeste und die im folgenden daher durchgeführte Integration der bisher erörterten Modelle ist die Konstruktion zweier Zwei-Wellen-Strukturgleichungsmodelle (im folgenden Teilmodelle genannt). Das erste Teilmodell integriert die Variablen der ersten und zweiten Panelwelle (N=646), das zweite Teilmodell die Variablen der zweiten und dritten Panelwelle (N=340).[25] Die folgende Abbildung 5.11 verdeutlicht die beschriebene Vorgehensweise. Die Variablen der zweiten Panelwelle sind demnach in beiden Teilmodellen enthalten.

Abb. 5.11: Integriertes Panelmodell der TOPB mit den Konstrukten aus allen Panelwellen

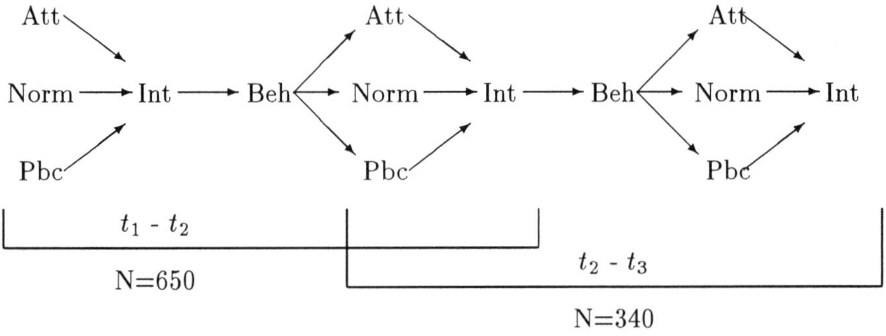

Zur Übersicht wird nur das Strukturmodell gezeigt. Die Beziehungen gleicher Konstrukte über die Panelwellen (Stabilitäten) sind nicht eingezeichnet.

Demnach beeinflußt gemäß den Hypothesen der TOPB im ersten Teilmodell (t_1 - t_2) die Einstellung (Att), die subjektive Norm (Norm) und die Verhaltenskontrolle (Pbc) die Intention (Int) und diese schließlich das Verhalten (Beh). Neu und in der TOPB nicht explizit formuliert, ist die hier postulierte Wirkung des Verhaltens auf die Einstellung, die subjektive Norm und die Verhaltenskontrolle der zweiten Panelwelle während die Kausalpfade auf die Intention der zweiten Panelwelle analog zur ersten Panelwelle formuliert sind.

Die Variablen der TOPB sind bis auf das Verhalten in beiden Teilmodellen zweimal enthalten, so daß Stabilität und Wandel zwischen den jeweiligen Meßzeitpunkten geprüft werden kann. Die Schätzungen dieser Stabilitätskoeffizienten geben Aufschluß über den Anteil der erklärten Varianz, der durch kausale Effekte im Längsschnitt aufgeklärt werden kann. In Abschnitt 5.5.1 werden zunächst die Ergebnisse des ersten Teilmodells, in Abschnitt 5.5.2 dann die Ergebnisse des zweiten Teilmodells mit den jeweiligen Subgruppenanalysen präsentiert und diskutiert.

[25] Die Varianz/Kovarianzmatrizen, die den beiden Teilmodellen jeweils zugrundeliegen, sind positiv definit, da eine hierfür ausreichende Anzahl von Personen zwischen den jeweiligen Panelwellen neue sexuelle Kontakte hatte. Zwischen der ersten und zweiten Panelwelle beträgt die Anzahl N=172, zwischen der zweiten und dritten Panelwelle beträgt sie N=104, vgl. zur Verteilung der Variablen *F86* und *G27K* Abschnitt 5.2.2.1.

Um die Integration der erklärenden Variablen der TOPB in einem Gesamtmodell (ohne Verhalten) mit maximaler Informationsausschöpfung durchführen zu können, wird das in Abschnitt 4.3.3.2 erörterte Schätzverfahren zur Berücksichtigung monotoner Panelausfälle in Kombination mit einem Imputationsverfahren angewendet (Abschnitt 5.5.3).

5.5.1 Erstes Teilmodell

Im ersten Teilmodell (vgl. Abbildung 5.12) werden die in der TOPB postulierten Beziehungen zwischen den erklärenden Konstrukten Einstellung (Att), subjektive Norm (Norm), wahrgenommene Verhaltenskontrolle (Pbc) und Verhaltensintention (Int) in den ersten beiden Panelwellen spezifiziert. Neben der Beziehung zwischen Intention (Int_{t1}) und Verhalten (Beh_{t2}) werden Beziehungen gleicher Konstrukte über die Meßzeitpunkte spezifiziert, aus denen sich Informationen über Stabilität und Veränderung dieser Konstrukte ermitteln lassen (zur Methodologie, vgl. Abschnitt 4.1.2). Eine direkte Beziehung zwischen wahrgenommener Verhaltenskontrolle der ersten Panelwelle (Pbc_{t1}) und Verhalten (Beh_{t2}) wird nicht spezifiziert, da das Ergebnis der ersten Modellanalyse (vgl. Abbildung 5.7) einen nicht signifikanten Koeffizienten zwischen beiden Konstrukten ergab. Desweiteren wird zunächst angenommen, daß die Beziehung zwischen Verhalten (Beh_{t2}) und Intention (Int_{t2}) über die übrigen Konstrukte der zweiten Panelwelle vermittelt wird.

Die Ergebnisse dieser ersten Modellvariante (Basismodell, vgl. die erste Zeile in Tabelle 5.36) bestätigten die Annahme des nicht signifikanten direkten Pfades zwischen wahrgenommener Verhaltenskontrolle (Pbc_{t1}) und Verhalten (Beh_{t2}). Allerdings zeigt sich, daß das Modell große Differenzen zwischen empirischen und geschätzten Kovarianzen auf Grund des fehlenden direkten Pfades zwischen Verhalten (Beh_{t2}) und Intention (Int_{t2}) aufweist. In der zweiten Modellvariante wurde dieser direkte Pfad spezifiziert, wobei sich die Modellanpassung hoch signifikant verbessert (Q-Ratio=97.53, berechnet nach den Werten der ersten und zweiten Zeile in Tabelle 5.36). Der P-Wert des RMSEA erreicht einen Wert von .75. Die postulierte indirekte Beziehung zwischen Verhalten und Intention der zweiten Panelwelle ist damit von den Daten widerlegt. In der akzeptierten Modellvariante (Q-Ratio=14.95, berechnet nach den Werten der zweiten und dritten Zeile in Tabelle 5.36) wurde ein nicht signifikanter Pfad (zwischen Pbc_{t2} und Int_{t2}) auf Null fixiert. Zusätzlich führt die Spezifikation von Residualkorrelationen[26] zwischen Att_{t2}, $Norm_{t2}$ und Pbc_{t2} zu einer signifikanten Verbesserung der Modellanpassung. Da zwischen Att_{t2}, $Norm_{t2}$ und Pbc_{t2} nach der Theorie keine Kausalrichtungen zu spezifizieren sind, die Konstrukte aber wie in der ersten Panelwelle (Att_{t1},

[26] Der Terminus "Residualkorrelation" bezieht sich hier im technischen Sinn auf die Spezifikation der Parameter im Programm LISREL (Matrix Ψ). Im Sinne der TOPB korrelieren die Konstrukte in den jeweiligen Wellen miteinander, ohne daß eine kausale Richtung spezifiziert wird.

$Norm_{t1}$ und Pbc_{t1}) miteinander korrelieren, ist es wahrscheinlich, daß diese Korrelationen nicht vollständig über die im Modell spezifizierten Längs- und Querschnittsparameter aufgeklärt werden und daher Restkorrelationen übrig bleiben. Der P-Wert des RMSEA der akzeptierten Modellvariante erreicht einen Wert von .93.

Tab. 5.36: Goodness-of-fit Maße der Modellvarianten (Erstes Teilmodell)

Spezifikation	χ^2	df	GFI	RMSEA	P-Wert	RMR
Basismodell	463.41	171	.92	.058	.03	.06
Pfad von Beh_{t2} nach Int_{t2}	365.88	170	.94	.047	.75	.05
Fixierung des Pfades von Pbc_{t2} nach Int_{t2} und Residualkorr.	335.99	168	.95	.044	.93	.04

In Abbildung 5.12 sind die Parametergrößen der akzeptierten Modellvariante aufgeführt. Die Faktorenladungen (Matrix λ) sind für gleiche Indikatoren über die Panelwellen invariant gesetzt worden, während die Meßfehler (Matrix Θ) über die Zeit variieren konnten (vgl. zur Spezifikation Gleichung 4.35 in Abschnitt 4.1.2). Alle Faktorenladungen weisen eine zufriedenstellende Konstruktvalidität auf (Resultate hier nicht weiter aufgeführt). Wie erwartet, wird die Intention aus der ersten Panelwelle (Int_{t1}) durch die Einstellung zum Verhalten (Att_{t1}), die subjektive Norm ($Norm_{t1}$) und die wahrgenommene Verhaltenskontrolle (Pbc_{t1}) signifikant beeinflußt, wobei die Einstellung der stärkste Prädiktor ist (.44). Verhalten (Beh_{t2}) wird durch die Intention der ersten Panelwelle nur mäßig erklärt (.31). Bezüglich der Erklärungskraft der Konstrukte der ersten Panelwelle unterscheiden sich die Ergebnisse nur unwesentlich zu dem Modell in Abbildung 5.7. Darüber hinaus kann aus dem hier diskutierten Modell etwas über die Rolle des Konstruktes Verhalten als vermittelnde Variable ausgesagt werden. Verhalten hat den stärksten Effekt auf die wahrgenommene Verhaltenskontrolle der zweiten Panelwelle (Pbc_{t2}), gefolgt von der Einstellung (Att_{t2}) und der subjektiven Norm ($Norm_{t2}$). Zu beachten ist, daß diese Querschnittseffekte durch Konstanthaltung der Variablen der vorhergehenden Panelwelle (lagged variables) berechnet wurden (vgl. Abbildung 5.12).

Abb. 5.12: Integriertes Zwei-Wellen-Panelmodell der TOPB mit den Konstrukten der ersten und zweiten Panelwelle (Erstes Teilmodell)

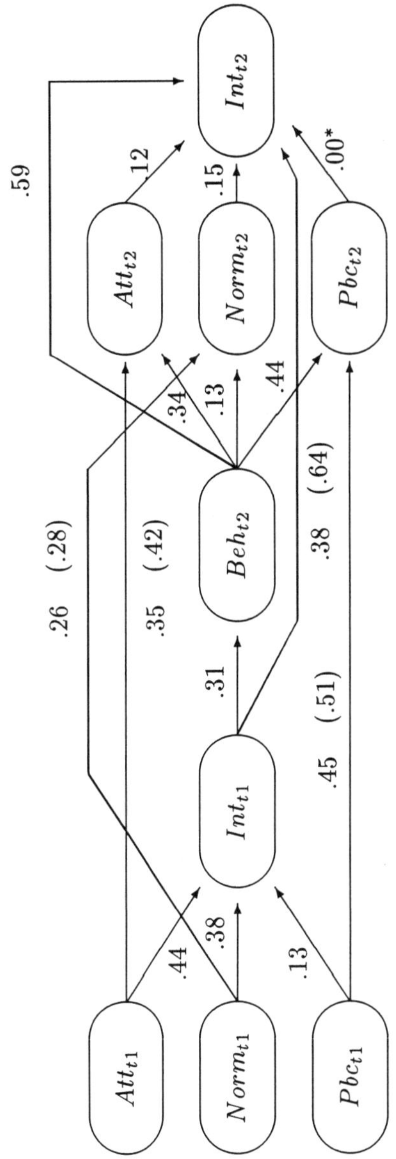

* = Parameter ist auf Null fixiert
Koeffizienten des Meßmodells (Faktorenladungen, Residuen) sind nicht in der Abbildung aufgeführt.
Geschätzte bivariate Korrelationen sind in Klammern angegeben. Innerhalb jeder Panelwelle korrelieren Einstellung (*Att*), subjektive Norm (*Norm*) und Verhaltenskontrolle (*Pbc*) gemäß der TOPB.
Die jeweiligen Korrelationskoeffizienten sind im folgenden tabellarisch aufgeführt:

Korrelation	Erste Welle	Zweite Welle
$r_{Att/Norm}$	.46	.34
$r_{Att/Pbc}$	.48	.45
$r_{Norm/Pbc}$	.25	.23

Betrachtet man die Einflüsse der Einstellung und der subjektiven Norm der zweiten Panelwelle auf die entsprechende Intention (Int_{t2}), so zeigen die Parameter im Vergleich zum Modell in Abbildung 5.7 geringere Größen (.12 bzw. .15). Der Effekt der Verhaltenskontrolle auf die Intention konnte, wie weiter oben schon erwähnt, auf Null fixiert werden. Entgegen den theoretischen Annahmen wird die Beziehung zwischen Verhalten und Intention nicht vollständig durch die Konstrukte Einstellung, Norm und Verhaltenskontrolle vermittelt. Der direkte Pfad zwischen Verhalten und Intention weist einen vergleichsweise hohen Koeffizienten (.59) auf und erklärt den größten Teil der Varianz in dieser Variablen. Dies bedeutet inhaltlich, daß vergangene Erfahrungen im Umgang mit Kondomen bei neuen sexuellen Kontakten einen direkten Einfluß auf die Absicht haben, diese in zukünftigen Kontakten zu gebrauchen.

Betrachtet man die Koeffizienten zwischen gleichen Konstrukten (Stabilitäten), so zeigt sich, daß die wahrgenommene Verhaltenskontrolle die höchste (.45) und die subjektive Norm die niedrigste Stabilität hat (.26).[27] Bei den niedrigen Stabilitäten ist zu berücksichtigen, daß diese Koeffizienten das Ausmaß des direkten Einflusses auf die gleiche Variable zum folgenden Meßzeitpunkt anzeigen (unter Kontrolle der anderen kausalen Beziehungen, die im Modell spezifiziert sind). Vergleicht man die Stabilitätskoeffizienten mit den entsprechenden geschätzten bivariaten Korrelationen, so weisen diese Korrelationen höhere Werte auf. Die größte Differenz tritt bei der Intention auf (vgl. die Werte in Klammern in Abbildung 5.12). Der größte Anteil der erklärten Varianz im Konstrukt Intention (Int_{t2}) wird über das Verhalten vermittelt, während für die Einstellung (Att_{t2}) und die Verhaltenskontrolle (Pbc_{t2}) nur ein geringerer Teil der Varianz über die Intention der ersten Panelwelle (Int_{t1}) vermittelt wird. Eine Gesamtbetrachtung der geschätzten bivariaten Korrelationen zeigt, daß die Stabilität der untersuchten Konstrukte im Vergleich zu anderen Längsschnittstudien mit ähnlicher Population und gleicher Zeitdifferenz der Panelwellen (z. B. bei Engel/Hurrelmann 1994) gering ist. Einerseits ist die geringe Stabilität auf die sich zum Teil schnell verändernden sexuellen Einstellungen, Normen und Intentionen Jugendlicher und junger Erwachsener zurückzuführen. Andererseits ist die untersuchte Stichprobe bezüglich sexueller Erfahrungen und Verhaltensmuster heterogen. Eine Heterogenitätsanalyse, d. h. eine Modellüberprüfung an unterschiedlichen Subgruppen kann hier Unterschiede in Stabilität und Wandel der untersuchten Konstrukte aufzeigen (siehe weiter unten).

Tabelle 5.37 (Spalte 3) zeigt die jeweiligen Anteile der erklärten Varianzen in den abhängigen Konstrukten auf, die durch das erste Teilmodell (vgl. Abbildung 5.12) ermittelt wurden. Gegenüber dem Modell in Abbildung 5.7 weisen die erklärten Varianzen in der Intention zur ersten Panelwelle (Int_{t1})

[27] Bei den Messungen der subjektiven Norm ist zu beachten, daß in der ersten Panelwelle eine dichotome, in der zweiten Panelwelle eine Skala mit sieben Kategorien eingesetzt wurde, vgl. die Verteilungen der Variablen $V94$, $F91$ und $G84$ in Abschnitt 5.2.2.1.

und im Verhalten (Beh_{t2}) nur geringfügige Unterschiede auf (59.1% gegenüber 58.3% für Int_{t1} und 9.6% gegenüber 9.7% für Beh_{t2}). Vergleicht man die erklärten Varianzen für die Intention zwischen den Panelwellen, so ist eine deutliche Steigerung, die hauptsächlich durch den starken Einfluß des Verhaltens (Beh_{t2}) verursacht wird, zu verzeichnen (von 58.3% auf 83.8%).

Tab. 5.37: Vergleich der erklärten Varianzen für das erste Teilmodell

Latente Variable	ohne Stabilitäten	mit Stabilitäten	Differenz
Int_1	59.0%	58.3%	-0.7%
Beh_2	10.3%	9.7%	-0.6%
Att_2	15.5%	28.7%	+13.2%
$Norm_2$	3.2%	9.6%	+6.4%
Pbc_2	26.2%	44.6%	+18.4%
Int_2	74.8%	83.8%	+0.9%

Spalte 2 in Tabelle 5.37 zeigt die jeweiligen Anteile der erklärten Varianzen, wenn das erste Teilmodell ohne die Stabilitätskoeffizienten berechnet wird (d. h. die entsprechenden Koeffizienten auf Null fixiert werden). Die Differenzen zwischen den Werten in Spalte 2 und 3 geben die Varianzsteigerungen an, die durch Einführung der kausalen Effekte im Längsschnitt (Stabilitäten) erzielt wurden (siehe Spalte 4). Hier zeigt sich, daß die Steigerung für die Einstellung und die Verhaltenskontrolle am deutlichsten ausfallen (13.2% für Att_{t2} und 18.4% für Pbc_{t2}), während für die Norm und die Intention kaum Varianzsteigerungen zu verzeichnen sind. Dieses Ergebnis bestätigt im Grunde die weiter oben aufgeführten Vergleiche zwischen den jeweiligen Stabilitätskoeffizenten und geschätzten bivariaten Korrelationen. Bei der größten Differenz (Konstrukt Intention, vgl. Abbildung 5.12), d. h. bei der größten indirekten Varianzaufklärung über Verhalten (Beh_{t2}), Einstellung (Att_{t2}), Norm ($Norm_{t2}$) und Verhaltenskontrolle (Pbc_{t2}) ist die Varianzsteigerung über die Stabilitäten am geringsten. Vergleicht man dazu die jeweilige Anpassung zwischen Modell und Daten, dann zeigt sich, daß der Fortfall der Stabilitätseffekte zu einer hoch signifikanten Modellverschlechterung führt (χ^2-Diff.=188.74 mit df-Diff.=4, Q-Ratio=47.19). Eine ausschließliche Modellierung des zeitlichen Prozesses zwischen Einstellung gegenüber dem Verhalten, subjektiver Norm, wahrgenommer Verhaltenskontrolle, Intention und Verhalten durch indirekte kausale Beziehungen (z. B. die Einstellung der ersten Panelwelle würde auf die Einstellung der zweiten Panelwelle ausschließlich über die Konstrukte Intention und Verhalten wirken) kann für das erste Teilmodell erwartungsgemäß nicht bestätigt werden.

Subgruppenanalysen

Die Subgruppenanalysen in Abschnitt 5.4.2 zeigen signifikante Differenzen für die Beziehung zwischen Verhaltenskontrolle und Verhalten, wenn die Befragten in zwei Gruppen nach Geschlecht getrennt werden. Mit steigender Kontrolle nimmt der Gebrauch von Kondomen bei den männlichen Befragten ab, während bei den weiblichen zunehmende Verhaltenskontrolle die Verwendungsrate positiv beeinflußt. Für das erste Teilmodell (Abbildung 5.12) ist diese Differenz ebenso zu erwarten. Daher wird für den multiplen Gruppenvergleich die entsprechende Beziehung zwischen den beiden Konstrukten spezifiziert. Desweiteren wird geprüft, ob auch andere Strukturbeziehungen (insbesondere die Stabilitäten zwischen den Konstrukten) geschlechtsspezifisch variieren. Drei Varianten des multiplen Gruppenvergleichs sind für das erste Teilmodell berechnet worden:

1. Alle Koeffizienten des Meß- und Strukturmodells werden über beide Gruppen gleichgesetzt.
2. Alle Koeffizienten des Meßmodells werden über beide Gruppen gleichgesetzt. 8 der 15 Koeffizienten im Strukturmodell variieren.[28]
3. Alle Koeffizienten des Meßmodells werden über beide Gruppen gleichgesetzt und alle Beziehungen des Strukturmodells variieren.

Die letzte Variante dient dazu, zu prüfen, ob die restlichen Beziehungen zwischen den Konstrukten der TOPB, die in der zweiten Variante gleichgesetzt sind, signifikante Subgruppendifferenzen aufweisen.

Tab. 5.38: Goodness-of-fit Maße der Modellvarianten

Spezifikation	χ^2	df	GFI	RMSEA	P-Wert	RMR
1. Variante	699.86	358	.91	.045	.963	.05
2. Variante	658.63	352	.91	.043	.992	.05
3. Variante	654.99	343	.96	.044	.982	.05

Wird die 1. mit der 2. Variante des multiplen Gruppenvergleichs (ohne und mit Variation von Beziehungen im Strukturmodell) nach den χ^2-Werten verglichen (Tabelle 5.38), so ist die Differenz der beiden Werte signifikant (Q-Ratio = 6.87). Ein entsprechender Vergleich der 2. und 3. Variante zeigt, daß

[28] Eine plausible theoretisch Begründung für die Variation ist nur für Beziehungen, die die wahrgenommene Verhaltenskontrolle betreffen, vorhanden. Da Männer in der Regel Kondome handhaben, wird die zeitliche Entwicklung und die Einflüsse auf Intention und Verhalten nach dem Geschlecht variieren. Für andere Beziehungen sind die Variationen jeweils einzeln überprüft worden, ohne das theoretisch begründbare Erwartungen dahinter stehen.

die übrigen Beziehungen im ersten Teilmodell nicht geschlechtsspezifisch variieren (Q-Ratio = 0.61).[29] Das Ergebnis der 2. Variante untermauert den multiplen Gruppenvergleich in Abbildung 5.9.[30] Für die direkte Beziehung zwischen wahrgenommener Verhaltenskontrolle und Verhalten ist bei den männlichen Befragten wiederum ein negativer Koeffizient (-.79), für die weiblichen Befragten ein positiver Koeffizient (.28) zu verzeichnen. Darüberhinaus ist die Stabilität der wahrgenommenen Verhaltenskontrolle subgruppenspezifisch. Für die männlichen Befragten ist diese Stabilität geringer (.32) als für die weiblichen (.59). Die übrigen Stabilitätskoeffizienten variieren nicht. Während die Beziehung zwischen Einstellung und Intention in der ersten Panelwelle nicht über die Gruppen variiert, wird für die zweite Panelwelle eine stärkerer Effekt bei den Männern (.85) gegenüber den Frauen (.30) ermittelt. Außer beim Konstrukt Intention ist das Ausmaß erklärter Varianz bei der Subgruppe der Frauen höher als bei den Männern. So werden für die Einstellung 36.3% (Männer: 34.1%), für die subjektive Norm 14.3% (Männer: 6.5%) und für die wahrgenommene Verhaltenskontrolle 55.2% (Männer: 32.6%) der Varianz über die Zeit aufgeklärt. Für die Männer werden nur 5% Varianz im Konstrukt Verhalten aufgeklärt, während dieser Betrag bei den Frauen 21.9% beträgt (vgl. auch Abbildung 5.9).

Die Subgruppenanalysen in Abschnitt 5.4.2 ergaben signifikante Differenzen für die Beziehungen zwischen Einstellung und Intention sowie subjektive Norm und Intention, wenn die Befragten in drei Altersgruppen (14 bis 17 Jahre, 18 bis 20 Jahre und 21 bis 24 Jahre, zur Aufteilung vgl. Abschnitt 5.2.1.2) aufgeteilt wurden. In Abbildung 5.10 wird deutlich, daß für Jugendliche zwischen 18 und 20 Jahren Einstellungen, Absichten und Verhalten am stärksten miteinander in Beziehung stehen. Für das erste Teilmodell (Abbildung 5.12) wird nun geprüft, ob einerseits dieser enge Zusammenhang über die Zeit für diese Gruppe stabil bleibt und ob andererseits die Stabilitäten zwischen den Konstrukten nach dem Alter der Befragten variieren. Drei Varianten des multiplen Gruppenvergleichs sind für das erste Teilmodell berechnet worden:

1. Alle Koeffizienten des Meß- und Strukturmodells werden über die drei Gruppen gleichgesetzt.
2. Alle Koeffizienten des Meßmodells werden über beide Gruppen gleichgesetzt. 9 der 14 Koeffizienten im Strukturmodell variieren.
3. Alle Koeffizienten des Meßmodells werden über beide Gruppen gleichgesetzt und alle Beziehungen des Strukturmodells variieren.

Die letzte Variante dient dazu, zu prüfen, ob die restlichen Beziehungen, die in der zweiten Variante gleichgesetzt sind, signifikante Subgruppendifferenzen aufweisen.

---

[29] Die Modellanpassung ist für die Subgruppe der Männer geringfügig besser als für die Frauen. Der Anteil am χ^2-Wert beträgt bei den Männer 46.20% und bei den Frauen 53.80%.

[30] Es werden im folgenden unstandardisierte Koeffizienten genannt.

Tab. 5.39: Goodness-of-fit Maße der Modellvarianten

Spezifikation	χ^2	df	GFI	RMSEA	P-Wert	RMR
1. Variante	1092.01	344	.90	.058	.000	.07
2. Variante	1020.98	326	.91	.057	.001	.06
3. Variante	1004.01	316	.90	.058	.000	.06

Wird die 1. mit der 2. Variante des multiplen Gruppenvergleichs (ohne und mit Variation von Beziehungen im Strukturmodell) nach den χ^2-Werten verglichen (Tabelle 5.39), so ist die Differenz der beiden Werte signifikant (Q-Ratio = 3.95). Die 3. Variante ergibt im Vergleich zur 2. keine signifikante Modellverbesserung (Q-Ratio = 1.69), was darauf hindeutet, daß die übrigen Beziehungen im Strukturmodell nicht nach dem Alter der Befragten variieren.[31] Das Ergebnis der 2. Variante bestätigt weitestgehend die Ausgangshypothesen.[32] Die Beziehungen zwischen Einstellung und Intention sowie zwischen subjektiver Norm und Intention variieren sowohl für die erste als auch für die zweite Panelwelle. Für die jüngsten Befragten (14 bis 17 Jahre) sind diese Beziehungen am schwächsten. Für die Beziehung zwischen Intention und Verhalten zeigt sich auch hier die Reproduktion des Ergebnisses in Abbildung 5.10: Die Prädiktion des Verhaltens ist für die zweite Altersgruppe (18 bis 20 Jahre) im Vergleich zur dritten am stärksten (.47 gegenüber .18), während für die erste Gruppe kein Zusammenhang besteht (.004). Die Stabilität variiert für zwei der vier erklärenden Konstrukte der TOPB: Einstellung und subjektive Norm. Insbesondere bei der subjektiven Norm zeigt sich indirekt das starken Wechseln unterworfene Netzwerk der jüngsten Befragten. Die Stabilität der subjektiven Norm ist bei der Gruppe der jüngsten Befragten geringer (.843) als bei der zweiten (2.41) und dritten Altersgruppe (1.22). Die erklärten Varianzanteile für die Einstellung, die wahrgenommene Verhaltenskontrolle und Intention (zweite Panelwelle) sind bei der dritten Altersgruppe (21 bis 25 Jahre) am höchsten (42.2%, 57.2% und 46.9%). Entsprechend sind die erklärten Varianzen für die Intention (erste Panelwelle), das Verhalten und die subjektive Norm am höchsten bei zweiten Altersgruppe (56.1%, 11.8% und 14.7%). Für die erste Altersgruppe wird im Verhalten keine und in den übrigen Konstrukten vergleichsweise wenig Varianz im Zeitverlauf aufgeklärt. Beispielsweise beträgt der Anteil im Konstrukt Intention bei der ersten Panelwelle nur 12.4% und in der zweiten Panelwelle nur 30.8%. Auch die wiederholt gemessenen Konstrukte der TOPB sind für die Befragten zwischen 14 und 17 Jahren nicht ausreichend zur Erklärung der Verhaltensabsichten und des ausgeführten AIDS-präventiven Verhaltens.

[31] Der hohe χ^2-Wert wird durch erste Altersgruppe verursacht, deren Anteil 55.86% beträgt. Der Anteil der zweiten Altersgruppe beträgt demgegenüber nur 18.37%, der der dritten 25.77%. Werden die Modellvarianten nur für die zweite und dritte Altersgruppe berechnet, so halbieren sich die jeweiligen χ^2-Werte.

[32] Es werden im folgenden unstandardisierte Koeffizienten genannt.

5.5.2 Zweites Teilmodell

Im zweiten Teilmodell (vgl. Abbildung 5.13) werden die in der TOPB postulierten Beziehungen zwischen den erklärenden Konstrukten Einstellung (Att), subjektiver Norm (Norm), wahrgenommener Verhaltenskontrolle (Pbc) und Verhaltensintention (Int) zwischen der zweiten und dritten Panelwelle spezifiziert. Wie im ersten Teilmodell werden neben der Beziehung zwischen Intention (Int_{t2}) und Verhalten (Beh_{t3}) wiederum die Stabilitäten der Konstrukte ermittelt. Im Unterschied zum ersten Teilmodell wird hier allerdings ein direkter Pfad zwischen wahrgenommener Verhaltenskontrolle der zweiten Panelwelle (Pbc_{t2}) und Verhalten (Beh_{t3}) spezifiziert, da das Ergebnis der ersten Modellanalyse (vgl. Abbildung 5.8) einen signifikanten Koeffizienten zwischen beiden Konstrukten ergab. Desweiteren wird zunächst angenommen, daß die Beziehung zwischen Verhalten (Beh_{t3}) und Intention (Int_{t3}) über die übrigen Konstrukte der dritten Panelwelle vermittelt wird.

Die Ergebnisse dieser ersten Modellvariante (Basismodell, vgl. Tabelle 5.40) bestätigten die Annahme des signifikanten direkten Pfades zwischen wahrgenommener Verhaltenskontrolle und Verhalten. Andererseits zeigen sich wie im ersten Teilmodell wiederum Differenzen zwischen empirischen und geschätzten Kovarianzen auf Grund des fehlenden direkten Pfades zwischen Verhalten (Beh_{t3}) und Intention (Int_{t3}). In der zweiten Modellvariante wurde dieser direkte Pfad spezifiziert und führt zu einer signifikanten Modellverbesserung (Q-Ratio=17.14, berechnet nach den Werten der ersten und zweiten Zeile in Tabelle 5.40). Der P-Wert des RMSEA erreicht einen Wert von .74.

Tab. 5.40: Goodness-of-fit Maße der Modellvarianten (Zweites Teilmodell)

Spezifikation	χ^2	df	GFI	RMSEA	P-Wert	RMR
Basismodell	284.16	156	.93	.049	.54	.06
Pfad von Beh_{t3} nach Int_{t3}	267.02	155	.93	.046	.74	.06
Fixierung des Pfades von Pbc_{t3} nach Int_{t3} und neuer Pfad von Int_{t2}nach Att_{t3}	236.70	151	.94	.041	.94	.05

In der akzeptierten Modellvariante (Q-Ratio=7.58, berechnet nach den Werten der zweiten und dritten Zeile in Tabelle 5.40) ist ein nicht signifikanter Pfad (zwischen Pbc_{t2} und Int_{t2}) auf Null fixiert sowie ein neuer Pfad (zwischen Int_{t2} und Att_{t3}) spezifiziert worden. Wiederum führt die Spezifikation von Residualkorrelationen (hier zwischen Att_{t3}, $Norm_{t3}$ und Pbc_{t3})

zu einer signifikanten Verbesserung der Modellanpassung. Der P-Wert des RMSEA der akzeptierten Modellvariante erreicht einen Wert von .94.

In Abbildung 5.13 sind die Parametergrößen der akzeptierten Modellvariante aufgeführt. Die Faktorenladungen (Matrix λ) sind, wie im ersten Teilmodell, für gleiche Indikatoren über die Panelwellen invariant gesetzt worden, während die Meßfehler (Matrix Θ) über die Zeit variieren können. Alle Faktorenladungen weisen eine zufriedenstellende Konstruktvalidität auf (Resultate hier nicht weiter aufgeführt). Erwartungsgemäß wird die Intention aus der zweiten Panelwelle (Int_{t2}) durch die Einstellung zum Verhalten (Att_{t2}), die subjektive Norm ($Norm_{t2}$) und die wahrgenommene Verhaltenskontrolle (Pbc_{t2}) signifikant beeinflußt. Stärkster Prädiktor ist die Einstellung der (.37). Im Unterschied zum ersten Teilmodell (Abbildung 5.12) besteht auch ein direkter Einfluß der Verhaltenskontrolle auf das Verhalten (.14), der als Indiz für die zunehmende *tatsächliche* Kontrolle über den Kondomgebrauch bei neuen sexuellen Kontakten angesehen werden kann. Verhalten (Beh_{t3}) wird durch die Intention noch geringer erklärt als im ersten Teilmodell (.20 gegenüber .31). Darüber hinaus hat das Verhalten gleichmäßig schwache Einflüsse auf die Einstellung (Att_{t3}), die Norm ($Norm_{t3}$) und die Verhaltenskontrolle (Pbc_{t3}) der dritten Panelwelle (.27, .23 und .26).

Betrachtet man die Beziehung zwischen der Einstellung der dritten Panelwelle und der entsprechenden Intention (Int_{t3}), so ist im Vergleich zum ersten Teilmodell ein deutlich höherer Wert zu verzeichnen (.46 gegenüber .12). Dagegen weist der direkte Pfad zwischen Verhalten und Intention einen vergleichsweise niedrigen Koeffizienten (.29) auf. So sind hier nicht wie im ersten Teilmodell die vergangenen Erfahrungen entscheidend für die zukünftigen Absichten, Kondome zu gebrauchen, sondern die gegenwärtigen Einstellungen zum Kondomgebrauch. Vergangene Erfahrungen im Umgang mit Kondomen bei neuen sexuellen Kontakten sind den Einstellungen für den zukünftigen Umgang mit Kondomen nachgeordnet.

Betrachtet man die Pfadkoeffizienten zwischen gleichen Konstrukten (Stabilitäten), so zeigt sich, daß die wahrgenommene Verhaltenskontrolle wiederum die höchste (.55), die subjektive Norm die niedrigste Stabilität hat (.12).[33]

[33] Für die Messungen der subjektiven Norm sind in der dritten Panelwelle wie in der zweiten Panelwelle Skalen mit sieben Kategorien eingesetzt worden. Der Einsatz unterschiedlicher Meßinstrumente - wie für den entsprechenden Stabilitätskoeffizienten zwischen erster und zweiter Panelwelle - kann deswegen als Erklärung für die geringe Koeffizientengröße nicht herangezogen werden.

Abb. 5.13: Integriertes Zwei-Wellen-Panelmodell der TOPB mit den Konstrukten der zweiten und dritten Panelwelle (Zweites Teilmodell)

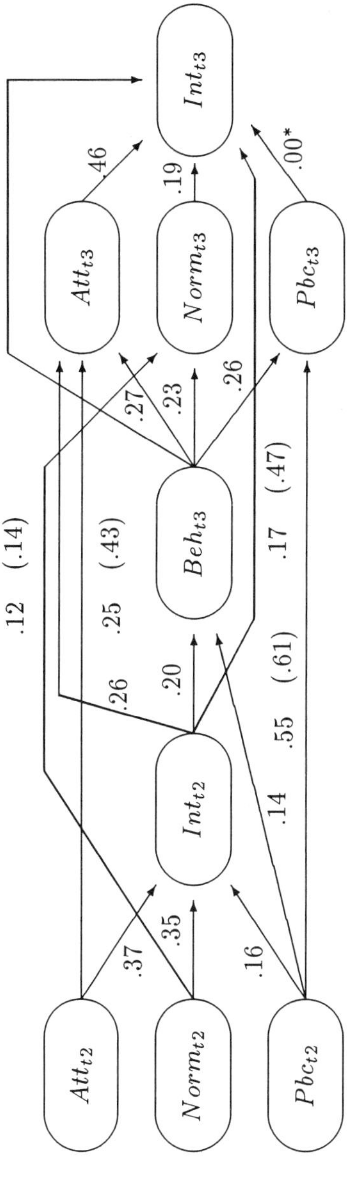

* = Parameter ist auf Null fixiert
Koeffizienten des Meßmodells (Faktorenladungen, Residuen) sind nicht in der Abbildung aufgeführt.
Geschätzte bivariate Korrelationen sind in Klammern angegeben. Innerhalb jeder Panelwelle korrelieren Einstellung (*Att*), subjektive Norm (*Norm*) und Verhaltenskontrolle (*Pbc*) gemäß der TOPB.
Die jeweiligen Korrelationskoeffizienten sind im folgenden tabellarisch aufgeführt:

Korrelation	Zweite Welle	Dritte Welle
$r_{Att/Norm}$	.24	.36
$r_{Att/Pbc}$	.41	.43
$r_{Norm/Pbc}$	.17	.18

Im Vergleich zwischen den Stabilitätskoeffizienten und den entsprechenden geschätzten bivariaten Korrelationen zeigen sich geringe Differenzen für die subjektive Norm und die wahrgenommene Verhaltenskontrolle, aber höhere Differenzen für die Einstellung und die Intention. Für die Intention ist diese Differenz, wie im ersten Teilmodell, nicht nur am größten, sie wird durch die Spezifikation des kreuzverzögerten Pfades von Int_{t2} nach Att_{t3} (.26) sogar noch verstärkt. Der größte Anteil der erklärten Varianz im Konstrukt Intention der dritten Panelwelle (Int_{t3}) wird über die Einstellung vermittelt, während im ersten Teilmodell das Verhalten den größten Anteil hat. Insgesamt gesehen setzt sich die geringe Stabilität der Konstrukte auch in der Betrachtung zwischen der zweiten und dritten Panelwelle fort. Eine leichte Tendenz zu höheren Stabilitätswerten weisen die Konstrukte Einstellung und Verhaltenskontrolle auf.

Tabelle 5.41 (Spalte 3) stellt die jeweiligen Anteile der erklärten Varianzen in den abhängigen Konstrukten dar, die durch das zweite Teilmodell (vgl. Abbildung 5.13) ermittelt wurden. Gegenüber dem Modell in Abbildung 5.8 weisen die erklärten Varianzen in der Intention zur zweiten Panelwelle (Int_{t2}) und im Verhalten (Beh_{t3}) nur geringfügige Unterschiede auf (40.6% gegenüber 40.9% für Int_{t2} und 8.1% gegenüber 7.2% für Beh_{t3}). Vergleicht man die erklärten Varianzen für die Intention zwischen der zweiten und dritten Panelwelle, so ist auch hier eine deutliche Steigerung zu verzeichnen (von 40.9% auf 64.0%).

Tab. 5.41: Vergleich der erklärten Varianzen für das zweite Teilmodell

Latente Variable	ohne Stabilitäten	mit Stabilitäten	Differenz
Int_2	44.0%	40.9%	-3.1%
Beh_3	8.6%	8.1%	-0.5%
Att_3	36.7%	32.2%	-4.5%
$Norm_3$	5.6%	7.0%	+1.4%
Pbc_3	15.5%	43.3%	+27.8%
Int_3	70.3%	64.0%	-6.3%

Spalte 2 in Tabelle 5.41 zeigt die jeweiligen Anteile der erklärten Varianzen, wenn das zweite Teilmodell ohne die Stabilitätskoeffizienten berechnet wird. Spalte 4 gibt, wie unter Tabelle 5.37 erörtert, die Varianzsteigerungen an, die durch Einführung der Stabilitäten erzielt wurden. Eine deutliche Steigerung der erklärten Varianz ist nur für die Verhaltenskontrolle (Pbc_{t3}) festzustellen, da der entsprechende Stabilitätskoeffizient den größten Wert aufweist. Bei den übrigen Konstrukten sind geringfügige Verminderungen zu verzeichnen, die auf gegenseitige Kompensationen unterschiedlicher indirekter Längsschnitteffekte zurückzuführen sind. Immerhin enthält das zweite Teilmodell im Unterschied zum ersten zwei signifikante kreuzverzögerte Pfadkoeffizienten (zwischen Int_{t2} und Att_{t3} und zwischen Pbc_{t2} und Beh_{t3}), die im ersten Teilmodell nicht enthalten sind. Vergleicht man die jeweilige Anpassung zwischen Modell und Daten, dann zeigt sich, daß der Fortfall der Stabilitätseffekte zu einer signifikanten Modellverschlechterung führt (χ^2-Diff.=65.60 mit df-Diff.=4, Q-Ratio=16.4). Eine ausschließliche Modellierung des zeitlichen Prozesses zwischen Einstellung gegenüber dem Verhalten, subjektiver Norm, wahrgenommer Verhaltenskontrolle, Intention und Verhalten durch indirekte kausale Beziehungen kann auch für das zweite Teilmodell erwartungsgemäß nicht bestätigt werden.

5.5.3 Spezifikation und Test eines Gesamtmodells unter Berücksichtigung fehlender Werte

Zu Beginn des Abschnitts 5.5 wurde die Integration der Querschnitts- und Längsschnittsbeziehungen zwischen Einstellung, subjektiver Norm, wahrgenommener Verhaltenskontrolle, Intention und Verhalten in einem Modell, das alle Meßzeitpunkte berücksichtigt, als die bestmögliche bezeichnet. Da der Indikator für Verhalten (Gebrauch von Kondomen bei neuen sexuellen Kontakten) nur von denjenigen Personen beantwortet werden mußte, die in dem jeweils vergangenen Zeitraum tatsächlich neue sexuelle Kontakte hatten, sind die Fallzahlen - wie berichtet - hier entsprechend kleiner. Eine Berücksichtigung des Konstruktes Verhalten in einem alle Meßzeitpunkte umfassenden Drei-Wellen-Strukturgleichungsmodell ist daher nicht möglich.

Abb. 5.14: Integriertes Panelmodell der TOPB mit den Konstrukten aus allen Panelwellen (außer Verhalten)

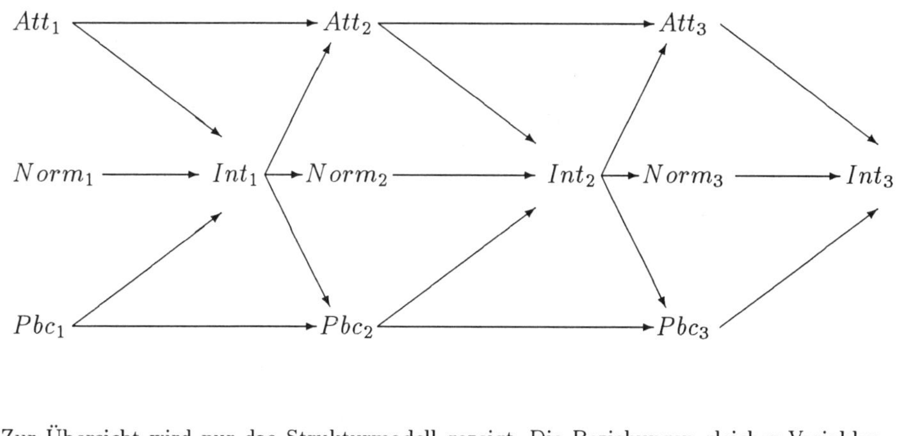

Zur Übersicht wird nur das Strukturmodell gezeigt. Die Beziehungen gleicher Variablen über die Panelwellen (Stabilitäten) sind nicht eingezeichnet.

Um einerseits nicht auf ein derartiges Gesamtmodell zu verzichten und andererseits, um Möglichkeiten aufzuzeigen, wie die durch fehlende Angaben (item nonresponse) und durch Panelmortalität (unit nonresponse) entstehenden Informationsdefizite aufgefangen werden können, wird im folgenden ein auf die Konstrukte Einstellung, subjektive Norm, wahrgenommene Verhaltenskontrolle und Intention reduziertes Modell getestet (vgl. Abbildung 5.14). Es ist ein Submodell des Modells in Abbildung 5.11.

In einer Übersicht (Tabelle 5.42) werden vier aufeinanderfolgende Analyseschritte gezeigt, die die Anwendung eines im Methodenkapitel erörterten Verfahrens zur Berücksichtigung der Panelmortalität (ML-Schätzungen für monotone Panelausfälle, vgl. Abschnitt 4.3.3.2) verdeutlichen. Die linke und rechte Seite der Tabelle 5.42 unterscheidet sich dadurch, daß im einen Fall die "item nonresponse" in den jeweiligen Panelwellen berücksichtigt wird und im anderen Fall nicht.[34]

Im ersten Schritt (1) werden die benötigten Kovarianzmatrizen aus den Rohdaten mit Hilfe des Programms PRELIS (vgl. Jöreskog/Sörbom 1993b) jeweils zweimal berechnet: einmal mit fallweisem Ausschluß und einmal unter "Einsetzen" (imputation) fehlender Werte, die sich auf "item nonresponse" beziehen. Die Berechnung der jeweiligen ersten Matrizen ($S_{t_1}, S^i_{t_1}$)[35] bezieht sich auf die Personenzahl der ersten Erhebung (N=1500) und schließt entsprechend acht gemessene Variablen ein. Die Berechnung der jeweiligen zweiten Matrizen ($S_{t_1,t_2}, S^i_{t_1,t_2}$) bezieht sich auf die Personenzahl der zweiten Erhebung (N=646) und schließt entsprechend 16 gemessene Variablen der ersten und zweiten Panelwelle ein; und schließlich bezieht sich die Berechnung der jeweiligen dritten Matrizen ($S_{t_1,t_2,t_3}, S^i_{t_1,t_2,t_3}$) auf die Personenzahl der dritten Erhebung (N=340) und schließt entsprechend 24 gemessene Variablen der ersten, zweiten und dritten Panelwelle ein.

Die drei Matrizen werden im zweiten Schritt (2) als Input-Matrizen für das nicht-iterative ML-Schätzverfahren verwendet (zum Programmlisting des benutzten IML-Programms, vgl. Anhang 1). Die jeweils resultierende Kovarianzmatrix (Σ_{t_1,t_2,t_3}, $\Sigma^i_{t_1,t_2,t_3}$) dient dann in einem dritten Schritt (3) als Input-Matrix für das in Abbildung 5.14 gezeigte Drei-Wellen-Strukturgleichungsmodell. Abschließend werden in Schritt (4) mit einem multiplen Gruppenvergleich die Differenz zwischen den Ergebnissen der in Schritt (3) erhaltenen Modelle überprüft. Der multiple Gruppenvergleich schließt auch die Modellergebnisse ein, die aus der "klassischen" Verwendung von Kovarianzmatrizen bei fallweisem und bei paarweisem Ausschluß fehlender Werte resultieren (siehe auch Abbildung 5.15).

[34] Die unterschiedlichen Antwortausfälle sind in Abschnitt 4.3.1, Abbildung 4.6 dargestellt.

[35] Mit S_{t_+} werden die Kovarianzmatrizen ohne Imputation, mit $S^i_{t_+}$ die Kovarianzmatrizen mit Imputation bezeichnet. Zur genauen Beschreibung des Imputationsverfahrens, vgl. Jöreskog/Sörbom (1993b: 11f.). In Brown (1994) wird dieses Verfahren mit Simulationsdaten als sehr erfolgreich bezeichnet.

Tab. 5.42: Überblick über die Vorgehensweise für die Berücksichtigung fehlender Werte

Schritte[0]	Rohdaten	
(1)	⇓ Programm PRELIS (Berechnung der drei Kovarianzmatrizen nach fallweisem Ausschluß fehlender Werte) ⇓ Matrizen S_{t_1} S_{t_1,t_2} S_{t_1,t_2,t_3} ⇓	⇓ Programm PRELIS (Berechnung der drei Kovarianzmatrizen mit Imputation fehlender Werte (item nonresponse) ⇓ Matrizen $S^i_{t_1}$ $S^i_{t_1,t_2}$ $S^i_{t_1,t_2,t_3}$ ⇓
(2)	Nicht-iteratives Maximum Likelihood-Verfahren (SAS/IML-Programm) ⇓ Matrizen Σ_{t_1,t_2,t_3} ⇓	⇓ Matrizen $\Sigma^i_{t_1,t_2,t_3}$ ⇓
(3)	Programm LISREL (Schätzung des Drei-Wellen Panelmodells) ⇓	Programm LISREL (Schätzung des Drei-Wellen Panelmodells) ⇓
(4)	Multipler Gruppenvergleich der Modelle	

[0] Die einzelnen Schritte sind im Text beschrieben. Zu Schritt (3), vgl. auch Abbildung 5.15.

5.5.3.1 Deskriptive Beschreibung der fehlenden Werte und die Imputation

Zunächst werden die fehlenden Werte beschrieben, wie sie für die im Modell zu berücksichtigenden Indikatoren in den jeweiligen Panelwellen auftreten (vgl. Tabelle 5.43). Dabei ist zu beachten, daß sich der relative Anteil fehlender Werte in der ersten Erhebung nur auf "item nonresponse" bezieht, während für die beiden weiteren Erhebungen die jeweiligen Summen aus "item nonresponse" und "unit nonresponse" angegeben werden.

Tab. 5.43: Stichprobengröße (N) und relativer Anteil der fehlenden Werte in jeder Panelwelle

Latente Variable	Ind.[0]	erste Welle N	erste Welle % fehl.	zweite Welle N	zweite Welle % fehl.	dritte Welle N	dritte Welle % fehl.
Att	$V83_1$	1474	1.3	638	57.3	335	77.6
	$V83_3$	1436	3.8	634	57.5	329	78.0
Norm	$V94_A$	1387	7.1	614	58.9	325	78.2
	$V94_B$	1363	8.7	606	59.4	323	78.4
	$V94_C$	1314	12.0	597	60.0	317	78.8
Pbc	$V84$	1482	0.7	636	57.4	337	77.4
	$V85$	1480	0.9	637	57.3	338	77.4
Int	$V82$	1487	0.4	639	57.2	337	77.4

[0] = Es sind hier und in den folgenden Tabellen nur die Bezeichnungen der Indikatoren aus der ersten Panelwelle aufgeführt.
Unterschiedliche Stichprobengrößen sind auf "item nonresponse" zurückzuführen. Die Prozente basieren auf der Stichprobengröße von 1493 Personen. Die Panelmortalität beträgt in der zweiten Welle 56.8% und in der dritten Welle 77.3%.

"Item nonresponse" variiert in der ersten Panelwelle zwischen 0.4% und 12%, in der zweiten Panelwelle zwischen 0.4% und 3.2% und in der dritten Panelwelle zwischen 0.1% und 1.5%. Es ist eine abnehmende Tendenz festzustellen. Die höchsten Raten betreffen durchgängig die Indikatoren der subjektiven Norm.

Die hohe Panelmortalität ist - wie in Abschnitt 5.1 beschrieben - auf die Datenschutzgesetze, die Notwendigkeit der Einverständniserklärungen für die Teilnahme minderjähriger Personen und nicht zuletzt auf die untersuchte Thematik (Jugendsexualität) zurückzuführen.

Die folgenden Tabellen geben eine Übersicht über die Anzahl der imputierten Werte für die jeweiligen Indikatoren. In Tabelle 5.44 wird die Anzahl der fehlenden und imputierten Werte für die Indikatoren der ersten Panelwelle gegenübergestellt, in Tabelle 5.45 werden fehlende und imputierte Werte für die Indikatoren der ersten und zweiten Panelwelle und in Tabelle 5.46 wird die gleiche Gegenüberstellung auf der Fallbasis aller Panelwellen vorgenommen.

Tab. 5.44: Übersicht über die Anzahl der imputierten Werte (erste Panelwelle)

Lat. Var.	Ind.	fehl. Werte	Imp. Werte	(%)
Att	$V83_1$	19	6	(31.6)
	$V83_3$	57	25	(43.9)
Norm	$V94_A$	106	5	(4.7)
	$V94_B$	130	2	(1.5)
	$V94_C$	179	45	(25.1)
Pbc	$V84$	11	1	(9.0)
	$V85$	13	2	(15.4)
Int	$V82$	6	2	(33.3)

Die Imputation der gemessenen Variablen aus der ersten Welle basiert auf 1493 Personen.

Fehlende Werte beziehen sich ausschließlich auf "item nonresponse". Für die Indikatoren der subjektiven Norm sind die Häufigkeiten der fehlenden Werte zu allen Erhebungszeitpunkten am höchsten. Das im Programm PRELIS implementierte Verfahren sucht für die Imputation nach ähnlichen Antwortmustern (similar response pattern) in den Fällen, wo keine fehlenden Werte auftreten.

Tab. 5.45: Übersicht über die Anzahl der imputierten Werte (zweite Panelwelle)

Lat. Var.	Ind.	fehl. Werte	Imp. Werte	(%)	fehl. Werte	Imp. Werte	(%)
Att	$V83_1$	8	0	(0.0)	6	0	(0.0)
	$V83_3$	25	11	(44.0)	10	2	(20.0)
Norm	$V94_A$	39	2	(5.1)	30	5	(16.7)
	$V94_B$	43	0	(0.0)	38	3	(7.9)
	$V94_C$	57	9	(15.8)	47	10	(21.3)
Pbc	$V84$	8	2	(25.0)	8	2	(25.0)
	$V85$	7	0	(0.0)	7	0	(0.0)
Int	$V82$	2	0	(0.0)	5	0	(0.0)

Die Imputation der gemessenen Variablen aus der ersten und zweiten Welle basiert auf 644 Personen.

Tab. 5.46: Übersicht über die Anzahl der imputierten Werte (dritte Panelwelle)

Ind.	fehl. W.	Imp. W.	(%)	fehl. W.	Imp. W.	(%)	fehl. W.	Imp. W.	(%)
$V83_1$	5	0	(0.0)	1	0	(0.0)	4	1	(25.0)
$V83_3$	17	7	(41.2)	4	0	(0.0)	10	3	(30.0)
$V94_A$	20	1	(5.0)	17	3	(17.6)	14	4	(28.6)
$V94_B$	21	0	(0.0)	21	2	(9.5)	16	1	(6.3)
$V94_C$	33	5	(15.1)	25	4	(16.0)	22	4	(18.2)
$V84$	5	0	(0.0)	3	1	(33.3)	2	0	(0.0)
$V85$	5	0	(0.0)	3	0	(0.0)	1	0	(0.0)
$V82$	2	0	(0.0)	2	0	(0.0)	2	0	(0.0)

Die Imputation der gemessenen Variablen aus der ersten, zweiten und dritten Welle basiert auf 339 Personen.

Die Tabellen verdeutlichen für alle Datensätze, daß die durchgeführte Imputation nur teilweise erfolgreich war. Nur für den zweiten Einstellungsindikator ($V83$) werden mehr als 40% der fehlenden Werte ersetzt. Bei den Indikatoren der subjektiven Norm mit absolut höherer Anzahl fehlender Werte liegt die Ersetzungsquote bei höchstens 28.6%. Das Fehlen ähnlicher Anwortmuster ist hierfür verantwortlich. Ob andere Imputationsverfahren (vgl. für eine Übersicht Rubin 1987) bessere Resultate ergeben würden, kann an dieser Stelle nicht beurteilt werden. Der zu unternehmende Aufwand steht in keinem Verhältnis zu der Häufigkeit der auf "item nonresponse" zurückzuführenden fehlenden Werte in dieser Untersuchung.

5.5.3.2 Die Modelltests

Die in Abbildung 5.15 aufgeführte Strategie der Tests für das integrierte Panelmodell verdeutlicht den Schritt (3) aus Tabelle 5.42. Zunächst wird das Modell mit der Kovarianzmatrix mit fallweisem Ausschluß und dann mit paarweisem Ausschluß fehlender Werte berechnet. Die dritte Variante berücksichtigt alle in den jeweiligen Erhebungen zur Verfügung stehenden Informationen durch die aus dem ML-Schätzverfahren resultierende Kovarianzmatrix, während in der vierten Variante die in den Tabellen 5.44 bis 5.46 dargestellte Imputation für die ML-Schätzung der Kovarianzmatrix zusätzlich berücksichtigt wird. Insgesamt dient der erste und zweite Modelltest als Vergleich zum dritten und vierten Modelltest, um die Effizienz der Verfahren (ML-Schätzung und Imputation) beurteilen zu können.

Abb. 5.15: Die Strategie der Modelltests

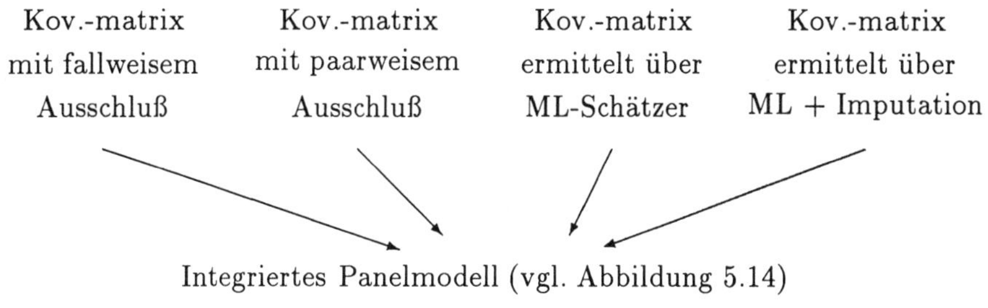

Tabelle 5.47 gibt eine Übersicht über die Modellanpassung der vier weiter oben besprochenen Modellvarianten.[36] Nach dem χ^2-Wert weisen die dritte und vierte Modellvariante einen besseren Modellfit auf als die erste und zweite. Nach dem GFI ist das Modell mit paarweisem Ausschluß fehlender Werte, nach dem RMSEA und dem AIC[37] das Modell mit der ML-geschätzten Kovarianzmatrix ohne Imputation das beste.

Tendenziell hat sich das ML-Schätzverfahren zur Verbesserung der Modellanpassung bewährt, während die Imputation zu keiner entscheidende weiteren Verbesserung führt. Damit kann für den Fall monotoner Panelausfälle das eingesetzte ML-Schätzverfahren zu einer Verbesserung der Modellergebnisse beitragen, während die durch das Programm PRELIS angewendete Imputation des "item nonresponse" letztendlich keine Auswirkungen gezeigt hat. Dies kann auf die geringe Anzahl der Nichtbeantwortungen der gemessenen Variablen zurückgeführt werden.

Der Vergleich der erklärten Varianzen in den abhängigen latenten Variablen zwischen den vier Modellvarianten (Tabelle 5.48) gibt einen Überblick über die Größen der jeweiligen Pfadkoeffizienten zwischen den latenten Variablen (zur inhaltlichen Interpretation, siehe weiter unten). Hierbei zeigt sich, daß die Differenzen zwischen allen Modellen geringer sind als erwartet. Insbesondere die dritte und vierte Modellvariante weisen unwesentliche Unterschiede auf. Der Vergleich zwischen den klassischen Behandlungen fehlender Werte (fallweiser und paarweise Ausschluß) und der ML-Schätzung bestätigt die Ergebnisse anderer Studien (vgl. Rovine/ Delaney 1990; Rovine/van Eye 1991): Die Modelle mit fallweisem Ausschluß *unterschätzen* die Zusammenhänge in der Kovarianzmatrix und *unterschätzen* damit auch die Parametergrößen und

[36] Auf eine dezidierte methodische Erörterung der berechneten Modellvarianten wird an dieser Stelle verzichtet (vgl. hierzu Reinecke/Schmidt 1996), da der inhaltliche Aspekt im Vordergrund stehen soll. Die Strukturkoeffizienten unterscheiden sich unwesentlich von dem weiter unten ausführlich interpretierten Modell aus dem multiplen Gruppenvergleich.

[37] Der AIC ist ein χ^2-basierter Test und wird zum Vergleich nichtgeschachtelter Modelle verwendet. Das relativ zur Anzahl der Parameter beste Modell wird durch den kleinsten AIC-Wert angezeigt, vgl. Jöreskog/Sörbom (1993a: 120) und Akaike (1987).

die erklärten Varianzen (mittlerer Wert: 44.4%). Die Modelle mit paarweisem Ausschluß *überschätzen* dagegen die Zusammenhänge in der Kovarianzmatrix, die Parametergrößen und die erklärten Varianzen (mittlerer Wert: 47.8%). Die ML-geschätzten Kovarianzmatrizen weisen im Durchschnitt Werte auf, die *zwischen* den Werten der beiden vorher genannten Kovarianzmatrizen liegen. Die im Modell geschätzten Parametergrößen und die erklärten Varianzen (mittlere Werte: 46.6% bzw. 46.3%) liegen *zwischen* den jeweiligen Größen aus den ersten beiden Modellvarianten.

Tab. 5.47: Goodness-of-fit Maße der Drei-Wellen-Panelmodelle

Spezifikation	χ^2	N	df	GFI	RMSEA	P-Wert	RMR	AIC
Fallweiser Ausschluß	281.45	241	231	.92	.030	1.0	.05	419.45
Paarweiser Ausschluß	308.52	340	231	.93	.032	1.0	.04	446.52
ML-Methode	263.40	241	231	.92	.024	1.0	.05	401.40
ML-Methode und Imputation	264.46	279	231	.93	.025	1.0	.05	408.00

AIC = Akaike Information Criterion (cf. Akaike 1987); Die übrigen Maße sind in der Legende in Tabelle 5.18 erläutert.

Eine Gegenüberstellung der erklärten Varianzen und der goodness-of-fit Maße der berechneten Modellvarianten ergeben - wie schon erwähnt - recht geringe Unterschiede. Die postulierte Tendenz, daß durch die Berücksichtigung der zusätzlichen Informationen aus den vorhergehenden Panelwellen sowohl die erklärten Varianzen im Durchschnitt gesteigert werden können als auch die Modellanpassung verbessert werden kann, läßt sich dennoch bestätigen. Der folgende multiple Gruppenvergleich (vgl. Schritt (4) in Tabelle 5.42) soll nun abschließend aufzeigen, inwieweit Differenzen in den Parameterschätzungen zwischen den vier Modellvarianten zufälliger Natur sind oder nicht. Dem schließt sich eine inhaltliche Interpretation des Modells an.

Tab. 5.48: Vergleich der erklärten Varianzen in den latenten abhängigen Variablen der Modelle

Latente Variable	Fallweiser Ausschluß	Paarweiser Ausschluß	ML-Methode	ML-Methode + Imputation
Int_1	36.0%	34.5%	36.5%	35.1%
Att_2	34.1%	30.4%	29.8%	30.7%
$Norm_2$	8.3%	7.0%	8.7%	6.5%
Pbc_2	34.1%	33.0%	31.0%	30.2%
Int_2	32.5%	32.1%	33.2%	29.1%
Att_3	58.3%	50.1%	62.2%	61.3%
$Norm_3$	14.7%	11.1%	16.9%	17.4%
Pbc_3	47.1%	50.0%	47.9%	42.1%
Int_3	44.4%	47.8%	46.6%	46.3%
Mittlerer Wert	44.4%	47.8%	46.6%	46.3%

Für den multiplen Gruppenvergleich werden vier "Gruppen" spezifiziert, die sich in den unterschiedlichen Eingabematrizen (fallweiser Ausschluß, paarweiser Ausschluß, ML-Methode und ML-Methode + Imputation) manifestieren. Zunächst wird der Gruppenvergleich mit den höchsten Restriktionen berechnet, wobei alle Parametermatrizen über die Gruppen invariant gesetzt sind. Dies führte zu einem sehr akzeptablen Modellfit (χ^2-Wert = 1215.92 mit df=1131, GFI=.924, RMSEA=.01). Die Variation sowohl der Faktorenladungen (Matrix Λ_y), der Meßfehler (Matrix Θ_ϵ), der Strukturkoeffizienten (Matrix B) als auch der Residuen der latenten Variablen (Matrix Ψ) führte zu keiner Verbesserung der Modellanpassung. Daraus ist der Schluß zu ziehen, daß die Unterschiede bezogen auf die Parameterschätzungen und die erklärten Varianzen (vgl. Tabelle 5.48) der weiter oben erörterten vier Modellvarianten zufällig sind.[38] Bezogen auf die Modellanpassung wird das Ergebnis in Tabelle 5.47 dadurch bestätigt, daß die zweite Modellvariante bzw. zweite "Gruppe" (paarweiser Ausschluß fehlender Werte) den höchsten Beitrag (27.94%) zum oben angebenen Gesamt-χ^2-Wert beisteuert, gefolgt von der ersten (26.31%), der vierten (23.09%) und zuletzt der dritten Modellvariante (22.67%). Die Verwendung der durch die ML-Methode berechneten Kovarianzmatrix ohne die Imputation der "item nonresponses" hat auch im multiplen Gruppenvergleich zur besten Modellanpassung geführt.

Abbildung 5.16 zeigt das Ergebnis des multiplen Gruppenvergleichs mit der weiter oben dargestellten Invarianz aller Parameter. Pfade, die in allen

[38] Der Autor hätte demnach auf die ausführliche Darstellung der Modellvarianten bezüglich der Modellanpassung (Tabelle 5.47) und der erklärten Varianzen (Tabelle 5.48) verzichten können. Sie dient jedoch zur Verdeutlichung tendenzieller Unterschiede. Bei anderer Datenbasis kann die Unterschiedlichkeit der Ergebnisse auch deutlich stärker ausfallen.

Modellen auf dem 5%-Niveau nicht signifikant sind, wurden auf Null fixiert.[39] Insofern weicht das empirische Ergebnis von der Struktur des Ausgangsmodells in Abbildung 5.14 ab.

Abb. 5.16: Ergebnis des multiplen Gruppenvergleichs über alle vier Varianten der Kovarianzmatrizen

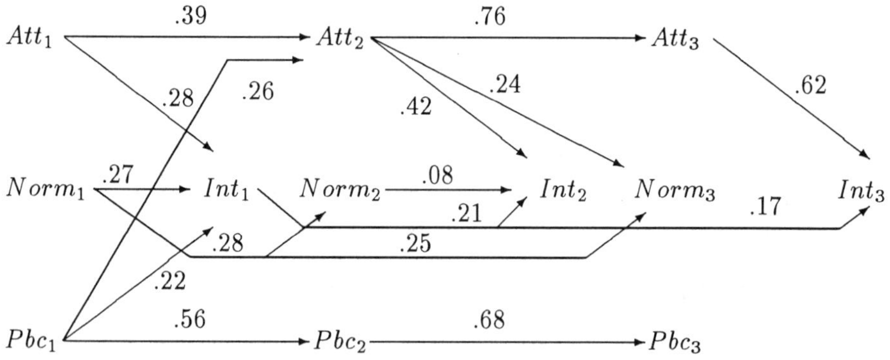

Koeffizienten des Meßmodells (Faktorenladungen, Residuen) sind nicht in der Abbildung aufgeführt. Innerhalb jeder Panelwelle korrelieren Einstellung (*Att*), subjektive Norm (*Norm*) und Verhaltenskontrolle (*Pbc*) gemäß der TOPB. Die jeweiligen Korrelationskoeffizienten sind im folgenden tabellarisch aufgeführt:

Korrelation	Erste Welle	Zweite Welle	Dritte Welle
$r_{Att/Norm}$	.52	.41	.48
$r_{Att/Pbc}$	.43	.62	.58
$r_{Norm/Pbc}$	.24	.15	.23

Für die inhaltliche Interpretation werden zunächst die Stabilitäten zwischen den jeweiligen latenten Variablen betrachtet. Dabei zeigt sich, daß bezüglich der Einstellung (Att) und der wahrgenommenen Verhaltenskontrolle (Pbc) diese zwischen zweiter und dritter Panelwelle stärker ausfällt (.76 bzw. .68) als zwischen erster und zweiter Panelwelle (.39 bzw. .56). Subjektive Norm (Norm) und Intention (Int) weisen wesentlich geringere Stabilitäten auf, wobei diese nicht als Markov Prozesse interpretiert werden können.[40] So sind sowohl bei der subjektiven Norm als auch bei der Intention signifikante Effekte zwischen erster und dritter Panelwelle aufgetreten (.25 bzw. .17), während die jeweiligen Beziehungen zwischen der zweiten und dritten Panelwelle vollständig

[39] Eine nicht signifikante Beziehung (zwischen $Norm_2$ und Int_2) ist nicht auf Null fixiert worden, da in den Einzelberechnungen der Modellvarianten sich diese Beziehung in einem Fall (bei paarweisem Ausschluß fehlender Werte) als signifikant erwies.

[40] Ein Markov Prozeß beinhaltet die Wirkung einer Variablen auf sich selber, wobei diese Wirkung nur zwischen *zwei* Meßzeitpunkten liegen darf. Beispielsweise wäre eine kausale Wirkung einer Variablen zwischen erster und dritter Panelwelle ausgeschlossen. Markov Prozesse werden auch als "Prozesse ohne Gedächtnis" bezeichnet.

durch korrelierende und indirekte Effekte erklärt werden. Für die Einstellung gegenüber dem Gebrauch von Kondomen in neuen sexuellen Kontakten ist demnach über die Zeit eine geringere relative Veränderung zu verzeichnen als für die subjektive Norm und die Intention (vgl. hierzu auch die Differentialgleichungsmodelle in Abschnitt 5.6).

Darüber hinaus sind die unterschiedlichen kausalen Effekte der Beziehungen zwischen den Konstrukten der TOPB in den jeweiligen Panelwellen aufschlußreich. Während nur in der ersten Panelwelle die subjektive Norm und die Verhaltenskontrolle auf die Intention einen bedeutsamen Einfluß haben (.22 bzw. .27), verstärkt sich der kausale Effekt der Einstellung auf die Intention von Panelwelle zu Panelwelle soweit (von .28 über .42 nach .62), daß für die dritte Panelwelle nur noch die Einstellung als bedeutsamer Prädiktor der Intention übrigbleibt.

5.5.4 Zusammenfassung

Gegenüber den einfachen Strukturgleichungsmodellen in Abschnitt 5.4 sind aus den integrierten Panelmodellen Entwicklungen abzulesen, die über das hinausgehen, was die TOPB mit ihren Hypothesen postuliert.

So konnte gezeigt werden, daß zunächst die vergangenen Erfahrungen im Umgang mit Kondomen bei neuen sexuellen Kontakten einen direkten Einfluß auf die Intention haben, diese in Zukunft zu gebrauchen. Die Konstrukte Einstellung, subjektive Norm und Verhaltenskontrolle haben für die Verhaltensintention zum Zeitpunkt der zweiten Panelwelle eine eher untergeordnete Bedeutung (vgl. die Ergebnisse in Abbildung 5.12). Im zeitlichen Verlauf geht die Bedeutung vergangener Erfahrungen für die zukünftigen Verhaltensabsichten zurück. Das zunehmende Wissen über den Umgang mit Kondomen verstärkt einerseits die tatsächliche Verhaltenskontrolle (vgl. den direkten Pfad von Pbc_2 nach Beh_3 in Abbildung 5.13), andererseits werden die Einstellungen zum Kondomgebrauch zum stärksten Prädiktor für zukünftige Verhaltensabsichten. Jugendliche und junge Erwachsene durchlaufen mit zunehmender Sexualerfahrung eine Umorientierung bezüglich ihrer zukünftigen Verhaltensabsichten. Das Wissen über den Umgang mit Kondomen und die Einstellungen der Bezugspersonen (Normen) gehen in ihrer Bedeutung für die Verhaltensabsichten kontinuierlich zurück. Die eigene Einstellung zum Kondomgebrauch bei neuen sexuellen Kontakten wird demgegenüber immer wichtiger (vgl. die Ergebnisse in Abbildung 5.14).

Die durchgeführten Subgruppenanalysen bestätigen diese Entwicklung. Werden nur die Werte der älteren Befragten (21 bis 25 Jahre) betrachtet, dann sind die erwähnten Tendenzen noch deutlicher. Die Einstellungen zum Kondomgebrauch sind in dieser Subgruppe ein stärkerer Prädiktor für zukünftige Verhaltensabsichten während vergangene Erfahrungen mit Kondomen für zukünftige Verhaltensabsichten bedeutungslos werden.

Die Berücksichtigung der Panelmortalität durch ein nicht-iteratives Schätzverfahren führte zu einem Modellergebnis, daß die Informationen aus den Daten optimal ausnutzt. Zugleich müssen weniger restriktive Annahmen über die Verteilung der fehlenden Werte getroffen werden als bei den sonst üblichen Verfahren des paarweisen oder fallweisen Ausschlusses fehlender Werte. Die gewählte Technik zur Ersetzung fehlender Werte führte nicht zu Modellverbesserungen. Da fehlende Werte auf Grund von fehlenden Angaben und Antwortverweigerungen in den einzelnen Panelwellen vergleichsweise gering sind, kann die Effizienz dieser Technik erst durch den Vergleich mit anderen Längsschnittdatensätzen beurteilt werden.

5.6 Dynamische Analyse der TOPB (AIDS-Prävention)

Mit den Ergebnissen der Strukturgleichungsmodelle aus Abschnitt 5.5 konnten simultan die Querschnitts- und Längsschnittbeziehungen zwischen den Konstrukten der TOPB für den Bereich AIDS-Prävention geprüft werden. Die über die Zeit zunehmende und abnehmende Bedeutung der erklärenden Konstrukte für die Verhaltensintention und das Verhalten wurden inhaltlich interpretiert. Die folgenden dynamischen Analysen sollen die aus den Strukturgleichungsmodellen abgeleiteten inhaltlichen Interpretationen ergänzen und erweitern.

Wie in Abschnitt 4.2 erörtert, sind dynamische Analysen ein Mittel, um die zeitliche Entwicklung von Prozessen darzustellen und zu prognostizieren. Stochastische Differentialgleichungsmodelle sind für dynamische Analysen prinzipiell geeignet, da der Entwicklungsverlauf der zu untersuchenden Konstrukte als Funktion des gegenwärtigen Zustandes dieser Konstrukte ermittelt werden kann. Der folgende Abschnitt 5.6.1 untersucht die Dynamik der Konstrukte Einstellung, Verhaltenskontrolle und Intention für den Bereich AIDS-Pävention mit Hilfe von stochastischen Differentialgleichungsmodellen. Hierbei werden prozeßdynamisch die Hypothesen der TOPB für die Beziehungen der berücksichtigten Konstrukte untereinander getestet. Auf Grund der Skalierungsänderung der Messungen des Konstruktes Subjektive Norm von der ersten zur folgenden Panelwelle (vgl. Abschnitt 5.5.3.1) sind diese in den dynamischen Analysen nicht berücksichtigt worden.

Andere Untersuchungsgrößen, die die untersuchten Jugendlichen und jungen Erwachsenen kennzeichnen, können einen Einfluß auf die Dynamik der Konstrukte der TOPB haben. Geschlecht und Alter weisen auf deutliche Subgruppenunterschiede bei den Strukturgleichungsanalysen hin (vgl. Abschnitt 5.4). Um einen Vergleich mit diesen Analysen zu ermöglichen und den möglichen Einfluß dieser Gruppenvariablen auf den dynamischen Verlauf der Konstrukte der TOPB zu prüfen, sind entsprechend erweiterte stochastische Differentialgleichungsmodelle berechnet worden (Abschnitt 5.6.2).

5.6.1 Stochastische Differentialgleichungsmodelle ohne exogene Variablen

In Abschnitt 4.2.2 ist das stochastische Differentialgleichungsmodell, gebildet aus der Differentialgleichung 4.45 und der Meßgleichung 4.46, mit den einzelnen Parametern und Matrizen erörtert worden. Die für die Untersuchung der Dynamik der Konstrukte der TOPB gewählte Modellierung orientiert sich an einem in Singer/Hautzinger (1988) und Singer (1992a: 183f.) diskutierten Beispiel. Hier wie dort sind keine Meßmodelle spezifiziert worden.[41] Für die Konstruktbildung werden additive Indizes verwendet. Dies bedeutet, daß für jede Panelwelle die Konstrukte Einstellung (Att) und Verhaltenskontrolle (Pbc) aus der Summe der jeweiligen gemessenen Variablen gebildet werden. Es wurden die gleichen gemessenen Variablen verwendet, wie in den Strukturgleichungsmodellen der vorhergehenden Abschnitte (zu den gemessenen Variablen, vgl. Abschnitt 5.2.2.1):

1. $ATT_{t1} = V83_1 + V83_3$
2. $ATT_{t2} = F77_1 + F77_3$
3. $ATT_{t3} = G79_1 + G79_3$
4. $PBC_{t1} = V84 + V85$
5. $PBC_{t2} = F78 + F79$
6. $PBC_{t3} = G80 + G81$

Tabelle 5.49 gibt eine Übersicht über die Verteilung der neu gebildeten Variablen ATT_{t1} bis PBC_{t3}. Die Messungen für das Konstrukt Intention werden, um ähnliche Bezeichnungen zu den Indizes zu erhalten, umbenannt:[42]

1. $INT_{t1} = V82$
2. $INT_{t2} = F76$
3. $INT_{t3} = G78$

[41] Der Systemzustand $y(t)$ aus Gleichung 4.45 wird bei $\{t_0, , t_1, \ldots, t_T\}$ als direkt meßbar angenommen. Die Matrizen der Meßgleichung haben für alle hier berechneten Modelle die Größen $H = I_p$, $D = 0$ und $\epsilon=0$. Der Verzicht auf die Spezifikation eines Meßmodells widerspricht eigentlich der methodologischen Position des Autors, erfolgt hier aber aus rein pragmatischen Gründen. Die testweise Berechnung eines Differentialgleichungsmodells mit Meßmodell führte mit den vorliegenden Daten zu inhaltlich ähnlichen Ergebnissen.

[42] Hier ist auf eine Indexbildung verzichtet worden, da die Variablen $V91$ und $F88$ nur in den ersten beiden Panelwellen erhoben wurde. Eine Indexbildung hätte zu einer anderen Skalenbreite für das Konstrukt der dritten Welle geführt. Außerdem haben die Variablen $V91$ bzw. $F88$ eine andere Skalierung (drei Kategorien) als die verwendeten Variablen $V82$, $F76$ und $G78$, vgl. Abschnitt 5.2.2.1.

Tab. 5.49: Verteilung der relativen Häufigkeiten der für die dynamischen Modelle gebildeten Variablen (Indizes) ATT und PBC

	Erste Welle		Zweite Welle		Dritte Welle	
Kat.	ATT_{t1}	PBC_{t1}	ATT_{t2}	PBC_{t2}	ATT_{t3}	PBC_{t3}
2	1.5%	0.9%	0.3%	0.3%	0.0%	0.6%
3	0.3%	1.8%	0.3%	2.4%	0.0%	0.3%
4	1.5%	2.6%	0.3%	3.2%	0.3%	0.0%
5	0.6%	2.1%	0.3%	2.6%	0.0%	1.8%
6	0.3%	6.2%	0.9%	3.5%	0.3%	3.8%
7	2.1%	2.9%	0.9%	3.5%	1.5%	2.6%
8	6.5%	13.2%	3.5%	9.7%	2.4%	8.5%
9	3.8%	7.4%	2.6%	6.8%	3.5%	6.8%
10	6.8%	9.4%	4.7%	7.4%	4.1%	11.2%
11	7.4%	10.0%	5.9%	10.6%	8.2%	7.1%
12	10.0%	11.5%	11.5%	16.5%	9.4%	12.6%
13	11.2%	12.9%	15.6%	8.2%	13.2%	13.5%
14	42.9%	17.1%	52.1%	24.1%	53.8%	30.6%
99	5.3%	2.1%	1.2%	1.2%	3.2%	0.6%
Maße	ATT_{t1}	PBC_{t1}	ATT_{t2}	PBC_{t2}	ATT_{t3}	PBC_{t3}
M	16.54	12.10	13.65	11.67	15.54	11.85
SD	19.71	12.98	9.55	10.03	15.39	7.23

Die Kategorien geben die Stärke der Einstellung und der wahrgenommenen Verhaltenskontrolle wieder. Fehlende Werte haben die Kategorie 99.

M = Mittelwert

SD = Standardabweichung

Da nur Personen berücksichtigt werden, die in allen drei Panelwellen beteiligt waren, beziehen sich die Analysen auf N=340 bzw. nach fallweisem Ausschluß fehlender Werte auf N=309 Personen.[43] Tabelle 5.50 gibt eine Übersicht über die Verteilung der Variablen INT_{t1} bis INT_{t3}.

Dieser Satz von Indizes und Variablen wird zu einem zeitabhängigen Systemzustand $y(t)$ zusammengefaßt und die Drift-Matrix A dient als Basis von Kausalaussagen in der linearen stochastischen Differentialgleichung:

$$dy_n(t) = Ay_n(t)dt + Bx_n(t)dt + GdW_n(t) \tag{5.3}$$

Die Maximum-Likelihood(ML)-Schätzung der Parametermatrizen A, B, G, $\mu = E[y_n(t_0)]$ und $\Sigma = \sigma(y_n(t_0))$[44] erfolgt mit der in Abschnitt 4.2.3 dargestellten Methode. Da das Modell ohne Restriktionen nicht identifiziert ist, wird die Unabhängigkeit der Residuen für die Variablen[45] angenommen, d.

[43] Das hier zur Berechnung der Differentialgleichungsmodelle verwendete EDV-Programm LSDE (zur Beschreibung siehe Abschnitt 4.2.5) kann keine fehlenden Werte verarbeiten und setzt deren fallweisen Ausschluß voraus.

[44] Vgl. zur Erklärung der einzelnen Parametermatrizen Abschnitt 4.2.2.

h. nur die Diagonale der Diffusionsmatrix $\Omega = GG'$ enthält Parameter. Außerdem werden die Modelle bedingt auf die Anfangswerte $y_n(t_0)$ geschätzt. Exogene Variablen (x_n) werden hier nicht berücksichtigt, so daß die Werte der Matrix B den Erwartungswert kontrollieren.[46]

Tab. 5.50: Verteilung der relativen Häufigkeiten der für die dynamischen Modelle benötigten Variablen INT

	Erste Welle	Zweite Welle	Dritte Welle
Kat.	INT_{t1}	INT_{t2}	INT_{t3}
1	3.2%	2.9%	2.9%
2	2.4%	5.6%	2.9%
3	1.2%	2.4%	2.6%
4	7.4%	8.5%	11.5%
5	4.4%	7.6%	5.3%
6	16.2%	11.5%	20.3%
7	64.4%	60.9%	53.8%
99	0.9%	0.6%	0.6%
Maße	INT_{t1}	INT_{t2}	INT_{t3}
M	6.98	6.47	6.46
SD	8.82	7.32	7.30

Die Kategorien geben die Stärke der Verhaltensintention wieder. Fehlende Werte haben die Kategorie 99.
M = Mittelwert
SD = Standardabweichung

Es wird im folgenden überprüft, ob die Konstrukte der TOPB einem Gleichgewichtsverlauf folgen und ob dynamische Beziehungen zwischen den Konstrukten diesen Verlauf beschleunigen oder dämpfen. Dazu sind vier Modellvarianten berechnet worden:

1. Das einfachste Modell ist eine Diagonalspezifikation, die keine Wechselwirkungen der Variablen enthält. Dies bedeutet, die Konstrukte Einstellung, Verhaltenskontrolle und Intention wirken in ihrer dynamischen Entwicklung nur auf sich selber.[47] Dieses einfache Modell wird im folgenden als Modellvariante 1 bezeichnet.

---

[45] Im folgenden werden die Indizes auch als Variablen bezeichnet.

[46] Technisch gesprochen ist die exogene Variable x_n eine Scheinvariable, die auf den Wert eins gesetzt wird. Somit ist die Berechnung des Vektors der stationären Werte $-A^{-1} * B$ (Erwartungswerte) gewährleistet.

[47] Technisch gesprochen heißt dies: Nur die Diagonalelemente der Matrix A (A_{11}, A_{22}, A_{33}) enthalten Parameter, die etwas über die Dynamik des Prozesses aussagen können.

2. Im zweiten Modell werden Wechselwirkungen zwischen den Variablen Einstellung und Verhaltenskontrolle spezifiziert. Dies bedeutet, Einstellung und Verhaltenskontrolle wirken in ihrer dynamischen Entwicklung untereinander und auf sich selbst, die Intention wirkt weiter nur auf sich selbst.[48] Dieses Modell wird im folgenden als Modellvariante 2 bezeichnet.
3. Im dritten Modell werden die Veränderungen in der Intention als Folge der Einstellung und der Verhaltenskontrolle spezifiziert (d/dt Intention ← Einstellung + Verhaltenskontrolle). Die in Modellvariante 2 genannten Interaktionen zwischen Einstellung und Verhaltenskontrolle werden beibehalten.[49] Dieses Modell entspricht den Hypothesen der TOPB und wird im folgenden als Modellvariante 3 bezeichnet.
4. Im abschließenden vierten Modell werden alle Wechselwirkungen zwischen den Variablen spezifiziert, d. h. auch die (Rück)wirkung der Intention auf die Einstellung und die Verhaltenskontrolle.[50] Dieses Modell wird im folgenden als Modellvariante 4 bezeichnet.

Die Modellvarianten sind nach der beschriebenen Spezifikation geschachtelt. Die Anzahl der Modellparameter steigt von Modellvariante 1 zur Modellvariante 4.

Tab. 5.51: Goodness-of-fit Maße der vier Modellvarianten

Modell-variante	Anzahl Parameter	Lik.	AIC	SIC
1	9	-3335.45	-3344.45	-3366.19
2	11	-3315.12	-3326.12	-3352.70
3	13	-3264.08	-3277.08	-3308.49
4	15	-3258.40	-3273.40	-3309.64

Lik. = Likelihood-Funktionswert
AIC = Akaike Information Criterion (vgl. Akaike 1987)
SIC = Schwarz Information Criterion (vgl. Schwarz 1978)

Gemäß den Hypothesen der TOPB müßte Modellvariante 3 den besten Modellfit erhalten, da die TOPB keine direkten Effekte der Intention auf die

48 Technisch gesprochen heißt dies: Neben den Diagonalelementen der Matrix A (A_{11}, A_{22}, A_{33}) werden die Nebendiagonalelemente A_{21} und A_{12} spezifiziert. Haben die Nebendiagonalelemente positives Vorzeichen, dämpfen sie den Gleichgewichtsverlauf, haben sie negatives Vorzeichen, beschleunigen sie ihn.

49 Technisch gesprochen heißt dies: Neben den Diagonalelementen der Matrix A (A_{11}, A_{22}, A_{33}) werden die Nebendiagonalelemente A_{21}, A_{12}, A_{31} und A_{32} spezifiziert.

50 Technisch gesprochen heißt dies: Neben den Diagonalelementen der Matrix A (A_{11}, A_{22}, A_{33}) werden die Nebendiagonalelemente A_{21}, A_{12}, A_{31}, A_{32}, A_{31}, A_{32} spezifiziert.

zeitlich nachfolgende Einstellung und die Verhaltenskontrolle postuliert. Die Ergebnisse der Strukturgleichungsmodelle (vgl. Abbildungen 5.12, 5.13 und 5.16) konnten diesbezüglich keine direkten Einflüsse nachweisen. Die Berechnung der Modellvarianten erfolgt mit dem EDV-Programm LSDE (vgl. Abschnitt 4.2.5). Tabelle 5.51 stellt die Resultate der statistischen Analyse für die vier Modellvarianten zusammen.

Die Interpretation der goodness-of-fit Maße führt zu folgenden Interpretationen: Würde ausschließlich die Likelihood-Funktion zur Beurteilung herangezogen, müßte die Modellvariante 4 akzeptiert werden, da hier der niedrigste Funktionswert vorliegt. Der Funktionswert wird aber um so kleiner, je mehr Parameter geschätzt werden. Um sich vor einer sogenannten Überparametrisierung zu schützen, sind Fit-Maße entwickelt worden, die als "Kompensator" fungieren. Diese Maße stellen einen Kompromiß zwischen guter Modellanpassung und Sparsamkeit der Parametrisierung her.[51] Nach dem AIC-Koeffizienten kann Modellvariante 2, nach dem SIC-Koeffizienten Modellvariante 3 akzeptiert werden. Da der SIC-Koeffizient sich zur Modellbeurteilung als die geeignetere Größe erwiesen hat (vgl. auch Rost/Georg 1991), wird hier Modellvariante 3, d. h. die Bestätigung der TOPB, akzeptiert.

Die durch das Programm LSDE berechneten Parameter der Modellvariante 3 können in Gleichung 5.3 eingesetzt werden:[52]

$$\mathrm{dy_n(t)} = \begin{pmatrix} Att & Pbc & Int \\ -1.63 & 0.33 & 0 \\ 0.25 & -0.91 & 0 \\ 0.85 & 0.20 & -2.03 \end{pmatrix} \mathrm{y_n(t)dt} + \begin{pmatrix} 17.39 \\ 7.05 \\ -0.80 \end{pmatrix} \mathrm{x_n(t)dt} + \qquad (5.4)$$

---

[51] Der AIC-Koeffizient setzt die Likelihood-Funktion mit der Anzahl der Parameter in Beziehung, die für die Erreichung dieses Likelihood-Wertes benötigt wird. Beim SIC-Koeffizienten wird die Stichprobengröße mit der Anzahl der Panelwellen gewichtet. Während der Wert der Likelihood-Funktion mit zunehmender Parameterzahl zwangsläufig ansteigt, verändern sich die AIC und SIC-Koeffizienten nicht unbedingt in einer Richtung. Der AIC-Koeffizient wird immer dann kleiner, wenn der Anstieg der Likelihood größer ist als die zusätzliche Anzahl von Parametern. Steigt der Likelihoodquotient im Vergleich zur Parameterzahl unverhältnismäßig langsam, so wird der AIC-Koeffizient wiederum größer. Das relativ am besten passende Modell wird durch den kleinsten AIC-Koeffizienten angezeigt. Für den SIC-Koeffizienten gilt im Prinzip das gleiche. Nur wird durch die Stichprobengröße der AIC-Koeffizient insofern "korrigiert", als daß für größere Stichproben auch der Anstieg der Likelihood-Funktion für jeden zusätzlichen Parameter größer sein muß, damit ein Modell paßt. Die präzise numerische Bestimmung eines akzeptablen Wertes ist jedoch bei beiden Koeffizienten nicht möglich, da keine festen Grenzen existieren, die die Vertrauensintervalle der Koeffizienten bilden. Je kleiner der Koeffizient wird, desto akzeptabler ist das Modell.

[52] Da keine zentrierten Werte sondern die Rohdatenmatrix der Variablen zur Berechnung des Differentialgleichungsmodells verwendet wurde, ist $B \neq 0$. Matrix A ist eine 3×3-Matrix, in der die Differentialgleichungsparameter für die Konstrukte Einstellung (Att), Verhaltenskontrolle (Pbc) und Intention (Int) stehen. Im Vektor G (3×3) stehen die entsprechenden Residualgrößen.

$$\begin{pmatrix} Att & Pbc & Int \\ 3.35 & 0 & 0 \\ 0 & 3.79 & 0 \\ 0 & 0 & 2.79 \end{pmatrix} \mathrm{dW_n(t)}$$

Um zu prüfen, ob das Differentialgleichungssystem zeitlich stabil ist, wird eine Eigenwertberechnung der Matrix A vorgenommen.[53] Da alle Eigenwerte real und negativ sind, ist die zeitliche Stabilität des Systems bestätigt.[54] Die Annäherung an den Gleichgewichtszustand läßt sich nun aus den negativen Werten in der Diagonale der Matrix A ablesen. Die Geschwindigkeit der Annäherung an das Gleichgewicht ist für die Intention am größten (-2.03), gefolgt von der Einstellung (-1.63) und der Verhaltenskontrolle (-0.91). Folgt man der Interpretation von Nielsen/Rosenfeld (1981: 167), dann ist die Intention am wenigsten von der Vergangenheit abhängig, während für die Verhaltenskontrolle die Vergangenheit den größten Einfluß hat. Das dynamische Modell zeigt demnach, daß der Umgang mit Kondomen durch einen Lern- und Erfahrungsprozeß gekennzeichnet ist, während die Vergangenheit für die Einstellung und die Intention geringere Bedeutung hat. Über den Vektor B kann der stationäre Wertevektor $S = -A^{-1} * B$ des stochastischen Differentialgleichungsmodells (Modellvariante 3) berechnet werden:

$$\begin{pmatrix} 12.95 \\ 11.39 \\ 6.10 \end{pmatrix} \tag{5.5}$$

Der Erwartungswert für den Gleichgewichtszustand beträgt somit für die Einstellung 12.95, für die Verhaltenskontrolle 11.39 und für die Intention 6.10 (vgl. hierzu die Mittelwerte in den Tabellen 5.49 und 5.50). Aus den Koeffizienten unter- und oberhalb der Diagonalen der Matrix A läßt sich ablesen, wie stark die späteren Zustände von Einstellung, Verhaltenskontrolle und Intention von den früheren Werten beeinflußt werden. Positive Koeffizienten bedeuten, daß der Gleichgewichtsverlauf der untersuchten Variablen gedämpft, negative Koeffizienten bedeuten, daß der Gleichgewichtsverlauf beschleunigt wird. Alle berechneten Koeffizienten sind positiv, d. h. die spezifizierten Einflüsse der Variablen untereinander dämpfen den jeweiligen Gleichgewichtsverlauf.

Der Einfluß der Einstellung auf die Verhaltenskontrolle (0.25) ist fast genauso hoch wie umgekehrt (0.33). Bemerkenswert ist der hohe Einfluß der Einstellung auf die Intention (0.85), während der Einfluß der Verhaltenskontrolle

---

[53] Wenn ein Vektor v duch eine quadratische Matrix A in ein Vielfaches von sich transformiert wird, so nennt man ihn einen Eigenvektor von A (vgl. Harder 1994: 55). Die Berechnung der Eigenwerte wurde mit dem Modul EIGEN1 des Programmssystems LSDE vorgenommen (vgl. Singer 1991: 14).

[54] Die Eigenwerte der Matrix A betragen:

$$\begin{pmatrix} -0.81 \\ -1.73 \\ -2.03 \end{pmatrix}$$

vergleichsweise gering ist (0.20). Diese Ergebnisse bestätigen die Resultate der Strukturgleichungsmodelle (vgl. insbesondere die Werte in Abbildung 5.16). Auch dort ist festgestellt worden, daß die Bedeutung der Verhaltenskontrolle für die Intention über die Zeit abnimmt, während die Prädiktionskraft der Einstellung über die Zeit deutlich zunimmt. Beim Vergleich zwischen den Modellergebnissen ist zu beachten, daß die Parameter der Differentialgleichungsmodelle analytisch abhängig voneinander sind. Im Unterschied zu Strukturgleichungsmodellen kann der Einfluß anderer Variablen nicht konstant gehalten werden, und die Koeffizienten repräsentieren nicht den Nettoeffekt einer Variablen auf die andere (vgl. Bien et al. 1992: 93). Beispielsweise ist der relativ starke Einfluß der Einstellung auf die Intention nicht unabhängig vom Einfluß der gleichen Variable auf die Verhaltenskontrolle. Interpretationshilfe bietet ein Vergleich der Trajektorien des Prozesses, d. h. der Kurvenverläufe der einzelnen Variablen, die über die zugrundeliegende Modellgleichung (Modellvariante 3 in Gleichung 5.4) ermittelt werden kann. In Abschnitt 4.2.4 des Kapitels 4 wurde erläutert, wie mit Hilfe des Kalman-Filters der Systemzustand $y_n(t)$ zwischen den Panelwellen geschätzt werden kann. Zusätzlich kann mit Daten aus der Zukunft eine bessere, glattere Schätzung erfolgen. Daten aus der Zukunft können beispielsweise Messungen der dritten Panelwelle sein, die für die Schätzungen der Systemzustände zwischen erster und zweiter Panelwelle verwendet werden.

Im folgenden werden die geglätteten Schätzungen der Systemzustände für die einzelnen Konstrukte dargestellt, die mit dem Modul MGLATT1 des Programmsystems LSDE ermittelt werden können. Abbildungen 5.17, 5.18 und 5.19 zeigen die Trajektorien für die Variablen Einstellung, Verhaltenskontrolle und Intention, wie sie nach der Schätzung durch das Modul ZEICHNE von LSDE dargestellt werden. In den y-Achsen ist der Wertebereich der Variablen abgetragen (vgl. die Kategorien in der Tabelle 5.49). Die x-Achsen repräsentieren die Zeit, wobei der Schnittpunkt mit der y-Achse den ersten Meßzeitpunkt (erste Panelwelle) abbildet.

Abb. 5.17: Trajektorien der Variablen Einstellung für N=10 Personen

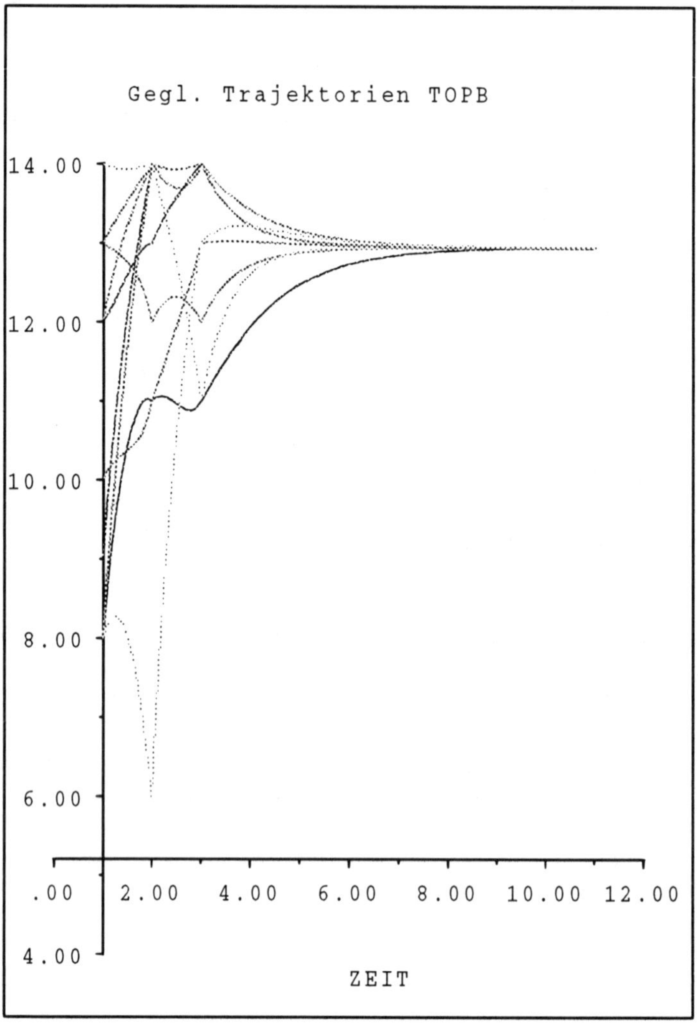

Aus Übersichtlichkeitsgünden beschränken sich die Darstellungen auf 10 Personen. Die Kurvenverläufe in den Abbildungen zeigen die Schätzungen der Systemzustände $y_n(t)$ für n=10 zwischen den Panelwellen und in die Zukunft. Die "Knickpunkte" geben die empirischen Werte für die ausgewählten Personen in den einzelnen Panelwellen wieder (ZEIT = 1.00, 2.00, 3.00 entspricht der ersten, zweiten und dritten Panelwelle). Die Werte für die zukünftigen Systemzustände (ZEIT > 3) sind extrapoliert. Die zwischen den Panelwellen liegenden Werte sind unter Berücksichtigung zukünftiger Systemzustände interpoliert bzw. "geglättet".

Abb. 5.18: Trajektorien der Variablen Verhaltenskontrolle für N=10 Personen

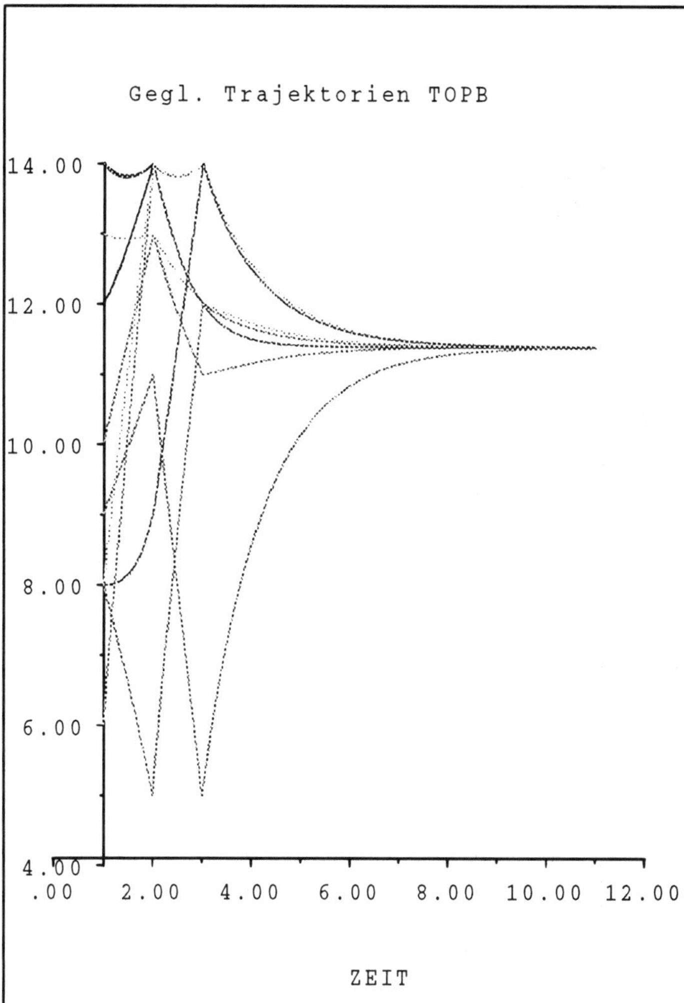

Vergleicht man die Trajektorien für die Einstellung, Verhaltenskontrolle und Intention, so ist hieraus ein selbstdämpfendes Verhalten der einzelnen Variablen abzulesen. Selbstdämpfendes Verhalten bedeutet folgendes: Liegen die extrapolierten und interpolierten Werte für die Variablen über dem Gleichgewichtszustand, so nehmen sie mit fortschreitender Zeit ab, liegen sie unter dem Gleichgewichtszustand, dann nehmen sie mit fortschreitender Zeit zu. Durch den Vergleich der Trajektorien bezüglich der Einstellung und der Verhaltenskontrolle zeigt sich, daß die Änderungsrate für die Einstellung wesentlich größer ist als für die Verhaltenskontrolle. Die Trajektorien in Abbildung

Abb. 5.19: Trajektorien der Variablen Intention für N=10 Personen

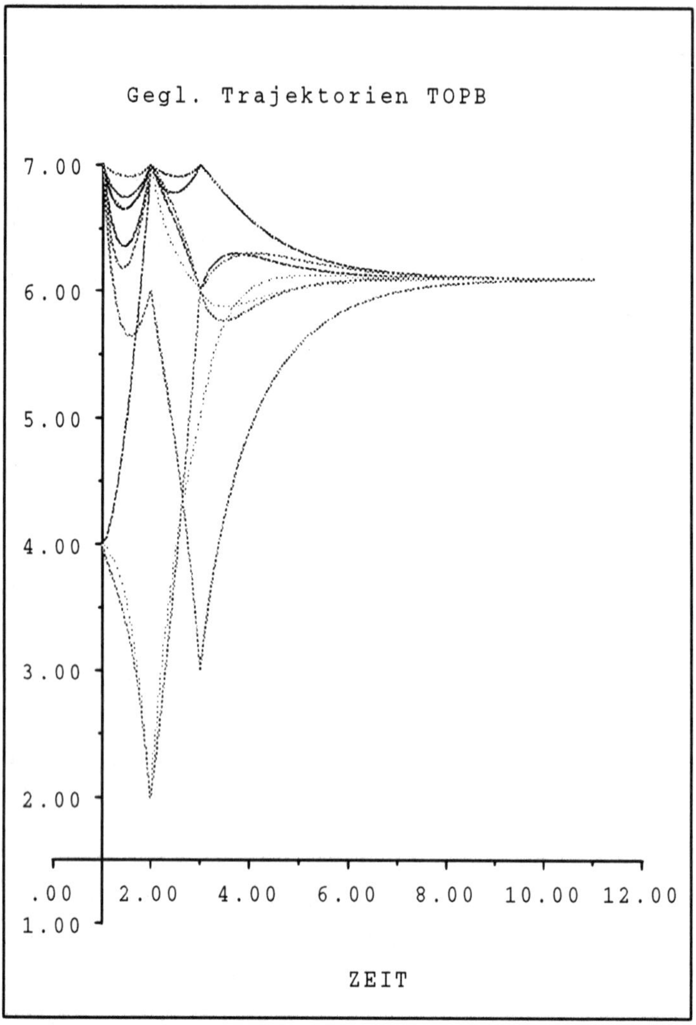

5.17 verlaufen schneller zusammen (d. h. erreichen schneller den Gleichgewichtszustand) als die Trajektorien in Abbildung 5.18. Der Wert des Gleichgewichtszustandes jeder Variablen entspricht dem stationären Wert, ermittelt aus $S = -A^{-1} * B$. Für die Einstellung beträgt er 12.95, für die Verhaltenskontrolle beträgt er 11.39 und für die Intention 6.10. Diese Werte sind als Erwartungswerte für den Gleichgewichtszustand in der Zukunft interpretierbar. Inhaltlich bedeutet dies, daß sich das Wissen und die Kontrolle über den Kondomgebrauch im Zeitverlauf stabilisiert. Änderungen der Verhaltenskontrolle sind in der Zukunft weit weniger zu erwarten als bei den Einstellungen.

Für die Intention ist die Annäherungsgeschwindigkeit an den Gleichgewichtszustand nach dem Ergebnis der Parametermatrix A aus Gleichung 5.4 zwar am größten, der selbstdämpfende Verlauf ist aber kaum von der Verhaltenskontrolle, die die geringste Annäherungsgeschwindigkeit hat, zu unterscheiden. Beim Vergleich der Trajektorien muß die andere Skalenbreite (1 bis 7) der Variablen Intention berücksichtigt werden, die die Größe der Differentialgleichungsparameter beeinflußt. Die absolute Höhe des Differentialgleichungsparameters (-2.03) sagt also wenig über den eigentlichen Gleichgewichtsverlauf aus. Insofern ist Nielsen/Rosenfeld (1981) recht zu geben, wenn sie auf den adäquateren Informationsgehalt der Trajektorien gegenüber den Differentialgleichungsparametern hinweisen. Außerdem ist zu beachten, daß die Werte, die den Trajektorien zugrundeliegen, nach den Modellrestriktionen der TOPB (Modellvariante 3) geschätzt werden.

Demnach ist, wie bei der wahrgenommenen Verhaltenskontrolle, von einer Stabilisierung der Verhaltensabsichten über die Zeit auszugehen, in Abgrenzung zu einer geringeren Stabilisierung der Einstellungen zum Verhalten.

5.6.2 Stochastische Differentialgleichungsmodelle mit exogenen Variablen

Im folgenden wird der Einfluß exogener Variablen auf den dynamischen Verlauf der Variablen Einstellung, Verhaltenskontrolle und Intention geprüft. Die genannten Variablen werden, wie in Abschnitt 5.6.1, zu einem zeitabhängigen Systemzustand $y(t)$ zusammengefaßt. Im Unterschied zu den Modellen in vorhergehenden Abschnitt wird ein möglicher Einfluß von exogenen Variablen auf den Gleichgewichtsverlauf der Konstrukte der TOPB durch die Werte in der Matrix B ermittelt. Für die exogene Variable x werden in den folgenden Analysen zwei Variablen eingesetzt: Das Geschlecht und das Alter der befragten Personen. Der Einfluß dieser exogenen Variablen wird in getrennten Berechnungen, d. h. einzeln geprüft. Mit einer simultanen Prüfung könnten zwar auch Wechselwirkungen zwischen den exogenen Variablen berücksichtigt werden, im Hinblick auf eine klar abzugrenzende inhaltliche Interpretation der einzelnen Einflüsse ist unter Berücksichtigung der schon erreichten komplexen Modellierung hierauf verzichtet worden.

Alle folgenden Modelle, die exogene Variablen berücksichtigen, werden bezüglich der zeitabhängigen Systemzustände $y(t)$ nach der in Abschnitt 5.6.1 akzeptierten Modellvariante 3 spezifiziert. Dies bedeutet, daß Veränderungen in der Intention als Folge der Einstellung und der Verhaltenskontrolle (d/dt Intention $\leftarrow$ Einstellung + Verhaltenskontrolle) gemäß den Hypothesen der TOPB behandelt werden.

Geschlecht der Befragten

Für die folgende Analyse werden, wie in Abschnitt 5.6.1, Personen berücksichtigt, für die Daten aus drei Panelwellen vorliegen. Da die Variable Geschlecht keinen fehlenden Wert hat, bezieht sich die folgende Analyse wiederum auf N=309 Personen. Von diesen 309 Personen sind 105 (34%) männlich und 204 (66%) weiblich.

Die durch das Programm LSDE berechneten Parameter können in Gleichung 5.3 eingesetzt werden. Matrix A ist die bekannte 3×3-Matrix, in der die Differentialgleichungsparameter für die Konstrukte Einstellung (Att), Verhaltenskontrolle (Pbc) und Intention (Int) stehen. Da nur eine exogene Variable x (Geschlecht) im Modell spezifiziert wurde, besteht Matrix B aus einem 3×1-Vektor, der die Parameter für die Stärke des Einflusses der exogenen Variablen enthält. Im Vektor G (3×3) stehen die entsprechenden Residualgrößen:

$$\mathrm{dy_n(t)} = \begin{pmatrix} Att & Pbc & Int \\ -0.49 & 0.49 & 0 \\ 0.68 & -0.76 & 0 \\ 0.77 & 0.21 & -2.04 \end{pmatrix} \mathrm{y_n(t)dt} + \begin{pmatrix} 1.46 \\ -0.17 \\ 0.05 \end{pmatrix} \mathrm{x_n(t)dt} + \begin{pmatrix} Att & Pbc & Int \\ 2.84 & 0 & 0 \\ 0 & 3.76 & 0 \\ 0 & 0 & 2.81 \end{pmatrix} \mathrm{dW_n(t)} \tag{5.6}$$

Die Eigenwertberechnung der Matrix A ergibt auch hier, daß das System zeitlich stabil ist. Nach den absoluten Werten in der Diagonale der Matrix A ist die Geschwindigkeit der Annäherung an das Gleichgewicht für die Intention am größten (-2.04), gefolgt von der Verhaltenskontrolle (-0.49) und der Einstellung (-0.76). Im Vergleich zum Modell ohne exogene Variablen (Gleichung 5.4) hat sich die Annäherungsgeschwindigkeit an das Gleichgewicht durch den Einfluß der Variablen Geschlecht für die Einstellung und die Verhaltenskontrolle deutlich verlangsamt. Aus den Koeffizienten des Vektors B kann dieser Einfluß abgelesen werden. Der ist bei Einstellung am größten (1.46), gefolgt von der Verhaltenskontrolle (-.17), während für den Systemzustand der Intention kein geschlechtsspezifischer Einfluß nachzuweisen ist (0.05). Für die Koeffizienten unter- und oberhalb der Diagonalen der Matrix A ergeben sich im Vergleich zur Gleichung 5.4 keine wesentlichen Interpretationsunterschiede.

Für die Einflüsse der exogenen Variablen ist aber zu beachten, daß die Parameter im Vektor B (genauso wie die in der Matrix A) keine Nettoeffekte sind, die unabhängig von den Einflüssen der zeitvarianten Variablen Einstellung, Verhaltenskontrolle und Intention zu interpretieren sind.[55] Um dennoch nicht auf eine Interpretation dieses unabhängigen Einflusses verzichten zu müssen, wird vorgeschlagen, den Quotienten $B/|A|$ zu berechnen.[56] Nach Berechnung dieses Quotienten hat das Geschlecht einen positiven unabhängigen

[55] Die Interpretation der Koeffizienten des Vektors B als Nettoeffekte würde der für ein statisches Modell (z. B. dem Regressionsmodell) entsprechen.

Einfluß auf den zeitlichen Verlauf der Einstellung (47.44) und einen negativen unabhängigen Einfluß auf den der Verhaltenskontrolle (-32.06). Für die Intention ist kein unabhängiger Einfluß festzustellen (0.02). Dies bedeutet inhaltlich, daß für weiblichen Personen die Gleichgewichtsannäherung bezüglich der Einstellung zum Kondomgebrauch schneller verläuft als für männliche Personen, während für die Verhaltenskontrolle dies genau umgekehrt ist. Die Änderungsrate ist für die männlichen Personen bei der Verhaltenskontrolle höher. Da die Handhabung der Kondome in erster Linie durch männliche Personen erfolgt, ist in der dynamischen Betrachtung für diesen Personenkreis auch das Gleichgewicht schneller erreicht.

Abbildungen 5.20 und 5.21 zeigen die Trajektorien für die Variablen Einstellung und wahrgenommene Verhaltenskontrolle. Vergleicht man beispielsweise die Trajektorien in Abbildung 5.20 mit denen in Abbildung 5.17, so ist festzustellen, daß auf Grund der Aufteilung nach männlichen und weiblichen Personen die Annäherung zu zwei unterschiedlichen Gleichgewichtswerten erfolgt. Um diesen Unterschied zu verdeutlichen, sind die Trajektorien für jeweils fünf Frauen und Männer ausgewählt worden. Für die weibliche Gruppe der Befragten ist der Gleichgewichtswert höher als für die männliche Gruppe. Gemäß dem Quotienten $B/|A|$ (47.44) ist die Änderungsrate für die Frauen in der Zukunft höher als für die Männer. So ist nach dem Differentialgleichungsmodell für die Zukunft zu erwarten, daß Frauen schneller davon überzeugt sind, daß die Anwendung von Kondomen bei neuen sexuellen Kontakten gut und wünschenswert ist als Männer.

[56] "Substantive interpretations of the coefficient $B/|A|$ can be carried out with the same logic as the one used in interpreting the coefficients of a static model. The coefficients $B/|A|$ of the same variable in different equations can be compared as regression coefficients are compared across equations." Nielsen/Rosenfeld (1981: 167).

Abb. 5.20: Trajektorien der Variablen Einstellung für N=10 Personen unter Berücksichtigung der Variablen Geschlecht

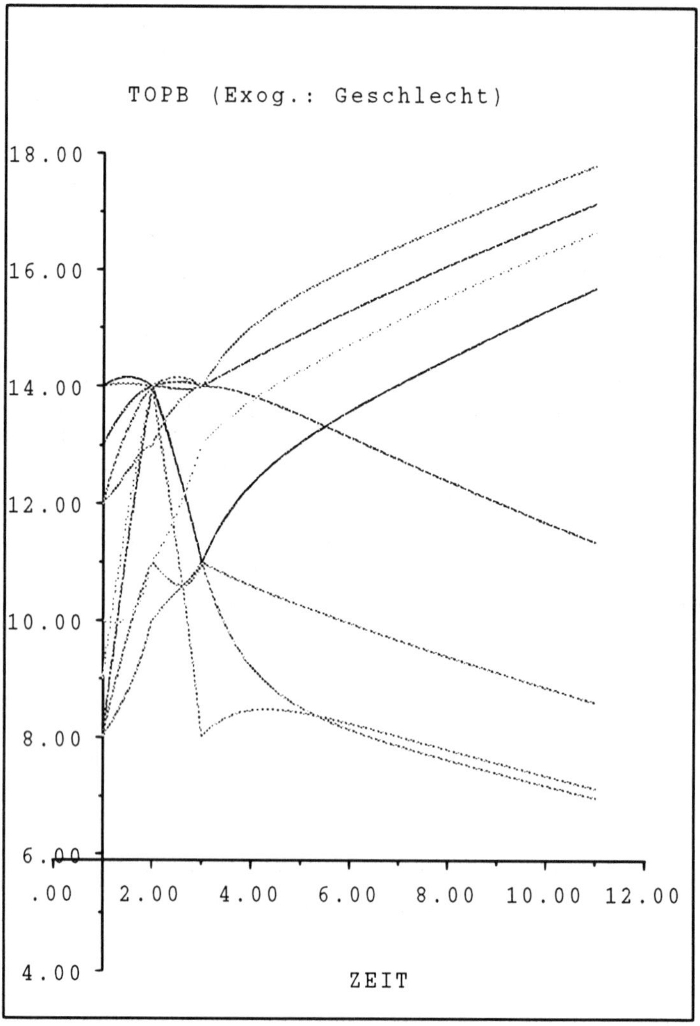

Vergleicht man die Trajektorien in Abbildung 5.21 mit denen in Abbildung 5.18, so ist auch hier festzustellen, daß Geschlecht einen Einfluß auf den Verlauf der Trajektorien hat. Allerdings ist dieser Einfluß genau umgekehrt zu bewerten. Gemäß dem Quotienten $B/|A|$ (-32.06) ist die Änderungsrate für die männliche Gruppe der Befragten in der Zukunft höher als für die weiblichen. Demnach sind Männer schneller in der Lage, die Anwendung von Kondomen bei neuen sexuellen Kontakten aus ihrer Wahrnehmung zu kontrollieren als weibliche Personen.

Abb. 5.21: Trajektorien der Variablen Verhaltenskontrolle für N=10 Personen unter Berücksichtigung der Variablen Geschlecht

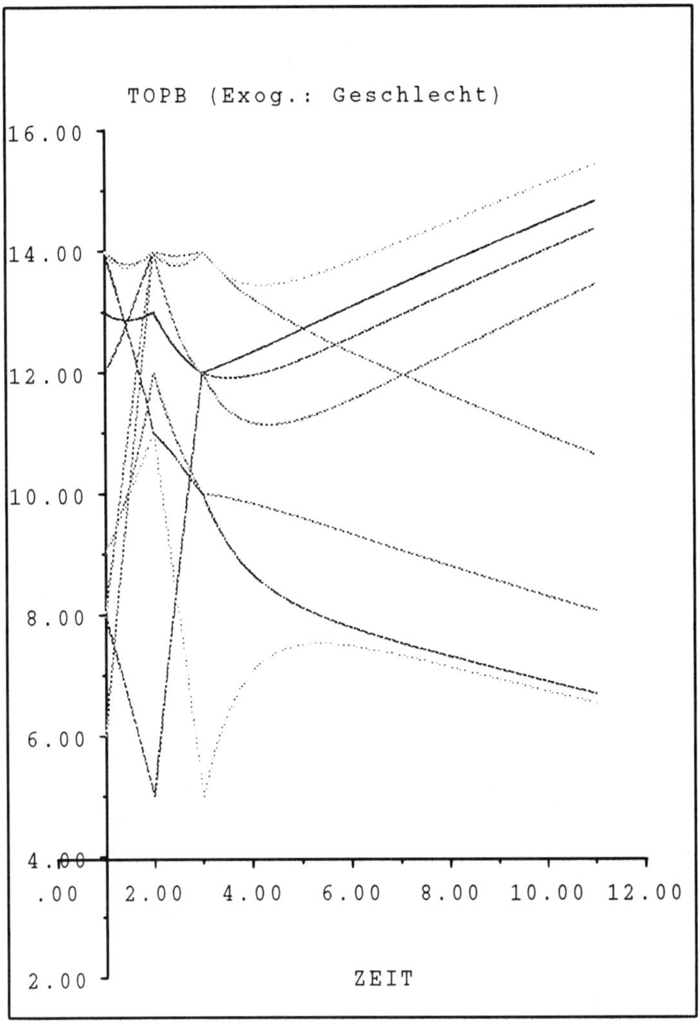

Alter der Befragten

Die folgende Analyse bezieht sich wiederum auf N=309 Personen, da keine fehlenden Angaben zum Alter der befragten Personen vorkommen. Von diesen 309 Personen sind 105 (34%) zwischen 14 und 17 Jahre alt und 204 (66%) zwischen 18 und 24 Jahre alt. Die Altersangaben beziehen sich auf die Angaben aus der ersten Erhebung. Der Berechnung des Differentialgleichungsmodells liegen intervallskalierte Altersangaben zugrunde.

Die durch das Programm LSDE berechneten Parameter können in Gleichung 5.3 eingesetzt werden:

$$\mathrm{dy_n(t)} = \begin{pmatrix} Att & Pbc & Int \\ -0.90 & 0.35 & 0 \\ 0.45 & -0.85 & 0 \\ 0.89 & 0.22 & -2.09 \end{pmatrix} \mathrm{y_n(t)dt} + \begin{pmatrix} 0.41 \\ 0.21 \\ -0.07 \end{pmatrix} \mathrm{x_n(t)dt} + \tag{5.7}$$

$$\begin{pmatrix} Att & Pbc & Int \\ 2.97 & 0 & 0 \\ 0 & 3.74 & 0 \\ 0 & 0 & 2.82 \end{pmatrix} \mathrm{dW_n(t)}$$

Die Eigenwertberechnung der Matrix A ergibt auch hier, daß das System zeitlich stabil ist. Nach den absoluten Werten in der Diagonale der Matrix A ist die Geschwindigkeit der Annäherung an das Gleichgewicht für die Intention am größten (-2.09), gefolgt von der Einstellung (-0.90) und der Verhaltenskontrolle (-0.85). Im Vergleich zum Modell ohne exogene Variablen (Gleichung 5.4) hat sich die Annäherungsgeschwindigkeit an das Gleichgewicht durch den Einfluß der Variablen Alter nur für die Einstellung deutlich verlangsamt. Der entsprechende Koeffizient aus dem Vektor B beträgt 0.41. Für die Systemzustände der Variablen Verhaltenskontrolle und Intention sind die altersbedingten Einflüsse gering. Für die Koeffizienten unter- und oberhalb der Diagonalen der Matrix A ergeben sich im Vergleich zur Gleichung 5.4 keine wesentlichen Interpretationsunterschiede.

Zur Beurteilung des jeweiligen Nettoeinflusses der Variablen Alter wird der weiter oben erörterte Quotient $B/|A|$ berechnet. Nach Berechnung dieses Quotienten hat das Alter einen positiven unabhängigen Einfluß auf den zeitlichen Verlauf der Einstellung (0.45), nicht aber auf die Verhaltenskontrolle (0.07) und die Intention (-0.03). Dies bedeutet inhaltlich, daß mit steigendem Alter der Personen eine schnellere Gleichgewichtsannäherung bezüglich ihrer Einstellung zum Kondomgebrauch verläuft. Da ältere Befragte mehr sexuelle Erfahrungen haben, ist in der dynamischen Betrachtung für diesen Personenkreis auch die Stabilisierung von Einstellungen schneller erreicht.

Abbildungen 5.22 und 5.23 zeigen die Trajektorien für die Variablen Einstellung und wahrgenommene Verhaltenskontrolle.

Abb. 5.22: Trajektorien der Variablen Einstellung für N=10 Personen unter Berücksichtigung der Variablen Alter

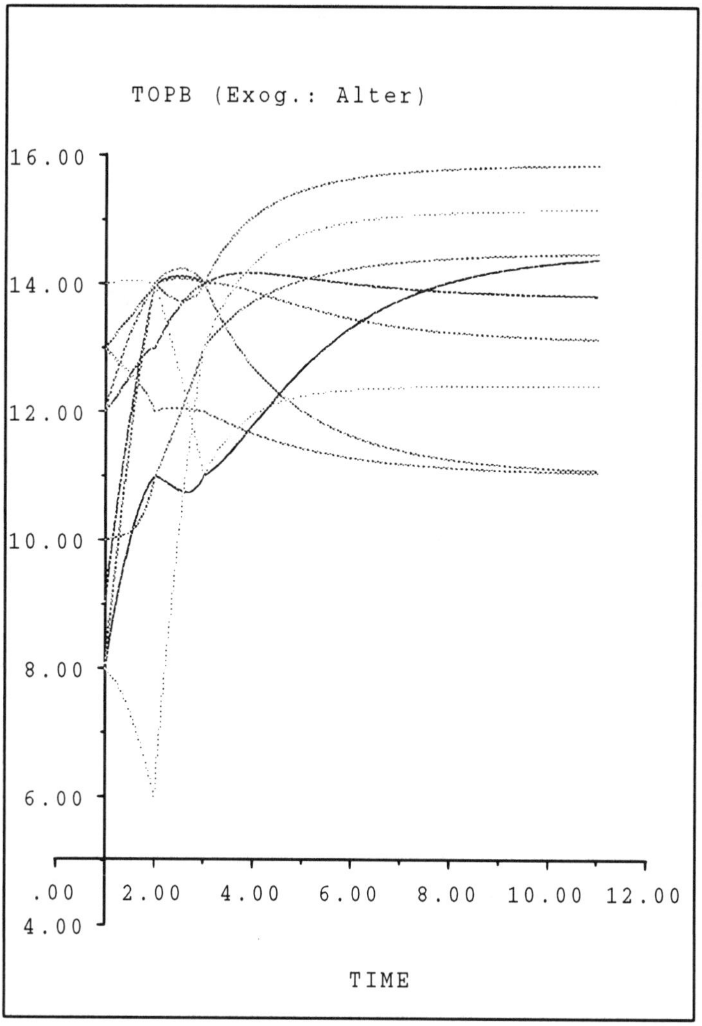

Im Unterschied zu den Trajektorien in Abbildung 5.17 verlaufen die Trajektorien hier auf Gleichgewichtswerte, die die verschiedenen Altersstufen repräsentieren. Je älter die Personen sind, desto höher ist der stationäre Wert in der Zukunft. Die Abbildung zeigt auch deutlich, daß gemäß dem Quotienten $B/|A|$ (0.45) die Änderungsrate für ältere Personen in der Zukunft höher ist als für jüngere Personen. Auf die dynamische Modellierung der Einstellung bezogen bedeutet dies, daß ältere Personen schneller davon überzeugt sind, daß die Anwendung von Kondomen bei neuen sexuellen Kontakten gut und

Abb. 5.23: Trajektorien der Variablen Verhaltenskontrolle für N=10 Personen unter Berücksichtigung der Variablen Alter

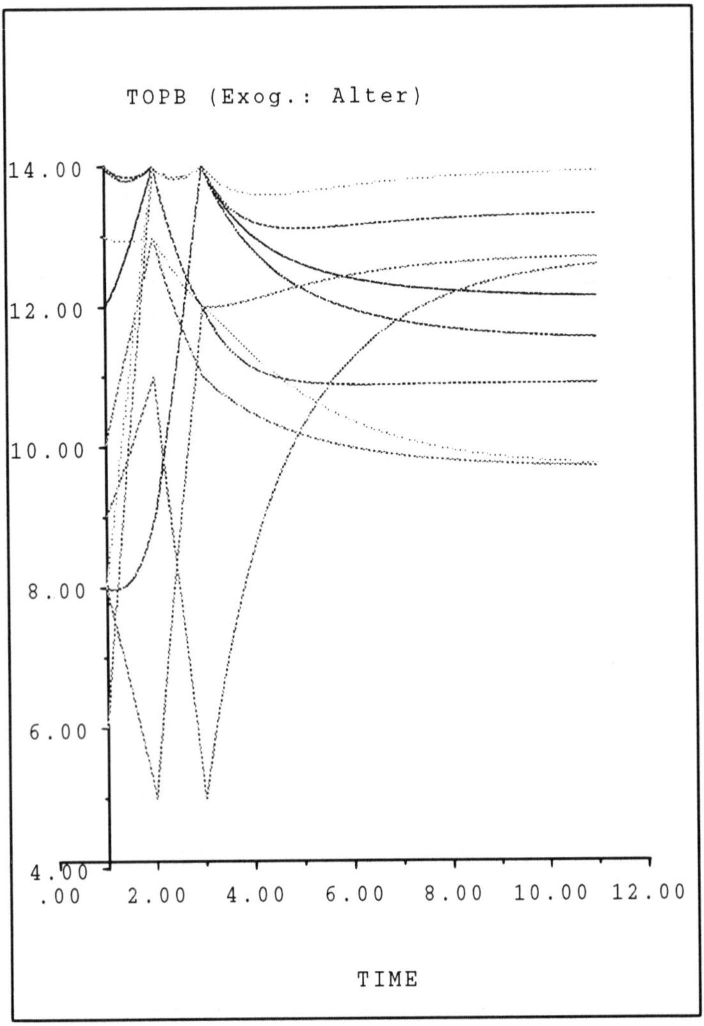

wünschenswert ist als jüngere. Da die Trajektorien der 10 ausgewählten Personen nahezu die gesamte Altersbreite der Untersuchungspersonen abdecken, sind fast alle stationären Gleichgewichtswerte unterschiedlich. Eine andere Auswahl von Untersuchungspersonen mit einer Beschränkung auf bestimmte Altersklassen hätte demnach ein anderes Bild der geschätzten Funktionsverläufe ergeben.

Auch in Abbildung 5.23 verlaufen die Trajektorien auf Gleichgewichtswerte, die die verschiedenen Alterstufen repräsentieren. Je älter die Personen sind, desto höher ist der stationäre Wert der wahrgenommenen Verhaltenskontrolle in der Zukunft. Die Kurvenverläufe sind allerdings im Mittel flacher als in Abbildung 5.22, was darauf hindeutet, daß die Änderungsrate über die Zeit hier nicht so groß ist wie bei der Einstellung. Die geringe Größe des Quotienten $B/|A|$ (0.07) zeigt, daß die Änderungsrate der wahrgenommenen Verhaltenskontrolle nicht altersspezifisch variiert. Eine Stabilisierung der Handhabung von Kondomen in neuen sexuellen Kontakten ist sowohl von jüngeren als auch älteren Personen zu erwarten.

5.6.3 Zusammenfassung

Mit den durchgeführten dynamischen Analysen können die in Abschnitt 5.5 ermittelten Ergebnisse aus den zeitdiskreten Strukturgleichungsmodellen ergänzt werden. Zeitkontinuierliche Modelle wie stochastische Differentialgleichungen haben den allgemeinen Vorzug, daß ihre Effektschätzungen (Parameter der Matrix A und B) nicht an den zeitlichen Abstand zwischen den einzelnen Wiederholungsmessungen gebunden sind. Dadurch, daß sie momentane Änderungstendenzen analysieren, stellen sie eine Lösung des Problems dar, die zur Analyse einer Kausalbeziehung angemessene zeitliche Differenz zwischen konsekutiven Messungen nicht ex ante bestimmen zu können.

Drei Konstrukte der TOPB in Form von additiven Indizes bzw. gemessenen Variablen wurden in einem Differentialgleichungsmodell berücksichtigt: Einstellung, wahrgenommene Verhaltenskontrolle und Intention. Vier Modellvarianten, die durch Spezifikation zusätzlicher Parameter eine hierarchische Struktur bilden, wurden berechnet, und bestätigen die Hypothesen der TOPB: Die Veränderungen in der Intention können als Folge der Einstellung und der Verhaltenskontrolle spezifiziert werden (d/dt Intention $\leftarrow$ Einstellung + Verhaltenskontrolle). Hierbei ist festzustellen, daß der Einfluß der Einstellung auf die Veränderungen in der Intention über die Zeit deutlich zunimmt, während die Bedeutung der Verhaltenskontrolle für die Intention in der Zukunft abnimmt.

Das Differentialgleichungsmodell liefert neben den Schätzungen des kausalen Einflusses der explizit berücksichtigten Faktoren auch Anhaltspunkte für die Anpassungsgeschwindigkeiten der untersuchten Variablen. Hierzu werden die Schätzungen der Effekte von Einstellung, Verhaltenskontrolle und Intention auf die eigene zeitliche Veränderung (dy/dt) herangezogen. In allen hier durchgeführten Analysen sind diese Effektschätzungen negativ und können als Indikatoren für die Produktion eines Systems mit stabilem Gleichgewicht angesehen werden. Die negativen Effekte von Einstellung, Verhaltenskontrolle und Intention auf ihre eigene Veränderungsrate stellen eine Basis dafür da, die Anpassungsgeschwindigkeit der Variablen zu bestimmen. Ohne exogene Einflüsse können diese Anpassungsgeschwindigkeiten einerseits aus der Größe der negativen Effekte und andererseits aus dem Verlauf der durch das Differentialgleichungsmodell geschätzten Punktwerte (Trajektorien) abgelesen und beurteilt werden. Die Effektschätzungen unterhalb und oberhalb der Diagonalen der Matrix A in Gleichung 5.4 sind alle positiv, was auf ein dämpfende Einflüsse der jeweils unabhängigen Variablen zurückzuführen ist. Die Einstellung zum Kondomgebrauch bei neuen sexuellen Kontakten hat hierbei den stärksten Einfluß auf den dynamischen Verlauf der zukünftigen Verhaltensabsichten.

Exogene Variablen können den dynamischen Verlauf der Variablen Einstellung, Verhaltenskontrolle und Intention beeinflussen. Wie bei den zeitdiskreten Modellen in den Abschnitten 5.4.2 und 5.5 wurde das Geschlecht und das Alter der befragten Personen als exogene Größen für die stochastischen Differentialgleichungsmodelle berücksichtigt. Die Analysen zeigen, daß sich die Einstellung zum Kondomgebrauch schneller dem Gleichgewicht nähert, wenn die befragten Personen weiblich sind. Auch mit zunehmendem Alter ist eine schnellere Annäherung an das Gleichgewicht zu verzeichnen. Für die Verhaltenskontrolle ist dagegen kein altersspezifischer Effekt auf die dynamische Entwicklung festgestellt worden.

Die beiden untersuchten exogenen Variablen haben keine oder nur sehr geringe Wirkungen auf den Gleichgewichtsverlauf der Intention. Hier zeigt sich einmal mehr, daß, im Unterschied zu den anderen Variablen der TOPB, die Angaben zum beabsichtigten Gebrauch von Kondomen bei neuen sexuellen Kontakten äußerst homogen sind, und ein bedeutsamer Anteil der Befragten eine positive Verhaltensabsicht äußern, ohne diese Absicht bei der entsprechenden Situation in die Tat umzusetzen.

6 Zusammenfassung und Schluß

Der Ausgangspunkt dieser Arbeit ist ein nach dem Grundmodell soziologischer Erklärung abgeleitetes dynamisches Mikro-Makro-Modell, das die Veränderung des Sexualverhaltens in Zeiten des Risikos einer AIDS-Infektion erklären soll (vgl. Abbildung 2.4 in Abschnitt 2.4). Dieses Modell beinhaltet die auf der Makroebene liegende Hypothese, daß die AIDS-Infektionsrate der Bevölkerung, gesetzliche Regelungen zur Vermeidung eines Ansteckungsrisikos, Medienberichte über die Ausbreitung der Infektion und Aufklärungskampagnen das Sexualverhalten der Bevölkerung beeinflussen und verändern.

Theoretische Konzepte, die dem methodologischen Individualismus folgen und den individuellen Akteur als bewußt, rational handelndes Individuum betrachten, setzen eine mikrotheoretische Fundierung dieser Makrohypothese voraus. Die mikrotheoretischen Hypothesen sind hier aus der Theorie des geplanten Verhaltens (TOPB) abgeleitet, deren empirische Überprüfung im Längsschnitt mit unterschiedlichen Methoden und Techniken den Schwerpunkt dieser Arbeit bildet. Diese Überprüfung erfolgt mit Hilfe einer repräsentativen Untersuchung von Jugendlichen und jungen Erwachsenen im Alter zwischen 14 und 24 Jahren, die über einen Zeitraum von etwa drei Jahren dreimal schriftlich befragt wurden. Die Fragebögen dieser Untersuchung enthalten in allen drei Panelwellen Operationalisierungen der TOPB zur Erklärung AIDS-präventiven Verhaltens. Zur Konstruktvalidierung und zu Modellvergleichen wurden die entsprechenden Operationalisierungen für den Bereich Schwangerschaftsverhütung in die Analysen einbezogen, auch wenn das Verhütungsverhalten bezüglich einer Schwangerschaft nicht explizit im genannten Mikro-Makro-Modell berücksichtigt wird.

Im einzelnen bezieht sich die Überprüfung auf die geeigneten Operationalisierungen der TOPB für den Bereich des Präventionsverhaltens gegenüber AIDS und den Bereich der Schwangerschaftsverhütung, auf die Prüfung einer konstruktvaliden Unterscheidung zwischen den Messungen der Theoriekonstrukte Einstellung, Subjektive Norm, wahrgenommene Verhaltenskontrolle und Intention, auf die Prüfung der kausalen Beziehungen zwischen diesen Konstrukten mit Hilfe linearer Strukturgleichungsmodelle und auf die Entwicklung von stochastischen Differentialgleichungsmodellen zur Feststellung von zeitlich-dynamischen Prozessen, die einen Gleichgewichtsverlauf der untersuchten Konstrukte abbilden können.

Die deskriptive Analyse der Operationalisierungen der TOPB für den Bereich Schwangerschaftsverhütung weisen soziodemographische Unterschiede bezüglich des Geschlechtes, des Alters und der Schulbildung auf. Männliche Befragte bewerten Kondome zur Schwangerschaftsverhütung positiver als weibliche. Hier macht sich die weiterhin hohe Bedeutung der Antibabypille bemerkbar, die im Mittel für die Frauen zur Verhütung präferiert wird. Je jünger die Befragten sind oder je höher ihre Schulbildung ist, desto besser fällt die Bewertung der Kondome aus. Die Erwartungshaltung bezüglich der Kondomverwendung führt zu ähnlichen Resultaten. Bei den Bezugspersonen zeigt sich beispielsweise, daß die Übereinstimmungsbereitschaft mit den Eltern bei den weiblichen Befragten größer ist als bei den männlichen. Je jünger die Befragten sind, desto eher wird die Befürwortung der Eltern wahrgenommen bzw. desto höher ist die Bereitschaft mit den Eltern übereinzustimmen. Je höher die Schulbildung ist, desto eher nimmt diese Übereinstimmungsbereitschaft ab. Männliche Befragte haben eine höhere wahrgenommene Verhaltenskontrolle bezüglich der Kondomanwendung zur Schwangerschaftsverhütung und zeigen stärkere Verhaltensabsichten als weibliche. Demgemäß zeigt sich auch eine stärkere tatsächliche Verwendung bei den Männern. Je jünger die Befragten sind, desto eher wird das Kondom zur Schwangerschaftsverhütung verwendet.

Insgesamt weisen die Wert- und Erwartungsvariablen der TOPB für den Bereich Schwangerschaftsverhütung starke Defizite bezüglich ihrer Konstruktvalidierung auf. Mit einigen Einschränkungen konnte aber ein Teil der vorgesehenen Variablen als Indikatoren zur Überprüfung der Beziehungen zwischen den Theoriekonstrukten der TOPB eingesetzt werden (vgl. Abschnitt 5.2.1).

Die deskriptive Analyse der Operationalisierungen der TOPB für den Bereich AIDS-Prävention weisen soziodemographische Unterschiede bezüglich des Geschlechtes, des Alters und der Erfahrung mit dem Geschlechtsverkehr auf. Im Unterschied zur Schwangerschaftsverhütung bewerten weibliche Befragte Kondomanwendung bei neuen sexuellen Kontakten besser, angenehmer und wünschenswerter als männliche. Un je jünger die Befragten sind, desto besser fällt die Bewertung aus. Männliche Befragte zeigen auch hier eine signifikant höhere Verhaltenskontrolle auf über die Kondomanwendung als weibliche. Dies gilt ebenso für die sexuell erfahrenen Personen. Bezüglich der Intention zeigt sich, daß wiederum im Unterschied zur Schwangerschaftsverhütung weibliche Befragte höhere Verwendungsabsichten haben als männliche. Die potentiell höhere Gefahr einer Ansteckung durch AIDS für Frauen spiegelt sich hier wieder. Bei den Verhaltensmessungen zeigt sich, daß jüngsten Befragten (14 - 17 Jahre) am meisten Kondome bei neuen sexuellen Kontakten verwenden. Die durchgeführten Kampagnen zur Verbreitung der Kondomanwendung hat bei den jüngsten sexuell aktiven Personen Wirkung gezeigt. Allerdings muß mit zunehmenden Alter damit gerechnet werden, daß die Nachteile der Kondoms (beispielsweise die Unterbrechung des Liebesspiels) sich auf die kontinuierliche Anwendung auswirken.

Insgesamt weisen die Operationalisierungen der TOPB für den Bereich AIDS-Prävention nur wenig Defizite bezüglich ihrer Konstruktvalidierung auf. Sowohl die Einstellung zum Verhalten, die Subjektive Norm, die wahrgenommene Verhaltenskontrolle als auch die Verhaltensintention enthalten Indikatoren, die die entsprechenden Konstrukte ausreichend repräsentieren (vgl. Abschnitt 5.2.2).

Die Prüfung einer konstruktvaliden Unterscheidung mittels hierarchischer Faktorenmodelle zeigt die prinzipielle Möglichkeit auf, die TOPB über verschiedene inhaltliche Bereiche in einer Befragung zu operationalisieren und eine ausreichende Konstruktvalidität der Theoriekomponenten Einstellung, Subjektive Norm, wahrgenommene Verhaltenskontrolle und Intention zu erhalten. Die für die einzelnen Erhebungen geprüften Faktorenmodelle (vgl. Abbildungen 5.1, 5.2 und 5.3 in Abschnitt 5.3) zeigen für jede Panelwelle eine stabile Meßtheorie der untersuchten inhaltlichen Bereiche Schwangerschaftsverhütung und AIDS-Prävention.

Während im Kontext der AIDS-Präventionsforschung und Kontrazeptionsforschung überwiegend Querschnittsdaten verwendet werden, handelt es sich bei der hier vorgestellten Studie um eine Längsschnittuntersuchung. Anhand von wiederholten Messungen sollte der Kondomgebrauch über den Zeitraum von zwei Jahren vorhergesagt werden. Dazu wurde der Gebrauch von Kondomen zur Schwangerschaftverhütung und bei neuen sexuellen Kontakten (AIDS-Prävention) in der zweiten und dritten Panelwelle für das jeweils vergangene Jahr erhoben. Die Prüfung von Wechsel und Stabilität zwischen den Theoriekonstrukten durch lineare Strukturgleichungsmodelle dokumentieren die Vorteile des Längsschnittdesigns. Reduziert auf Querschnittsinformationen würde der Schluß gezogen, daß die TOPB sowohl für den Bereich Schwangerschaftsverhütung als auch für den Bereich AIDS-Prävention einen substantiellen Anteil der Varianzen in den jeweiligen Intentionen ebenso erklärt wie im tatsächlichen Verhalten (Kondomgebrauch).

Die Analyse der Längsschnittdaten zeigt dagegen ein wesentlich komplexeres Bild. Auch wenn die Modellprüfungen für den Bereich Schwangerschaftsverhütung aus statistischen Gründen nur eingeschränkt vorgenommen werden können (siehe Abschnitt 5.4.1), ist festzustellen, daß die wahrgenommene Verhaltenskontrolle und die Subjektive Norm die stärksten Prädiktoren für die Verhaltensintention sind, während die Einstellung weit weniger Einfluß hat. Es kann neben dem Einfluß der Verhaltensintention auf das Verhalten ein direkter Einfluß der wahrgenommenen Verhaltenskontrolle auf das Verhalten nachgewiesen werden, der die Bedeutung der individuellen Fähigkeiten für den Kondomgebrauch zur Schwangerschaftsverhütung unterstreicht (vgl. Abbildung 5.5 in Abschnitt 5.4.1). Werden nur sexuell aktivere Personen untersucht, so ist eine stärkere Kongruenz zwischen Verhaltensabsichten und Verhalten festzustellen. Die Bedeutung der Verhaltenskontrolle nimmt mit zunehmender sexueller Erfahrung für den Einsatz von Kondomen bei der Schwangerschaftsverhütung ab.

Beim Bereich AIDS-Prävention zeigt sich, daß die Einstellung und die Subjektive Norm die stärksten Prädiktoren für die Verhaltensintention sind, während der Einfluß der wahrgenommenen Verhaltenskontrolle geringer ist.

Ein direkter Einfluß der wahrgenommenen Verhaltenskontrolle auf das Verhalten kann erst durch den Gruppenvergleich nach dem Geschlecht der Befragten nachgewiesen werden (vgl. Abbildung 5.9). Mit steigender Kontrolle nimmt der Gebrauch von Kondomen bei den männlichen Befragten ab, während er für die Frauen zunimmt. Dieses Ergebnis spiegelt auch die schon erwähnte unterschiedliche Betroffenheit für Männer und Frauen bezüglich einer möglichen Infektion mit AIDS wieder. Beim Gruppenvergleich nach dem Alter zeigt sich, daß für die Gruppe der Jugendlichen zwischen 18 und 20 Jahren Einstellung, Subjektive Norm und beabsichtigter Kondomgebrauch bei neuen sexuellen Kontakten am stärksten miteinander in Beziehung stehen (vgl. Abbildung 5.10). Desweiteren kann aufgezeigt werden, daß die Prädiktoren der TOPB eine nicht zu vernachlässigende Veränderung im Verlauf eines Jahres durchlaufen (vgl. Abbildungen 5.12 und 5.13 in Abschnitt 5.5). Diese Entwicklung ist plausibel. Gerade die jüngeren Teilnehmer der Befragung haben ihre ersten sexuellen Erfahrungen im Zeitraum der Untersuchung. Darüber hinaus sind alle Befragten Informationskampagnen über die Gefahren der Ansteckung mit AIDS ausgesetzt, die in Schulen, an Arbeitsplätzen, durch die Massenmedien oder auch in Gesprächen mit Familie und Freunden verbreitet werden. Die Befragten unterliegen damit einem Prozeß der Formung und Prägung bezüglich ihrer Einstellungen und Intentionen. Die in der zweiten und dritten Panelwelle erhobenen Messungen für die Einstellung, die Subjektive Norm, die wahrgenommene Verhaltenskontrolle und die Intention unterscheiden sich deutlich von den Messungen der ersten Panelwelle. Dabei sind keine systematischen Richtungsveränderungen festzustellen, wie die relativ stabilen Mittelwerte in den Tabellen 5.17, 5.21 und 5.25 (Abschnitt 5.3) verdeutlichen. Demgegenüber zeigen die niedrigen Korrelationen zwischen den Panelwellen deutliche Veränderungen auf der Individualebene an (vgl. die jeweils letzten Zeilen der Tabellen 5.14 und 5.15 in Abschnitt 5.2). Konsistent mit diesen Ergebnissen besteht daher nur eine geringe Vorhersagekraft des Verhaltens durch die Intention und die wahrgenommene Verhaltenskontrolle. Nur etwa 10% der Varianz im Verhalten, gemessen in der zweiten Panelwelle, und 7% der Varianz im Verhalten, gemessen in der dritten Panelwelle, können aufgeklärt werden.

Methodologisch könnte man diese geringe Vorhersagekraft auf unzureichende Reliabilitäten der gemessenen Variablen zurückführen. Die berechneten Strukturgleichungsmodelle berücksichtigen jedoch durch ihre Differenzierung zwischen gemessenen und latenten Variablen explizit die variierenden Reliabilitäten. Die kausalen Effekte auf der Ebene der latenten Variablen (also zwischen Einstellung, Subjektive Norm, wahrgenommene Verhaltenskontrolle und Intention einerseits und zwischen Intention und Verhalten andererseits) weisen nach den Reliabilitätsgrößen korrigierte Schätzwerte auf. Anders ausgedrückt: Die Meßtheorie wird mit den theoretischen Postulaten simultan überprüft. Der Einfluß unsystematischer Meßfehler ist im Unterschied zu multiplen Regressionsmodellen und einfachen Pfadmodellen (vgl. Opp/Schmidt 1976), die in der Regel zur Überprüfung der TOPB eingesetzt werden, abschätzbar.

Ein anderes interessantes Ergebnis betrifft die wahrgenommene Verhaltenskontrolle. Im Durchschnitt berichten die Befragten von einem geringen Kondomgebrauch bei neuen Sexualkontakten, auch wenn ihre ursprüngliche Intention, diese anzuwenden, durchaus hoch war. Hierfür können zwei Gründe genannt werden:

1. Kondome mit neuen Sexualpartnern anzuwenden, beinhaltet keine Definition über die Neuheit des Partners. Nach dem ersten Sexualkontakt mit einem neuen Partner sind strengenommen alle weiteren Kontakte mit demselben Partner keine neuen Kontakte mehr. Es ist daher nicht inkonsistent bei starken Absichten, Kondome zu gebrauchen, dieses nach dem ersten Sexualkontakt mit dem neuen Partner nicht mehr zu tun. Natürlich kann dieses Verhalten nicht als AIDS-präventives Verhalten eingeschätzt werden.
2. Die Diskrepanz zwischen Intentionen und Verhalten ist auf unrealistische Einschätzungen der wahrgenommenen Verhaltenskontrolle zurückzuführen. Auch in anderen Untersuchungen (z. B. bei Fisher et al. 1994) wurde festgestellt, daß die Umsetzung der Absicht, Kondome zu gebrauchen, entsprechendes Wissen voraussetzt, einschließlich der Fähigkeit, in einer emotional geprägten Situation in Kooperation mit dem Partner rational zu handeln. Die Befragten können diese Schwierigkeiten unterschätzen und erst dann realistische Einschätzungen über ihre Verhaltenskontrolle abgeben, wenn sie über genügende Sexualerfahrungen und Kenntnisse im Umgang mit Kondomen verfügen.

Diese Interpretation wird durch weitere Resultate dieser Untersuchung belegt. Bezogen auf die Gesamtstichprobe steht wahrgenommene Verhaltenskontrolle in keiner direkten Beziehung zum Verhalten ein Jahr später (vgl. Abbildungen 5.7 und 5.8 in Abschnitt 5.4), obwohl in Interaktion mit der Intention ein direkter Einfluß festzustellen ist (vgl. die Resultate in Tabelle 5.35 in Abschnitt 5.4).

Mit den erweiterten Längsschnittmodellen (Abbildungen 5.12 und 5.13 in Abschnitt 5.5) kann für den Bereich AIDS-Prävention die Stärke des vermittelnden Einflusses des Konstruktes Verhalten festgestellt werden. Entgegen den theoretischen Annahmen wird die Beziehung zwischen dem vergangenen Verhalten und den zukünftigen Verhaltensabsichten (zweite Panelwelle) nicht, wie theoretisch postuliert, durch die Konstrukte Einstellung, Subjektive Norm und Verhaltenskontrolle vermittelt. Ein starker direkter Einfluß des vergangenen Verhaltens auf die Intention verdeutlicht, daß vergangene Erfahrungen im Umgang mit Kondomen die zukünftigen Absichten, Kondome bei neuen sexuellen Kontakten einzusetzen, direkt determinieren. Neben dem starken Einfluß auf die Intention besteht eine bedeutsame Beziehung zur wahrgenommenen Verhaltenskontrolle. Diese Beziehung belegt, daß verstärkter Kondomgebrauch die Fähigkeit erhöht, die Kondomanwendung zu kontrollieren.

Für die dritte Panelwelle kann ebenfalls ein direkter Einfluß des vergangenen Verhaltens auf die zukünftigen Verhaltensabsichten nachgewiesen werden. Allerdings ist der kausale Effekt deutlich geringer als in der zweiten Panelwelle. Stärkster Prädiktor für die zukünftigen Verhaltensabsichten ist hier die Einstellung. Mit zunehmenden sexuellen Erfahrungen nimmt die Bedeutung des vergangenen Kondomgebrauchs ab, während die Einstellungen immer wichtiger für das zu realisierende Präventionsverhalten werden. Nur die Personen, die von der Schutzfunktion der Kondome überzeugt sind und die die Anwendung für gut und wünschenswert halten, werden mit hoher Wahrscheinlichkeit auch das beabsichtigte Verhalten in die Tat umsetzen.

In der Gruppe der jungen Erwachsenen im Alter zwischen 21 und 25 Jahren sind die Ergebnisse noch deutlicher. Einstellungen zum Kondomgebrauch bei neuen sexuellen Kontakten werden zum stärksten Prädiktor für zukünftige Verhaltensabsichten, während der Einfluß der vergangenen Erfahrungen zurückgeht. Sind erste Erfahrungen mit Kondomen gemacht und ist das Wissen um den Gebrauch vorhanden, läßt sich daraus allein nicht mehr auf zukünftiges präventives Verhalten schließen.

Ein integratives Drei-Wellen-Panelmodell ohne das Konstrukt Verhalten (Abbildung 5.16 in Abschnitt 5.5) bestätigt die Ergebnisse der diskutierten erweiterten Längsschnittmodelle. Durch die Integration der Informationen aus allen Panelwellen können Entwicklungstendenzen der Theoriekonstrukte empirisch abgesichert werden. Jugendliche und junge Erwachsene durchlaufen demnach einen Prozeß, der zu einer Bedeutungsverschiebung für ihr zukünftiges Handeln führt. Das Wissen über den Umgang mit Kondomen und die Einstellungen der Bezugspersonen (Subjektive Norm) sind immer weniger für das zukünftige Präventionsverhalten verantwortlich. Die Bedeutung der eigenen Einstellung zum präventiven Sexualverhalten nimmt dagegen zu.

Die Konsequenzen für die TOPB auf Grund der hier ermittelten Ergebnisse soll hier nicht unerwähnt bleiben. Nach der Theorie würden neue Informationen, die eine Bedeutung für spätere Intentionen und späteres Verhalten haben, immer über die Einstellungen, Normen und die Verhaltenskontrolle vermittelt werden. Diese drei Konstrukte sollten daher ausreichend für die Prädiktion der Intention und des Verhaltens sein. Demgegenüber sind sowohl in der zweiten Panelwelle als auch in der dritten Panelwelle direkte Einflüsse des Verhaltens auf die zukünftigen Verhaltenabsichten zu verzeichnen. Diese direkten Einflüsse sind so stark, daß nur eine auf Meßfehler bezogene Erklärung nicht zufriedenstellen kann. Da auch mit der Theorie des bedachten Verhaltens (TORA) für andere Verhaltensbereiche ähnliche Resultate nachgewiesen wurden (z. B. bei Bagozzi 1981; Bentler/Speckart 1981 und Fredricks/Dossett 1983) ist vergangenes Verhalten als direkte erklärende Variable für zukünftige Absichten bei einer Überprüfung der TOPB immer zu berücksichtigen.

Die abschließenden dynamischen Analysen (Abschnitt 5.6) ergänzen die ermittelten Entwicklungen der Prädiktoren des AIDS-präventiven Verhaltens aus den Strukturgleichungsmodellen. Das diesen dynamischen Analysen zugrundeliegende Differentialgleichungsmodell berücksichtigt drei Theoriekonstrukte: Einstellung zum Verhalten, wahrgenommene Verhaltenskontrolle und Verhaltensintention. Die Veränderungen in der Intention werden als Folge der Einstellung und der Verhaltenskontrolle spezifiziert (d/dt Intention $\leftarrow$ Einstellung + Verhaltenskontrolle). Die Ergebnisse lassen den Schluß zu, daß der Einfluß der Einstellung auf die Veränderungen in der Intention über die Zeit deutlich zunimmt, während die Bedeutung der Verhaltenskontrolle für die Intention in der Zukunft abnimmt. Damit werden nicht nur die Ergebnisse die Längsschnittmodelle aus Abschnitt 5.5 untermauert, sondern auch die Gültigkeit der TOPB in der dynamischen Betrachtung bestätigt. In allen durchgeführten Analysen weisen die Parameterschätzungen auf die Produktion eines Systems mit stabilem Gleichgewicht hin. Die durch das Differentialgleichungsmodell interpolierten (geglätteten) Punktwerte zwischen den Messungen und die in die Zukunft extrapolierten Punktwerte, die sogenannten Trajektorien, belegen das equilibräre Verhalten des Systems auch graphisch.

Das Geschlecht der befragten Personen und ihr Alter fließen als exogene Größen in das erörterte Differentialgleichungsmodell ein. Hierbei kann festgestellt werden, daß sich die Einstellung zum Kondomgebrauch schneller dem Gleichgewicht nähert, wenn die befragten Personen weiblich oder älter sind. Demgegenüber ist für die Verhaltenskontrolle das Gleichgewicht schneller erreicht, wenn die befragten Personen weiblich sind. Das Alter hat auf den dynamischen Verlauf der Verhaltenskontrolle wenig Einfluß.

Die fehlenden Wirkungen der exogenen Variablen auf den Gleichgewichtsverlauf der Intention legen den Schluß nahe, daß, unabhängig vom Geschlecht und vom Alter, zukünftige Präventionsabsichten mit hoher Wahrscheinlichkeit geäußert werden, ohne situationale Umstände im intimen Kontakt berücksichtigen zu müssen.

Alle gewonnenen Resultate haben praktische Implikationen für mögliche Interventionsstrategien:

1. Der Gebrauch von Kondomen wird durch den gemeinsamen Einfluß der Intention und der Verhaltenskontrolle beinflußt. Eine effektive Intervention wird daher nicht nur die Jugendlichen und jungen Erwachsenen hinsichtlich der Erwünschtheit der AIDS-Prävention durch Kondomgebrauch zu überzeugen haben, sondern jene auch an die Fähigkeiten und Fertigkeiten zur Anwendung heranführen müssen. Je stärker das Gefühl vorhanden sein wird, Kontrolle über die Anwendung der Kondome zu haben, desto mehr werden sich ihre Intentionen verstärken. Eine gewonnene Verhaltenskontrolle wird das zukünftige Verhalten auch indirekt über die Intentionen beeinflussen. Damit führt eine Verstärkung der Verhaltenskontrolle zu einer Verstärkung der Motivation, Kondome zur AIDS-Prävention einzusetzen. Verstärktes Wissen wird zum Gleichgewicht des einmal eingeführten Verhaltens beitragen.
2. Wenn Jugendliche und junge Erwachsene konsistent ihre neuen Sexualkontakte mit dem Gebrauch von Kondomen verbinden, dann wird dieses

Verhalten auch in der Zukunft stabil bleiben. Nach den Ergebnissen beeinflußt die Anwendung von Kondomen direkt die späteren Intentionen, und damit wird diese Anwendung auch zukünftiges Verhalten beeinflussen.

Es soll abschließend hervorgehoben werden, daß das eingangs erörterte Mikro-Makro-Modell die Veränderung von Sexualverhalten durch den Einfluß von AIDS postuliert. Mit der TOPB konnte die Veränderung des Präventions- und Verhütungsverhaltens an einer bestimmten Bevölkerungskohorte untersucht werden. Die auf der Mikroebene festgestellten Entwicklungen lassen Schlüsse auf die Grundgesamtheit zu und genügen damit den Ansprüchen, die an eine *Transformation* von der Mikro- auf die Makroebene gestellt werden (vgl. auch die Ausführungen in Abschnitt 2.4). Die Wirkungen der erklärenden Variablen auf der Makroebene (AIDS-Infektionsrate, gesetzliche Regelungen, Medienberichte und Aufklärungskampagnen) auf die Überzeugungen, Einstellungen und Motive der einzelnen Individuen, also die Brückenhypothesen zwischen Makro- und Mikroebene, können mit dem vorliegenden Datenmaterial nicht überprüft werden. Für eine genaue Bestimmung der Veränderung des Sexualverhaltens wird eine gemeinsame Prüfung von Brückenhypothesen und Handlungstheorie unerläßlich sein. Die in dieser Arbeit verwendeten Methoden und Techniken zur Überprüfung der Handlungstheorie sind wichtige Schritte zur Entwicklung eines "Gesellschaftsmodells", das die Veränderung zwischenmenschlicher Lebensweisen und Handlungen beinhaltet.

Literaturverzeichnis

Abraham, C.; Sheeran, P.; Abrams, D.; Speers, R. (1993). Persuasion, Practice and HIV-prevention: Psychosocial Determinants of Condom Use Among Sexually Active Scottish Teenagers. Unpublished Manuscript.

Aish, A. M.; Jöreskog, K. G. (1990). A Panel Model for Political Efficacy and Responsiveness: An Application of LISREL7 with Weighted Least Squares. Quality and Quantity, 24, 405 - 426.

Ajdukovic, D.; Ajdukovic, M.; Prislin, R. (1992). Predicting AIDS - Induced Behavioral Change in the General Population of Young People. Journal of Applied Social Psychology, 22, 1776 - 1795.

Ajzen, I. (1985). From Intentions to Actions: A Theory of Planned Behavior. Kuhl, J.; Beckman, J. (Eds.). Action-control: From Cognition to Behavior. Heidelberg: Springer, 11 - 39.

Ajzen, I. (1987). Attitudes, Traits, and Actions: Dispositional Prediction of Behavior in Personality and Social Psychology. Berkowitz, L. (Ed.). Advances in Experimental Social Psychology. New York: Academic Press, 20, 1 - 63.

Ajzen, I. (1988). Attitudes, Personality, and Behavior. Milton Keynes: Open University Press.

Ajzen, I. (1989). Attitude Structure and Behavior. Pratkanis, A.; Breckler, S. J.; Greenwald, A. G. (Eds.). Attitude Structure and Function. Hillsdale: Erlbaum, 241 - 274.

Ajzen, I. (1991). The Theory of Planned Behavior. Organizational Behavior and Human Decision Processes, 50, 179 - 211.

Ajzen, I. (1994). The Social Psychology of Decision Making. Higgins, E. T; Kruglanski, A. W. (Eds.). Social Psychology: Handbook of Basic Principles. New York: Guilford, 297 - 325.

Ajzen, I.; Driver, B. L. (1992). Application of the Theory of Planned Behavior to Leisure Choice. Journal of Leisure Research, 24, 207 - 224.

Ajzen, I.; Fishbein, M. (1977). Attitude - Behavior Relations: A Theoretical Analysis and Review of Empirical Research. Psychological Bulletin, 84, 888 - 918.

Ajzen, I.; Fishbein, M. (1978). Einstellungs- und normative Variablen als Prädiktoren für spezifische Verhaltensweisen. Stroebe, W. (Hrsg.). Sozialpsychologie. Band 1. Darmstadt, 404 - 443.

Ajzen, I.; Fishbein, M. (1980). Understanding Attitudes and Predicting Social Behavior. New Jersey: Prentice Hall.

Ajzen, I.; Timko, C.; White, J. S. (1982). Self-monitoring and the Attitude Behavior Relation. Journal of Personality and Social Psychology, 42, 426 - 435.

Akaike, H. (1987). Factor Analysis and the AIC. Psychometrika, 52, 317 - 332.

Allison, P. D. (1987). Estimation of Linear Models with Incomplete Data. Clogg, C. (Ed.). Sociological Methodology. San Francisco: Jossey-Bass, 71 - 103.

Alwin, D.; Jackson, D. J. (1980). Measurement Models for Response Errors in Surveys. Issues and Applications. Schuessler, K. F. (Ed.). Sociological Methodology. San Francisco: Jossey-Bass, 68 - 119.

Anderson, T. W. (1957). Maximum Likelihood Estimates for a Multivariate Normal Distribution when some Observations are Missing. Journal of the American Statistical Association, 52, 200 - 203.

Anderson, T. W. (1984). An Introduction to Multivariate Statistical Analysis. New York: Wiley.

Andrews, C. F. (1984): The Intention-Behavior Relationship: Effects of Past Behavior, Effort, and Centrality. Unpublished Dissertation. DePaul University.

Arbuckle, J. (1996). AMOS 3.6: Analysis of Moment Structures. Chicago: Smallwaters Corporation.

Arminger, G. (1976). Anlage und Auswertung von Paneluntersuchungen. Holm, K. (Hrsg.). Die Befragung 4. München: UTB, 134 - 235.

Arminger, G. (1986). Linear Stochastic Differential Equation Models for Panel Data with Unobserved Variables. Tuma, N. B. (Ed.). Sociological Methodology. San Francisco: Jossey-Bass, 187 - 212.

Arminger, G.; Müller, F. (1990). Lineare Modelle zur Analyse von Paneldaten. Opladen: Westdeutscher.

Atkinson, J. W.; Birch, D. (1978). Introduction to Motivation. New York: D. van Nostrand.

Axelrod, R. (1988). Die Evolution der Kooperation. München: Oldenbourg.

Bagozzi, R. P. (1981). Attitudes, Intentions, and Behavior: A Test of Some Key Hypotheses. Journal of Personality and Social Psychology, 41, 607 - 627.

Bagozzi, R. P. (1992). The Self-regulation of Attitudes, Intentions, and Behavior. Social Psychology Quarterly, 55, 178 - 204.

Bagozzi, R. P.; Baumgartner, H.; Youjae, Y. (1992). State versus Action Orientation and the Theory of Reasoned Action: An Application to Coupon Usage. Journal of Consumer Research, 18, 505 - 518.

Baggozi, R. P.; Warshaw, P. R. (1992). An Examination of the Etiology of the Attitude-Behavior Relation for Goal-directed Behaviors. Multivariate Behavioral Research, 27, 601 - 634.

Bailar, B. A. (1989). Information Needs, Surveys, and Measurement Errors. Kasprzyk, D.; Duncan, G.; Kalton, G.; Singh, M. P. (Eds.). Panel Surveys. New York: Wiley, 1 - 24.

Baltes, P. B.; Nesselroade, J. R. (1979). History and Rationale of Longitudinal Research. Nesselroade, J. R.; Baltes, P. B. (Eds.). Longitudinal Research in the Study of Behavior and Development. New York: Academic Press, 1 - 39.

Bamberg, S. (1995). Wie bekommt man den/die Autonutzer/-nutzerin in den Bus? Probleme und Ergebnisse einer Anwendung der Theorie geplanten Verhaltens im Kontext praktischer Verkehrsplanungsfragestellungen. Zeitschrift für Sozialpsychologie, 26, 243 - 262.

Bamberg, S.; Bien, W. (1995). Handlungstheoretische Erklärungsmodelle der individuellen Verkehrsmittelwahl als Basis für nachfrageorientiertes ÖV-Marketing. Angebot (des ÖV) nach Wunsch (des MIV-Nutzers). Zeitschrift für Verkehrswissenschaft, 18, 108 - 115.

Bamberg, S.; Bien, W.; Schmidt, P. (1995). Warum steigt der/die Autofahrer/in auf den Bus um? Oder: Lassen sich aus sozialpsychologischen Handlungstheorien praktische Maßnahmen zur Verbesserung des Bussystems ableiten? Diekmann, A.; Franzen, A. (Hrsg.). Kooperatives Umweltverhalten. Modelle, Erfahrungen, Maßnahmen. Bern: Rügger. 89 - 111.

Bamberg, S.; Lüdemann, C. (1996). Eine Überprüfung der Theorie des geplanten Verhaltens in zwei Wahlsituationen mit dichotomen Handlungsalternativen: Rad vs. PKW und Container vs. Hausmüll. Zeitschrift für Sozialpsychologie, 1, 32 - 46.

Bamberg, S.; Schmidt, P. (1993). Verkehrsmittelwahl: Eine Anwendung der Theorie geplanten Verhaltens. Zeitschrift für Sozialpsychologie, 24, 25 - 37.

Bamberg, S.; Schmidt, P. (1994). Auto oder Fahrrad? Empirischer Test einer Handlungstheorie zur Erklärung der Verkehrsmittelwahl. Kölner Zeitschrift für Soziologie und Sozialpsychologie, 1, 80 - 102.

Bandura, A. (1986). Social Foundations of Thought and Action: A Social Cognitive Theory. Englewood Cliffs: Prentice Hall.

Bandura, A. (1988). Perceived Self-efficacy: Exercise of Control Through Self-belief. Dauwalder, J. P.; Perrez, M.; Hobi, V. (Eds.). Annual Series of European Research in Behavior Therapy. Volume 2. Lisse: Swets and Zeitlinger, 27 - 59.

Bandura, A. (1989). Perceived Self-efficacy in the Exercise of Control Over AIDS Infection. Mays, V. M.; Albee, G. W.; Schneider, S. F. (Eds.). Primary Prevention of AIDS. Newbury Park: Sage, 128 - 141.

Bandura, A. (1992). A Social Cognitive Approach to the Exercise of Control Over AIDS Infection. DiClemente, R. J. (Ed.). Adolescents and AIDS. A Generation in Jeopardy. Newbury Park: Sage, 89 - 116.

Bandura, A. (1994). Social Cognitive Theory and Exercise of Control Over HIV Infection. DiClemente, R. J.; Peterson, J. L. (Eds.). Preventing AIDS. Theories and Methods of Behavioral Interventions. New York: Plenum, 25 - 59.

Bardeleben, H.; Reimann, B. W.; Schmidt, P. (1989). AIDS und das Problem der Prävention. Journal für Sozialforschung, 28, 97 - 128.

Bardeleben, H.; Fieberg, R.; Reimann, B. W. (1996). Abschied von der sexuellen Revolution. Liebe und Sexualität der "Nach-68er-Generation" in Zeiten von AIDS. Berlin: Edition Sigma.

Barling, N. R.; Moore, S. M. (1990). Adolescents' Attitudes Towards AIDS Precautions and Intention to Use Condoms. Psychological Reports, 67, 883 - 890.

Basen-Engquist, K. (1992). Psychosocial Predictors of "Safer Sex" Behaviors in Young Adults. AIDS Education and Prevention, 4, 120 - 134.

Basen-Engquist, K.; Parcel, G. S. (1992). Attitudes, Norms, and Self-efficacy: A Model of Adolescent's HIV-related Sexual Risk Behavior. Health Education Quarterly, 19, 263 - 277.

Beck, L.; Ajzen, I. (1991). Predicting Dishonest Actions Using the Theory of Planned Behavior. Journal of Research in Personality, 25, 285 - 301.

Becker, G. S. (1981). A Treatise on the Family. Cambridge: Harvard University Press.

Becker, G. S. (1982). Ökonomische Erklärung menschlichen Verhaltens. Tübingen: Mohr.

Becker, M. H. (1974). The Health Belief Model and Personel Health Behavior. Health Education Monographs, 2, 324 - 473.

Becker, M. H.; Joseph, J. G. (1988). AIDS and Behavioral Change to Reduce Risk: A Review. American Journal of Public Health, 78, 394 - 410.

Bengel, J. (1993). Gesundheit, Risikowahrnehmung und Vorsorgeverhalten. Göttingen: Hogrefe.

Bengel, J. (1996). Riskoverhalten und Schutz vor AIDS. Wahrnehmung und Abwehr des HIV-Risikos: Situationen, Partnerinteraktionen, Schutzverhalten. Berlin: Edition Sigma.

Bentler, P. M. (1995). EQS 5.0. Structural Equations Program Manual. Encino, CA: Multivariate Software.

Bentler, P. M.; Speckart, G. (1979). Models of Attitude Behavior Relations. Psychological Review, 86, 452 - 464.

Bentler, P. M.; Speckart, G. (1981). Attitudes "Cause" Behaviors: A Structural Equation Analysis. Journal of Personality and Social Psychology, 40, 226 - 238.

Berry, W. D. (1993). Understanding Regression Assumptions. Newbury Park: Sage.

Bien, W.; Schmidt, P.; Schürhoff, R. (1989). Schätzung von Differentialgleichungen aus Strukturgleichungsmodellen mit Panel-Daten. Zwischenbericht für die Deutsche Forschungsgemeinschaft (DFG). Gießen.

Bien, W.; Schmidt, P.; Schürhoff, R. (1992). Strukturgleichungsmodelle für Panel-Daten und die Schätzung von Differentialgleichungsmodellen. Andreß, H. J.; Huinink, J.; Rumianek, D.; Sodeur, W.; Sturm, G. (Hrsg.). Theorie - Daten - Methoden: Neue Modelle und Verfahrensweisen in den Sozialwissenschaften. München: Oldenbourg, 89 - 112.

Blalock, H. M. (1968). Multiple Indicators and the Causal Approach to Measurement Error. American Journal of Sociology, 75, 264 - 272.

Blalock, H. M. (1970). Estimating Measurement Error Using Multiple Indicators and Several Points in Time. American Sociological Review, 35, 101 - 111.

Blank, T.; Reinecke, J. (1993). Instability and Heterogeneity in Panel Data: Applications of Methods and Strategies in Modeling Communication in Partnership. Oud, J. H.; Blokland-Vogelsang, R. A. v. (Eds.). Advances in Longitudinal and Multivariate Analysis in the Behavioral Sciences. Nijmegen: ITS, 105 - 119.

Blossfeld, H. P.; Hamerle, A.; Mayer, K. U. (1986). Ereignisanalyse - Statistische Theorie und Anwendung in den Wirtschafts- und Sozialwissenschaften. Frankfurt: Campus.

Bock, M. (1994). Empirische Daten zum Sexualverhalten - soziodemographisch quer gelesen. Heckmann, W.; Koch, M. A. (Hrsg.). Sexualverhalten in Zeiten von AIDS. Berlin: Edition Sigma, 63 - 74.

Boldero, J.; Moore, S.; Rosenthal, D. (1992). Intention, Context and Safe Sex: Australian Adolescents Responses to AIDS. Journal of Applied Social Psychology, 22, 1374 - 1396.

Bollen, K. A. (1989). Structural Equations with Latent Variables. New York: Wiley.

Bollen, K.; Long, J. S. (Eds.) (1993). Testing Structural Equation Models. Newbury Park: Sage.

Boudon, R. (1980). Die Logik des gesellschaftlichen Handelns. Darmstadt: Luchterhand.

Boyer, C. B.; Kegeles, S. M. (1991). AIDS-risk and Prevention Among Adolescents. Social Science and Medicine, 33, 11 - 23.

Box, G. E. P.; Jenkins, G. M. (1976). Time Series Analysis. Oakland: Holden-Day.

Bozdogan, H. (1987). Model Selection and Akaike's Information Criteria (AIC): The General Theory and its Analytical Extensions. Psychometrika, 52, 345 - 370.

Brafford, L. J.; Beck, K. H. (1991). Development and Validation of a Condom Self-efficacy Scale for College Students. Journal of American College Health, 39, 219 - 225.

Breakwell, G. M.; Millward, L. J.; Fife-Shaw, C. (1994). Commitment to "Safer" Sex as a Predictor of Condom Use Among 16-20-year-olds. Journal of Applied Social Psychology, 24, 189 - 217.

Brookmeyer, R.; Gail, M. H. (1994). AIDS Epidemiology. A Quantitative Approach. Oxford: Oxford University Press.

Brown, L. K.; DiClemente, R. J.; Reynolds, L. A. (1991). HIV Prevention for Adolescents: Utility of the Health Belief Model. AIDS Education and Prevention, 3, 50 - 59.

Brown, R. L. (1994). Efficacy of the Indirect Approach for Estimating Structural Equation Models with Missing Data: A Comparison of Five Methods. Structural Equation Modeling, 1, 287 - 316.

Browne, M. W. (1982). Covariance Structures. Hawkins, D. M. (Ed.). Topics in Applied Multivariate Analysis. Cambridge: Cambridge University Press, 72 - 141.

Browne, M. W. (1984). Asymptotically Distribution - Free Methods for the Analysis of Covariance Structures. British Journal of Mathematical and Statistical Psychology, 37, 62 - 83.

Browne, M. W.; Cudeck, R. (1993). Alternative Ways of Assessing Model Fit. Bollen, K. A.; Long, J. S. (Eds.). Testing Structural Equation Models. Newbury Park: Sage, 136 - 162.

Budd, R. J.; Spencer, C. P. (1985). Exploring the Role of Personal Normative Beliefs in the Theory of Reasoned Action: The Problem of Discriminating Between Alternative Path Models. European Journal of Social Psychology, 15, 299 - 313.

Büschges, G. (1985). Methodologischer Individualismus und empirische Soziologie. Büschges, G.; Raub, W. (Hrsg.). Soziale Bedingungen - Individuelles Handeln - Soziale Konsequenzen. Frankfurt: Lang, 3 - 20.

Bundeszentrale für gesundheitliche Aufklärung (BZgA) (1994). AIDS im öffentlichen Bewußtsein der Bundesrepublik 1993. Endbericht. Köln.

Bundeszentrale für gesundheitliche Aufklärung (BZgA) (1995). AIDS im öffentlichen Bewußtsein der Bundesrepublik 1994. Endbericht. Köln.

Bundeszentrale für gesundheitliche Aufklärung (BZgA) (1996). Sexualität und Kontrazeption aus der Sicht der Jugendlichen und ihrer Eltern. Endbericht. Köln.

Campbell, B. A.; Fiske, D. (1959). Convergent and Discriminant Validation by the Multi-Trait-Multi-Method Matrix. Psychological Bulletin, 56, 81 - 105.

Catania, J. A.; Coates, T. J.; Kegeles, S. M.; Ekstrand, M.; Guydish, J. R.; Bye, L. L. (1989). Implications of the AIDS Risk-reduction Model for the Gay Community: The Importance of Perceived Sexual Enjoyment and Help-seeking Behaviors. Mays, V. M.; Albee, G. W.; Schneider, S. F. (Eds.). Primary Prevention of AIDS. Newbury Park: Sage, 242 - 261.

Catania, J. A.; Coates, T. J; Stall, R.; Turner, H.; Peterson, J.; Hearst, N.; Dolcini, M. M.; Hudes, E.; Gagnon, J.; Wiley, J.; Groves, R. (1992). Prevalence of AIDS-Related Risk Factors and Condom Use in the United States. Science, 258, 1101 - 1106.

Catania, J. A.; Kegeles, S. M.; Coates, T. J. (1990). Toward an Understanding of AIDS Risk Behavior: An AIDS Risk Reduction Model. Health Education Quarterly, 17, 53 - 92.

Centers of Desease Control (CDC) (1995). HIV/AIDS Surveillance Report. Year-end edition. Vol.7, No.2.

Chan, D. K. - S.; Fishbein, M. (1993). Determinants of College Women's Intentions to Tell Their Partners to Use Condoms. Journal of Applied Social Psychology, 23, 1455 - 1470.

Christiansen, G.; Töppich, J. (1994). Umfragedaten zum Sexualverhalten. Ergebnisse von Umfragen zur Evaluation der AIDS - Aufklärungskampagne der Bundeszentrale für gesundheitliche Aufklärung. Heckmann, W.; Koch, M. A. (Hrsg.). Sexualverhalten in Zeiten von AIDS. Berlin: Edition Sigma, 15 - 31.

Clauß, G.; Ebner, H. (1973). Grundlagen der Statistik für Psychologen, Pädagogen und Soziologen. Frankfurt: Harri Deutsch.

Cochran, S. D.; Mays, V. M.; Ciarletta, J.; Caruso, C.; Mallon, D. (1992). Efficacy of the Theory of Reasoned Action in Predicting AIDS-related Sexual Risk Reduction Among Gay Men. Journal of Applied Social Psychology, 22, 1481 - 1501.

Coleman J. S. (1968). The Mathematical Study of Change. Blalock, H. M.; Blalock, A. B. (Eds.), Methodology in Social Research. New York, 428 - 478.

Coleman, J. (1987). Microfoundations and Macrosocial Behavior. Alexander, J.; Giesen, B.; Münch, R.; Smelser, N. J. (Eds.). The Micro-Macro Link. London, 153 - 176.

Coleman, J. (1990). Foundations of Social Theory. Cambridge: The Belknap Press of Harvard University Press.

Coleman, J. (1995a). Grundlagen der Sozialtheorie. Band 1: Handlungen und Handlungssysteme. München: Oldenbourg.

Coleman, J. (1995b). Grundlagen der Sozialtheorie. Band 2: Körperschaften und die moderne Gesellschaft. München: Oldenbourg.

Coleman, J. (1995c). Grundlagen der Sozialtheorie. Band 3: Die Mathematik der sozialen Handlung. München: Oldenbourg.

Corby, N. H.; Schneider Jamner, M.; Wolitski, R. J. (1996). Using the Theory of Planned Behavior to Predict Intention to Use Condoms Among Male and Female Injecting Drug Users. Journal of Applied Social Psychology, 26, 52 -75.

Costner, H. L. (1969). Theory, Deduction and Rules of Correspondence. American Journal of Sociology, 75, 245 - 263.

Dempster, A. P.; Laird, N. M.; Rubin, D. B. (1977). Maximum Likelihood From Incomplete Data Via the EM Algorithm. Journal of the Royal Statistical Society, Series B, 39, 1 - 38.

Dennis, J. E.; Schnabel, R. B. (1983). Numerical Methods for Unconstrained Optimization and Nonlinear Equations. Englewood Cliffs: Prentice Hall.

Deutscher Bundestag (1988). AIDS: Fakten und Konsequenzen, Zwischenbericht der Enquete-Kommission "Gefahren von AIDS und wirksame Wege zu ihrer Eindämmung". Bonn.

Deutscher Bundestag (1990). AIDS: Fakten und Konsequenzen. Endbericht der Enquete-Kommission "Gefahren von AIDS und wirksame Wege zu ihrer Eindämmung". Bonn.

DiClemente, R. J.; Zorn, J.; Temoshok, L. (1986). Adolescents and AIDS: A Survey of Knowledge, Attitudes and Beliefs about AIDS in San Francisco. American Journal of Public Health, 76, 1443 - 1445.

Diekmann, A. (1980). Dynamische Modelle sozialer Prozesse. München: Oldenbourg.

Dixon, W.J. (1988). BMDP Statistical Software Manual. Berkeley: University of California Press.

Doll, J.; Ajzen, I.; Madden, T. J. (1991). Optimale Skalierung und Urteilsbildung in unterschiedlichen Einstellungsbereichen: Eine Reanalyse. Zeitschrift für Sozialpsychologie, 22, 102 - 111.

Doll, J.; Orth, B. (1993). The Fishbein and Ajzen Theory of Reasoned Action Applied to Contraceptive Behavior: Model Variants and Meaningfulness. Journal of Applied Social Psychology, 23, 395 - 415.

Durkheim, E. (1983). Der Selbstmord. Frankfurt: Suhrkamp.

Eagly, A. H.; Chaiken, S. (1993). The Psychology of Attitudes. Fort Worth: Harcourt Brace Jovanovich.

Engel, U. (1993). Panelanalyse als Instrument soziologischer Forschung: Zielsetzungen, Techniken, Erkenntnisleistungen. Habilitationsvortrag. Universität Duisburg.

Engel, U.; Hurrelmann, K. (1994). Was Jugendliche wagen. Eine Längsschnittstudie über Drogenkonsum, Streßreaktionen und Delinquenz im Jugendalter. Weinheim, München: Juventa.

Engel, U.; Reinecke, J. (1994). Panelanalyse: Grundlagen - Techniken - Beispiele. Berlin: DeGruyter.

Esser, H. (1981). Forschungsreaktion als soziale Handlung: Zur Erklärung systematischer Meßfehler bei der reaktiven Datenerhebung. Brenner, M. (Hrsg.). Die Sozialpsychologie sozialwissenschaftlicher Methoden. Bern, 73 - 89.

Esser, H. (1984). Determinanten des Interviewer- und Befragtenverhaltens: Probleme der theoretischen Erklärung und empirischen Untersuchung von Interviewereffekten. Mayer, K. U.; Schmidt, P. (Hrsg.). Allgemeine Bevölkerungsumfrage der Sozialwissenschaften. Frankfurt: Campus, 26 - 71.

Esser, H. (1993). Soziologie: Allgemeine Grundlagen. Frankfurt: Campus.

Finkel, S. E. (1995). Causal Analysis with Panel Data. Thousand Oaks: Sage.

Fishbein, M. (1967). A Consideration of Beliefs and Their Role in Attitude Measurement. Fishbein, M. (Ed.). Readings in Attitude Theory and Measurement. New York, 257 - 266.

Fishbein, M. (1993). Introduction. Terry, D. J.; Gallois, C.; McCamish, M. (Eds.). The Theory of Reasoned Action: Its Application to AIDS-Preventive Behaviour. Oxford: Pergamon Press, XV - XXV.

Fishbein, M.; Ajzen, I. (1975). Belief, Attitude, Intention and Behavior. Massachusetts.

Fishbein, M.; Ajzen, I. (1996). Research Based on the Theories of Reasoned Action and Planned Behavior. A Bibliography. Unpublished.

Fishbein, M.; Chan, D. K. - S.; O'Reilly, K.; Schnell, D.; Wood, R.; Beeker, C.; Cohn, D. (1992). Attitudinal and Normative Factors as Determinants of Gay Men's Intentions to Perform AIDS-Related Sexual Behaviors: A Multisite Analysis. Journal of Applied Social Psychology, 22, 999 - 1011.

Fishbein, M.; Chan, D. K. - S.; O'Reilly, K.; Schnell, D.; Wood, R.; Beeker, C.; Cohn, D. (1993a). Factors Influencing Gay Men's Attitudes, Subjective Norms, and Intentions With Respect to Performing Sexual Behaviors. Journal of Applied Social Psychology, 23, 417 - 438.

Fishbein, M.; Middlestadt, S. E. (1989). Using the Theory of Reasoned Action as a Framework for Understanding and Changing AIDS-related Behaviors. Mays, V. M.; Albee, G. W.; Schneider, S. F. (Eds.). Primary Prevention of AIDS: Psychological Approaches. Newbury Park. Sage, 93 - 110.

Fishbein, M.; Trafimow, D.; Francis, M.; Helquist, M.; Eustace, M. A.; Ooms, M.; Middlestadt, S. E. (1993b). AIDS Knowledge, Attitudes, Beliefs, and Practices (KABP) in Two Caribbean Countries: A Comparative Analysis. Journal of Applied Social Psychology, 23, 687 - 702.

Fishbein, M.; Trafimow, D.; Francis, M.; Helquist, M.; Eustace, M. A.; Middlestadt, S. E. (1995). Using an AIDS KABP Survey to Identify Determinants of Condom Use Among Sexually Active Adults From St. Vincent and the Grenadines. Journal of Applied Social Psychology, 25, 1 - 20.

Fisher, J. D.; Fisher W. A. (1992). Changing AIDS-risk Behavior. Psychological Bulletin, 111, 455 - 474.

Fisher, J. D.; Fisher W. A.; Williams, S. S.; Malloy, T. E. (1994). Empirical Tests of an Information-motivation-behavioral Skills Model of AIDS Preventive Behavior with Gay Men and Heterosexual University Students. Health Psychology, 13, 238 - 250.

Fisher, W. A.; Fisher J. D. (1993). A General Social Psychological Model for Changing AIDS Risk Behavior. Pryor, J. B.; Reeder, G. D. (Eds.). The Social Psychology of HIV Infection. Hillsdale: Erlbaum, 127 - 153.

Fisher, W. A.; Fisher J. D.; Rye, B. (1995). Understanding and Promoting AIDS Preventive Behavior: Insights from the Theory of Reasoned Action. Health Psychology, 14, 255 - 264.

Fredricks, A. J.; Dosett, D. J. (1983). Attitude-Behavior Relations: A Comparison of the Fishbein-Ajzen and the Bentler-Speckart Models. Journal of Personality and Social Psychology, 45, 501 - 512.

Freedman, D. P.; Thornton, A.; Camburn, D. (1980). Maintaining Response Rates in Longitudinal Studies. Sociological Methods and Research, 9, 87 - 98.

Freedman, D. P.; Gallagher, B.; Morley, L.; Ledger, R. J.; West, D. J. (1990). Minimizing Attrition in Longitudinal Research: Methods of Tracing and Securing Cooperation in a 24-year Follow-Up Study. Magnusson D.; Bergman, L. R. (Eds.). Data Quality in Longitudinal Research. Cambridge: University Press, 122 - 147.

Frey, B. S. (1989). Möglichkeiten und Grenzen des ökonomischen Denkansatzes. Schäfer, H. B.; Wehrt, K. (Hrsg.). Die Ökonomisierung der Sozialwissenschaften. Frankfurt: Campus, 69-102.

Frey, D.; Stahlberg, D.; Gollwitzer, P. M. (1993). Einstellung und Verhalten: Die Theorie des überlegten Handelns und die Theorie des geplanten Verhaltens. Frey, D.; Irle, M. (Hrsg.). Theorien der Sozialpsychologie, Band I. Kognitive Theorien. Bern: Huber, 361 - 398.

Fuchs-Heinritz, W.; Lautmann, R.; Rammstedt, O.; Wienold, H. (Hrsg.) (1994). Lexikon zur Soziologie. Opladen: Westdeutscher.

Galligan, R. F.; Terry, D. J. (1993). Romantic Ideals, Fear of Negative Implications, and the Practice of Safe Sex. Journal of Applied Social Psychology, 23, 1685 - 1711.

GAUSS (1993). Systems and Graphics Manual. Kent: Aptech Systems.

Gerrard, M.; Gibbons, F. X.; Warner, T. D.; Smith, G. E. (1993). Perceived Vulnerability to HIV Infection and AIDS Preventive Behavior: A Critical Review of the Evidence. Pryor, J. B.; Reeder, G. D. (Eds.). The Social Psychology of HIV Infection. Hillsdale: Erlbaum, 59 - 84.

GETAS (1992). Schriftliche Befragung "AIDS - Prävention und Kontrazeptionsproblematik bei Jugendlichen". Methodenbericht. Hamburg.

GETAS (1993). Schriftliche Befragung "AIDS - Prävention und Kontrazeptionsproblematik bei Jugendlichen". 2. Welle. Methodenbericht. Hamburg.

Gollwitzer, P. M. (1993). The Intention-to-behavior Process. Hewstone, M.; Stroebe, W. (Eds.). European Review of Social Psychology 4. Chichester: Wiley, 44 - 89.

Graham, J. W.; Donaldson, S. I. (1993). Evaluating Interventions with Differential Attrition: The Importance of Nonresponse Mechanisms and Use of Follow-Up Data. Journal of Applied Psychology, 78, 119 - 128.

Graham, J. W.; Hofer, S. M. (1993). EMCOV.EXE Users Guide. Unpublished Manuscript. University of Southern California.

Groves, R. M. (1989). Survey Errors and Survey Costs. New York: Wiley.

Häder, M. (1994). Einstellungen und Verhaltensweisen der Bundesbürger zu HIV und AIDS. Braun, M.; Mohler, P. Ph. (Hrsg.). Blickpunkt Gesellschaft 3. Einstellungen und Verhalten der Bundesbürger. Opladen: Westdeutscher, 237 - 260.

Hamerle, A.; Nagl, W.; Singer, H. (1991). Problems with the Estimation of Stochastic Differential Equations Using Structural Equations Models. Journal of Mathematical Sociology, 16, 201-220.

Hanefeld, U. (1984). Das Sozio-ökonomische Panel. Eine Längsschnittanalyse für die Bundesrepublik Deutschland. Vierteljahrshefte zur Wirtschaftsforschung, 4, 391 - 406.

Hanefeld, U. (1987). Das sozio-ökonomische Panel. Frankfurt: Campus.

Hansen, J. (1982). Das Panel. Zur Analyse von Verhaltens- und Einstellungswandel. Opladen: Westdeutscher.

Harder, T. (1994). Dynamische Analyse. Eine Einführung in die mathematischen Grundlagen für Sozialwissenschaftler. Regensburg.

Hartmann, W. M. (1992). The CALIS Procedure: Extended User's Guide. Cary: The SAS Institute.

Heckhausen, H. (1980). Motivation und Handeln. Berlin: Springer.

Heckhausen, H.; Gollwitzer, P. M.; Weinert, F. (Hrsg.). (1987). Jenseits des Rubikon: Der Wille in den Humanwissenschaften. Berlin: Springer.

Heckmann, W.; Koch, M. A. (Hrsg.) (1994). Sexualverhalten in Zeiten von AIDS. Berlin: Edition Sigma.

Heise, D. R. (1969). Separating Reliability and Stability in Test-Retest Correlation. American Sociological Review, 34, 93 - 101.

Hempel, G. C. (1974). Philosophie der Naturwissenschaften. München.

Hempel, G. C.; Oppenheim, P. (1948). Studies in the Logic of Explanation. Philosophy of Science, 15, 135 - 175.

Hingson, R.; Strunin, L. (1992). Monitoring Adolescents' Response to the AIDS Epidemic: Changes in Knowledge, Attitudes, Beliefs, and Behaviors. DiClemente, R. J. (Ed.). Adolescents and AIDS. A Generation in Jeopardy. Newbury Park: Sage, 17 - 33.

Hoag, W. (1981). Realisierte Stichproben bei Panels: Eine vergleichende Analyse. ZUMA-Nachrichten, 9, 6 - 18.

Hoppe-Graff, S. (1989). The Study of Transitions in Development: Potentialities of the Longitudinal Approach. Ribaupierre, A. de (Ed.). Transition Mechanisms in Child Development: The Longitudinal Perspective. Cambridge: Cambridge University Press, 1 - 30.

Homans, G. C. (1968). Elementarformen sozialen Verhaltens. Opladen: Westdeutscher.

Jaccard, J.; Wan, C. K. (1996). LISREL Approaches to Interaction Effects in Multiple Regression. Thousand Oaks: Sage.

Jagodzinski, W.; Kühnel, S. M. (1987). Estimation of Reliability and Stability in Single-Indicator Multiple-Wave Models. Sociological Methods and Research, 15, 219 - 258.

Jagodzinski, W.; Kühnel, S. M.; Schmidt, P. (1987). Is There a "Socratic Effect" in Nonexperimental Panel Studies?. Sociological Methods and Research, 15, 259 - 302.

Janz, N. K.; Becker, H. M. (1984). The Health Belief Model: A Decade Later. Health Education Quarterly, 11, 1 - 47.

Jemmott, J. B.; Jemmott, L. S.; Fong, G. T. (1992). Reducing the Risk of Sexually Transmitted HIV Infection: Attitudes, Knowledge, Intentions and Behavior. American Journal of Public Health, 82, 372 - 377.

Jemmott, J. B.; Jemmott, L. S. (1994). Interventions for Adolescents in Community Settings. DiClemente, R. J.; Peterson, J. L. (Eds.). Preventing AIDS. Theories and Methods of Behavioral Interventions. New York: Plenum, 141 - 174.

Jensen, R. (1990). Umweltschaden AIDS? Hintergründe einer biologischen Katastrophe. Frankfurt: Verlag 2001.

Jöreskog, K. G. (1974). Analyzing Psychological Data by Structural Analysis of Covariance Matrices. Atkinson R. G. et al. (Eds.). Contemporary Developments in Mathematical Psychology. Volume III. San Francisco: Freeman, 1 - 56.

Jöreskog, K. G. (1979). Statistical Estimation of Structural Models in Longitudinal-Developmental Investigations. Nesselroade, J. R.; Baltes, P. B. (Eds.). Longitudinal Research in the Study of Behavior and Development. New York: Academic Press, 303 - 351.

Jöreskog, K. G.; Sörbom, D. (1977). Statistical Models and Methods for Analysis of Longitudinal Data. Aigner, D. J.; Goldberger, A. S. (Eds.). Latent Variables in Socio-Economic Models. Amsterdam, 285 - 325.

Jöreskog, K. G.; Sörbom, D. (1988). LISREL7: A Guide to the Program and Applications. Chicago: SPSS Inc.

Jöreskog, K. G.; Sörbom, D. (1989). PRELIS: A Program for Multivariate Data Screen and Data Summarization. A Preprocessor for LISREL. Chicago: Scientific Software.

Jöreskog, K. G.; Sörbom, D. (1993a). LISREL8: Structural Equation Modeling with the SIMPLIS Command Language. Chicago: Scientific Software.

Jöreskog, K. G.; Sörbom, D. (1993b). PRELIS2 - User's Reference Guide. Chicago: Scientific Software.

Jöreskog, K. G.; Sörbom, D. (1993c). LISREL8 - User's Reference Guide. Chicago: Scientific Software.

Jöreskog, K. G.; Yang, F. (1996). Non-linear Structural Equation Models: The Kenny - Judd Model with Interaction Effects. Macoulides, G. A.; Schumacker, R. E. (Eds.). Advanced Structural Equation Modeling. Issues and Techniques. Hillsdale: Erlbaum, 57 - 88.

Jonas, F. (1976). Geschichte der Soziologie. Band 1. Reinbek: Rowohlt.

Jonas, K. (1993). Expectancy-value Models of Health Behavior: An Analysis by Cojoint Measurement. European Journal of Social Psychology, 23, 167 - 183.

Jonas, K.; Doll, J. (1996). Eine kritische Bewertung der Theorie überlegten Handelns und der Theorie geplanten Verhaltens. Zeitschrift für Sozialpsychologie, 1, 18-31.

Judd, C. M.; Milburn, M. M. (1980). The Structure of Attitude Systems in the General Public: Comparisons of a Structural Equation Model. American Sociological Review, 45, 627 - 643.

Kalton, G.; Kasprzyk, D.; McMillen, D. B. (1989). Nonsampling Errors in Panel Surveys. Kasprzyk, D.; Duncan, G.; Kalton, G.; Singh, M. P. (Eds.). Panel Surveys. New York: Wiley, 249 - 270.

Kashima, Y.; Gallois, C.; McCamish, M. (1992). Predicting the Use of Condoms: Past Behavior, Norms, and the Sexual Partner. Edgar, T.; Fitzpatrick, M. A.; Freimuth, V. S. (Eds.). AIDS: A Communication Perspective. Hillsdale: Erlbaum, 21 - 46.

Kashima, Y.; Gallois, C.; McCamish, M. (1993). The Theory of Reasoned Action and Cooperative Behavior: It Takes Two to Use a Condom. British Journal of Social Psychology, 32, 227 - 239.

Kegeles, S. M.; Adler, N. E.; Irwin, C. E. (1988). Sexually Active Adolescents and Condoms: Change over One Year in Knowledge, Attitudes and Use. American Journal of Public Health, 78, 460 - 461.

Kelle, U.; Lüdemann, Ch. (1995). "Grau, treuer Freund, ist alle Theorie...". Rational Choice und das Problem der Brückenannahmen. Kölner Zeitschrift für Soziologie und Sozialpsychologie, 47, 249 - 267.

Kelly, J. A.; Lawrence, J. S. St.; Brasfield, T. L.; Hood, H. V. (1989). Group Intervention to Reduce AIDS Risk Behaviors in Gay Men: Applications of Behavioral Principles. Mays, V. M.; Albee, G. W.; Schneider, S. F. (Eds.). Primary Prevention of AIDS. Newbury Park: Sage, 225 - 241.

Kmenta, J.; (1986). Elements of Econometrics. New York: MacMillan.

Koch, A. (1990). Die Krankheit AIDS: Einstellungen und Reaktionen der Bevölkerung. Müller, W.; Mohler, P.; Erbslöh, B., Wasner, M. (Hrsg.). Blickpunkt Gesellschaft. Opladen: Westdeutscher, 1 - 16.

Kowalewski, M. R.; Longshore, D.; Anglin, M. D. (1994). The AIDS Risk Reduction Model: Examining Intentions to Use Condoms Among Injection Drug Users. Journal of Applied Social Psychology, 24, 2002 - 2027.

Krebs, D.; Schmidt, P. (1993). Effects of Response Categories on the Reliability and Validity of Life Satisfaction Measurement. Reinecke, J.; Krekeler, G. (Eds.). Methodische Grundlagen und Anwendungen von Strukturgleichungsmodellen. Band 1. Mannheim: FRG, 71 - 91.

Kröhn, W.; Sydow-Kröhn, A. (1994). Der Latex-Handgriff. Heckmann, W.; Koch, M. A. (Hrsg.). Sexualverhalten in Zeiten von AIDS. Berlin: Edition Sigma, 63 - 74.

Kühnel, S. M. (1993). Zwischen Boykott und Kooperation. Teilnahmeabsicht und Teilnahmeverhalten bei der Volkszählung 1987. Frankfurt: Lang.

Kuhl J. (1985). Volitional Aspects of Achievement Motivation and Learned Helplessness: Toward a Comprehensive Theory of Action Control. Maher, B. A. (Ed.). Progress in Experimental Personality Research. Volume 13. New York, 99 - 171.

Kuhl J.; Blankenship, V. (1979). The Dynamic Theory of Achievement Motivation: From Episodic to Dynamic Thinking. Psychological Review, 86, 141 - 151.

Kurland, N. B. (1995). Ethical Intentions and the Theory of Reasoned Action and Planned Behavior. Journal of Applied Social Psychology, 25, 297 - 313.

Kuusinen, J.; Leskinen, E. (1988). Latent Structure Analysis of Longitudinal Data on Relations Between Intellectual Abilities and School Achievement. Multivariate Behavioral Research, 23, 103 - 118.

Lakatos, I. (1974). Falsifikation und die Methodologie wissenschaftlicher Forschungsprogramme. Lakatos, I.; Musgrave, A. (Hrsg.). Kritik und Erkenntnisfortschritt. Braunschweig, 89 - 189.

Landis, D.; Triandis, H. C.; Adamopoulos, J. (1978). Habit and Behavioral Intentions as Predictors of Social Behavior. The Journal of Social Psychology, 106, 227 - 237.

Lange, C. (1993). Jugendsexualität: Veränderungen in den letzten 20 Jahren. Unterschiede zwischen West- und Ostdeutschland und der Einfluß von Aids. Lange, C. (Hrsg.). AIDS - Eine Forschungsbilanz. Berlin: Edition Sigma, 241 - 252.

Laumann, E. O.; Gagnon, J. H.; Michael, R. T.; Michaels, S. (1994). The Social Organisation of Sexuality. Sexual Practices in The United States. Chicago: The University of Chicago Press.

Lazarsfeld, P. F. (1940). 'Panel' Studies. Public Opinion Quarterly, 4, 122 - 128.

Lazarsfeld, P. F. (1948). The Use of Panels in Social Research. Proceedings of the American Philosophical Society, 92, 405 - 410.

Lazarsfeld, P. F. (1972). The Problem of Measuring Turnover. Lazarsfeld, P. F.; Pasanella, A. K.; Rosenberg, M. (Eds.). Continuities in the Language of Social Research. New York: Free Press, 358 - 362.

De Leeuw, E. D. (1992). Data Quality in Mail, Telephone, and Face to Face Surveys. Ph.D. Thesis. Amsterdam.

Lewis, V. J.; Kashima, Y. (1993): Applying the Theory of Reasoned Action to the Prediction of AIDS-Preventive Behavior. Terry, D. J.; Gallois, C.; McCamish, M. (Eds.). The Theory of Reasoned Action: Its Application to AIDS-Preventive Behaviour. Oxford: Pergamon Press, 29 - 46.

Lindenberg, S. (1975). Three Psychological Theories of a Classical Sociologist. Mens en Maatschappij, 50, 133 - 153.

Liska, A. E. (1984). A Critical Examination of the Causal Structure of the Fishbein/Ajzen Attitude Behavior Model. Social Psychology Quarterly, 47, 61 - 74.

Little, R. J. (1983a). The Ignorable Case. Madow, W.G.; Olkin, I.; Rubin, D. B. (Eds.). Incomplete Data in Sample Surveys. Volume 2. New York: Academic Press, 341 - 382.

Little, R. J. (1983b). The Nonignorable Case. Madow, W. G; Olkin, I.; Rubin, D. B. (Eds.). Incomplete Data in Sample Surveys. Volume 2. New York: Academic Press, 383 - 413.

Little, R. J.; Rubin, D. B. (1987). Statistical Analysis with Missing Data. New York: Wiley.

Little, R. J.; Rubin, D. B. (1989). The Analysis of Social Science Data with Missing Values. Fox, J.; Long, J. S. (Eds.). Modern Methods of Data Analysis. Newbury Park: Sage, 374 - 409.

Little, R. J.; Schenker, N. (1995). Missing Data. Arminger, G.; Clogg, C. C.; Sobel, M. E. (Eds.). Handbook of Statistical Modeling in the Social and Behavioral Sciences. New York: Plenum, 39 - 75.

Little, R. J.; Su, H. L. (1989). Item Nonresponse in Panel Surveys. Kasprzyk, D.; Duncan, G.; Kalton, G.; Singh, M. P. (Eds.). Panel Surveys. New York: Wiley, 400 - 425.

Loehlin, J. C. (1992). Latent Variable Models. An Introduction to Factor, Path, and Structural Analysis. Hillsdale: Erlbaum.

Locke, E. A. (1965). Interaction of Ability and Motivation in Performance. Perceptual and Motor Skills, 21, 719 - 725.

Lord, F. M.; Novick, M. R. (1968). Statistical Theory of Mental Test Scores. Reading: Addison-Wesley.

Lüdemann (1995). Fremdenfeindliche Gewalt und Lichterketten. Lederer, G.; Schmidt, P. (Hrsg.). Autoritarismus und Gesellschaft. Trendanalysen und vergleichende Jugenduntersuchungen 1945 - 1993. Opladen: Leske und Buderich, 355 - 381.

Madden, T. J.; Ellen, P.; Ajzen. I. (1992). A Comparison of the Theory of Planned Behavior and the Theory of Reasoned Action. Personality and Social Psychology Bulletin, 18, 3 - 9.

Manstead, A. S. R.; Parker, D. (1995). Evaluating and Extending the Theory of Planned Behavior. Stroebe, W.; Hewstone, M. (Eds.). European Review of Social Psychology 6. Chichester, 69 - 95.

Marini, M. M.; Olsen, A. R.; Rubin, D. B. (1980). Maximum-Likelihood Estimation in Panel Studies with Missing Data. Schuessler, K. F. (Ed.). Sociological Methodology. San Francisco: Jossey-Bass, 314 - 357.

Markus, G. B. (1979). Analyzing Panel Data. Newbury Park: Sage.

McClelland, D. C. (1961): The Achieving Society. Princeton: Van Nostrand.

McDonald, R. P.; Swaminathan, H. (1973). A Simple Matrix Calculus with Applications to Multivariate Statistics. General Systems, 18, 37-54.

McLaws, M. - L.; Oldenburg, B.; Ross, M. W. (1993): Applying the Theory of Reasoned Action to Measurement of Condom Use Among Gay Men. Terry, D. J.; Gallois, C.; McCamish, M. (Eds.). The Theory of Reasoned Action: Its Application to AIDS-Preventive Behaviour. Oxford: Pergamon Press, 185 - 206.

Michael R. T.; Gagnon, J. H.; Laumann, E. O.; Kolata, G. (1994). Sex in America. A Definitive Survey. Boston: Little, Brown and Company.

Middlestadt, S. E.; Fishbein, M.; Albarracin, D.; Francis, C.; Eustace, M. A.; Helquist, M.; Schneider, A. (1995). Evaluating the Impact of a National AIDS Prevention Radio Campaign in St. Vincent and the Grenadines. Journal of Applied Social Psychology, 25, 21 - 34.

Möbus, C. (1986). Analyse von Rohdaten mit LISREL - Allgemeines Lineares Modell, stochastische Differenzen- und Differentialgleichungssysteme. Möbus, C.; Schneider, W. (Hrsg.), Strukturmodelle für Längsschnittdaten und Zeitreihen. Bern, 57 - 126.

Möbus, C.; Nagl, W. (1983). Messung, Analyse und Prognose von Veränderungen. Bredenkamp, J.; Feger, F. (Hrsg.). Hypothesenprüfung - Forschungsmethoden der Psychologie. Band 5. Göttingen: Verlag für Psychologie, 239 - 470.

Moore, S.; Rosenthal, D. A.; Boldero, J. (1993). Predicting AIDS-preventive Behavior Among Adolescents. Terry, D. J.; Gallois, C.; McCamish, M. (Eds.). The Theory of Reasoned Action: Its Application to AIDS-preventive Behavior. Oxford: Pergamon Press. 65 - 80.

Morrison, D. M.; Gillmore, M. R.; Baker, S. A. (1995). Determinants of Condom Use Among High-Risk Heterosexual Adults: A Test of the Theory of Reasoned Action. Journal of Applied Social Psychology, 25, 651 - 676.

Müller-Dohm S.; Belchner, D. (1993). AIDS-Prävention bei Jugendlichen. Newbury Bundesministerium für Gesundheit (Hrsg.). Jugend und AIDS. Eine Dokumentation. Baden Baden: Nomos Verlagsgesellschaft, 37 - 55.

Murphy, M. (1990). Minimizing Attrition in Longitudinal Research. Magnusson, D.; Bergman, L. R. (Eds.). Data Quality in Longitudinal Research. Cambridge: University Press, 148 - 156.

Muthén, B. O. (1983). Latent Variable Structural Modeling with Categorical Data. Journal of Econometrics, 22, 43 - 65.

Muthén, B. O. (1987). LISCOMP: Analysis of Linear Structural Equations with a Comprehensive Measurement Model. Theoretical Integration and User's Guide. Mooresville: Scientific Software.

Muthén, B. O. (1989): Latent Variable Modeling in Heterogenous Populations: Presidential Address to the Psychometric Society, July 1988. Psychometrika, 54, 557-585.

Muthén, B. O.; Kaplan, D.; Hollis, M. (1987). On the Structural Equation Modeling with Data that are not Missing Completely at Random. Psychometrika, 52, 431 - 461.

Neal, M. C. (1995). Mx: Statistical Modeling. Richmond, VA: Virginia Commenwealth University.

Netemeyer, R. G. ; Burton, S. (1990). Examining the Relationship Between Voting Behavior, Intention, Perceived Behavioral Control, and Expectation. Journal of Applied Social Psychology, 20, 661 - 680.

Netemeyer R. G.; Burton, S.; Johnston, M. (1991). A Comparison of Two Models for the Prediction of Volitional and Goal-Directed Behaviors: A Confirmatory Analysis Approach. Social Psychology Quarterly, 54, 87 - 100.

Nickel, B. F.; Plies, K.; Schmidt, P. (1995). Einfluß neuer gesetzlicher Regelungen auf das Verhütungsverhalten Jugendlicher und junger Erwachsener: eine repräsentative Studie. Forschung und Praxis der Sexualaufklärung, Verhütung und Familienplanung. Köln: BZgA.

Nielsen, F.; Rosenfeld, R. A. (1991). Substantive Interpretations of Differential Equation Models. American Sociological Review, 46, 159 - 174.

Nucifora, J.; Gallois, C.; Kashima, Y. (1993). Influences on Condom Use Among Undergraduates: Testing the Theories of Reasoned Action and Planned Behaviour. Terry, D. J.; Gallois, C.; McCamish, M. (Eds.). The Theory of Reasoned Action: Its Application to AIDS-Preventive Behaviour. Oxford: Pergamon Press, 47 - 64.

Olson, M. (1968). Die Logik des kollektiven Handelns. Kollektivgüter und die Theorie der Gruppe. Tübingen: Mohr.

Olsson, U. (1979). On the Robustness of Factor Analysis against Crude Classification of the Observations. Multivariate Behavioral Research, 14, 485 - 500.

Olsson, U.; Drasgow, F.; Dorans, N. J. (1982). The Polyserial Correlation Coefficient. Psychometrika, 47, 337 - 347.

Opp, K. D. (1979). Individualistische Sozialwissenschaft. Arbeitsweise und Probleme individualistisch und kollektivistisch orientierter Sozialwissenschaften. Stuttgart: Enke.

Opp, K. D. (1984). Soziale Probleme und Protestverhalten. Opladen: Westdeutscher.

Opp, K. D. (1989). Ökonomie und Soziologie - Die gemeinsamen Grundlagen beider Fachdisziplinen. Schäfer, H. B.; Wehrt, K. (Hrsg.). Die Ökonomisierung der Sozialwissenschaften. Frankfurt: Campus, 103 - 127.

Opp, K. D. (1994). Der 'Rational Choice'-Ansatz und die Soziologie sozialer Bewegungen. Forschungsjournal Neue Soziale Bewegungen, 2, 11 - 26.

Opp, K. D.; Gern, C. (1993). Dissident Groups, Personal Networks and the East German Revolution of 1989. American Sociological Review, 58, 659 - 680.

Opp, K. D.; Roehl, W. (1990). Der Tschernobyl-Effekt: eine Untersuchung über die Ursachen politischen Protests. Opladen: Westdeutscher.

Opp, K. D.; Schmidt, P. (1976). Einführung in die Mehrvariablenanalyse. Reinbek: Rowohlt.

Opp, K. D.; Voß, P.; Gern, C. (1993). "Die volkseigene Revolution". Stuttgart: Klett-Cotta.

Orth, B. (1985). Bedeutsamkeitsanalyse bilinearer Einstellungsmodelle. Zeitschrift für Sozialpsychologie, 16, 101 - 115.

Orth, B. (1987). Formale Untersuchungen des Modells von Fishbein/Ajzen zur Einstellungs-Verhaltensbeziehung: I. Bedeutsamkeit und erforderliches Skalenniveau. Zeitschrift für Sozialpsychologie, 18, 152 - 159.

Orth, B. (1988): Formale Untersuchungen des Modells von Fishbein/Ajzen zur Einstellungs-Verhaltensbeziehung: II. Modellmodifikation für intervallskalierte Variablen. Zeitschrift für Sozialpsychologie, 19, 31 - 40.

Oswald, H.; Pforr, P. (1994). Sexual- und Verhütungsverhalten von Jugendlichen in West- und Ost - Berlin. Heckmann, W.; Koch, M. A. (Hrsg.). Sexualverhalten in Zeiten von AIDS. Berlin: Edition Sigma, 153 - 168.

Oud, J. H.; Leeuwe, J. F.; Jansen, R. (1993). Kalman Filtering in Discrete and Continous Time Based on Longitudinal LISREL Models. Oud, J. H.; Blokland-Vogelsang, R. A. v. (Eds.). Advances in Longitudinal and Multivariate Analysis in the Behavioral Sciences. Nijmegen: ITS, 3 - 26.

Pfeifer, A.; Schmidt, P. (1987). LISREL - Die Analyse komplexer Strukturgleichungsmodelle. Stuttgart: Fischer.

Pol, F. v. d.; (1989). Issues of Design and Analysis of Panels. Amsterdam: Sociometric Research Foundation.

Popper, K. R. (1980). Die offene Gesellschaft und ihre Feinde. Band 2. München.

Projektgruppe Sozio-ökonomisches Panel (1993). Zehn Jahre Sozio-ökonomisches Panel. Vierteljahreshefte zur Wirtschaftsforschung, 3/4, 146-155.

Pschyrembel, W. (1982). Klinisches Wörterbuch mit klinischen Syndromen und Nomina Anatomica. Berlin: deGruyter.

Putte, B. v. d. (1993). On the Theory of Reasoned Action. Amsterdam.

Rao, C. R. (1973). Linear Statistical Inference and its Applications. New York: Wiley.

Rapoport, A. (1980). Mathematische Methoden in den Sozialwissenschaften. Würzburg.

Raub, W. (Ed.) (1982). Theoretical Models and Empirical Analyses. Utrecht.

Raub, W.; Voss, T. (1981). Individuelles Handeln und gesellschaftliche Folgen. Das individualistische Programm in den Sozialwissenschaften. Darmstadt: Luchterhand.

Reinecke, J. (1991). Interviewer und Befragtenverhalten - Theoretische Ansätze und methodische Konzepte. Opladen: Westdeutscher.

Reinecke, J. (1994). Das individualistische Forschungsprogramm in den Sozialwissenschaften (Rational Choice). Kneer, G.; Kraemer, K.; Nassehi, A. (Hrsg.). Soziologie - Zugänge zur Gesellschaft. Band 1. Münster: LIT, 247 - 270.

Reinecke, J.; Attermeyer, U. (1997). Partnerschaft und Verhütung im Lebenslauf. Schmidt, P. (Hrsg.). Jugendsexualität. Opladen: Leske und Buderich. (im Druck).

Reinecke, J.; Schmidt, P. (1993). Explaining Interviewer Effects and Respondent Behavior. Quality and Quantity, 27, 219 - 247.

Reinecke, J.; Schmidt, P. (1996). Model Specification and Missing Value Treatment in Panel Data. Engel, U.; Reinecke, J. (Eds). Analysis of Change. Advanced Techniques in Panel Data Analysis. Berlin: deGruyter, 161 - 190.

Reinecke, J.; Schmidt, P.; Ajzen, I. (1996). Application of the Theory of Planned Behavior to Adolescents' Condom Use: A Panel Study. Journal of Applied Social Psychology, 26, 749-772.

Reinecke, J.; Schmidt, P.; Ajzen, I. (1997). Birth Control Versus AIDS Prevention. Journal of Applied Social Psychology. (in Press).

Reiser, M.; Fecso, R.; Chua, M. (1992). Some Aspects of Measurement Error in the United States Objective Yield Survey. Journal of Official Statistics, 8, 351 - 353.

Rendtel, U. (1988). Panelmortalität. Eine Analyse der Antwortausfälle beim Sozio-ökonomischen Panel in der 2. und 3. Befragungswelle. Vierteljahrshefte zur Wirtschaftsforschung, 1/2, 37 - 59.

Richard, R.; Pligt, J. v. d. (1991). Factors Affecting Condom Use Among Adolescents. Journal of Community and Applied Social Psychology, 1, 105 - 116.

Rigby, K.; Diezt, B.; Sturgess, S. (1993). The Theory of Reasoned Action as Applied Prevention for Australian Ethnic Groups. Terry, D. J.; Gallois, C.; McCamish, M. (Eds.). The Theory of Reasoned Action: Its Application to AIDS-Preventive Behaviour. Oxford: Pergamon Press, 93 - 116.

Rindskopf, D. M. (1983): Parameterizing Inequality Constraints on Unique Variances in Linear Structural Equation Models. Psychometrika, 48, 73 - 83.

Rindskopf, D. M. (1984): Using Phantom and Imaginary Latent Variables to Parameterize Constraints in Linear Structural Models. Psychometrika, 49, 37 - 47.

Robert-Koch-Institut (RKI) (1995). AIDS/HIV 1994. Berlin.

Robert-Koch-Institut (RKI) (1996a). AIDS/HIV Quartalsbericht I/96. Berlin.

Robert-Koch-Institut (RKI) (1996b). AIDS/HIV 1995. Berlin.

Rogosa, D. (1980). Time and Time Again: Some Analysis Problems in Longitudinal Research. Bidwell, C. E.; Windham, D. M. (Eds.). The Analysis of Educational Productivity. Volume II. Cambridge: Harvard University Press, 153 - 201.

Rosenberg, M. J.; Hovland, C. J. (1960). Cognitive, Affective, and Behavioral Components of Attitudes. Hovland, C. J.; Rosenberg, M. J. (Eds.). Attitude Organization ans Change: An Analysis of Consistency Among Attitude Components. New Haven: Yale University Press, 1 - 14.

Rosenbrock, R. (1988). AIDS-Prävention und Gesundheitspolitik. Aus Politik und Zeitgeschichte, B48, 12 - 20.

Rosenbrock, R.; Salmen, A. (Hrsg.). (1990). AIDS-Prävention. Berlin: Edition Sigma.

Rosenstock, I. M. (1966). Why People Use Health Services. Milbank Memorial Fund Quarterly, 44, 94 - 124.

Rosenstock, I. M. (1974). Historical Origins of the Health Belief Model. Health Education Monograph, 2, 328 - 335.

Rosenstock, I. M.; Strecher, V. J.; Becker, M. H. (1994). The Health Belief Model and HIV Risk Behavior Change. DiClemente, R. J.; Peterson, J. L. (Eds.). Preventing AIDS. Theories and Methods of Behavioral Interventions. New Vork: Plenum, 5 - 24.

Rost, J.; Georg, W. (1991). Alternative Skalierungsmöglichkeiten zur klassischen Testtheorie am Beispiel der Skala 'Jugendzentrismus'. ZA-Information, 28, 52-74.

Rovine, M. J. (1994). Latent Variable Models and Missing Data Analysis. Eye, A. v.; Clogg, C. C. (Eds.). Latent Variables Analysis. Applications for Developmental Research. Thousand Oaks: Sage, 181 - 225.

Rovine, M. J.; Delaney, M. (1990). Missing Data Estimation in Developmental Research. Eye, A. v. (Ed.). Statistical Methods in Longitudinal Research. Vol. I. Boston: Academic Press, 35 - 79.

Rovine, M. J.; Eye, A. v. (1991). Applied Computational Statistics in Longitudinal Research. Boston: Academic Press.

Rubin, D. B. (1987). Multiple Imputation for Nonresponse in Surveys. New York: Wiley.

Saris, W.; Andrews, F. M. (1991). Evaluation of Measurement Instruments Using the MTMM Approach. Biemer, P.; Groves, R. M.; Lyberg, L. E.; Mathiowetz, N. A.; Sudman, S. (Eds.). Measurement Errors in Surveys. Chichester: Wiley, 575 - 597.

Sarver, V. T. (1983). Ajzen and Fishbein's "Theory of Reasoned Action": A Critical Assessment. Journal for the Theory of Social Behavior, 13, 155 - 163.

SAS Institute Inc. (1989). SAS/IML - Software: Usage and References. Version 6. Cary: The SAS Institute.

Schepers, A.; Arminger, G. (1992). MECOSA: A Program for the Analysis of General Mean- and Covariance Structures with Non-Metric Variables, User's Guide. SLI-AG, Züricher Str. 300, CH-8500 Frauenfeld, Switzerland.

Schifter, D. E.; Ajzen, I. (1985). Intention, Perceived Control, and Weight Loss: An Application of the Theory of Planned Behavior. Journal of Personality and Social Psychology, 49, 843 - 851.

Schmidt, P. (Hrsg.) (1997). Jugendsexualität. Opladen: Leske und Buderich.

Schmidt, P.; Nickel, B.; Plies, K. (1994). Empirisch-sozialwissenschaftliche Längsschnittstudie zur AIDS-Prävention und Kontrazeptionsproblematik bei Jugendlichen - Soziale Determinanten und Folgen. Projektbericht. Gießen.

Schmidt, P.; Wolf, G. (1984). Sozialstrukturelle und individuelle Determinanten von subjektiver Schichtidentifikation und politischen Einstellungen. Mayer, K. U.; Schmidt, P. (Hrsg.). Allgemeine Bevölkerungsumfrage der Sozialwissenschaften. Frankfurt: Campus, 315 - 351.

Schnell, R. (1986). Missing-Data-Probleme in der empirischen Sozialforschung. Dissertation. Bochum.

Schnell, R. (1993). Die Homogenität sozialer Kategorien als Voraussetzung für 'Repräsentativität' und Gewichtungsverfahren. Zeitschrift für Soziologie, 22, 16 - 32.

Schoenberg, R. J. (1987). LINCS: Linear Covariance Structure Analysis. User's Guide. Kensington: RJS Software.

Schumacker, R. E.; Lomax, R. G. (1996). A Beginner's Guide to Structural Equation Modeling. Mahwah: Lawrence Erlbaum.

Schwarz, G. (1978). Estimating the Dimension of a Model. Annals of Statistics, 6, 461 - 464.

Schwarzer, R. (1992). Psychologie des Gesundheitsverhaltens. Göttingen: Hofgrefe.

Seibold, D. R.; Roper, R. E. (1979). Psychological Determinants of Health Care Intentions: Test of the Triandis and Fishbein Models. Nimmo, D. (Ed.). Communication Yearbook, 3, 625 - 643.

Sheppard, B. H.; Hartwick, J.; Warshaw, P. R. (1988). The Theory of Reasoned Action: A Metaanalysis of Past Research with Recommendations for Modifications and Future Research. Journal of Consumer Research, 15, 325 - 343.

Simon, H. A. (1952). A Formal Theory of Interaction in Social Groups. American Sociological Review, 17, 202 - 211.

Simon, H. A. (1982). Models of Bounded Rationality. Cambridge: Harvard University Press.

Simon, H. A. (1985). Human Nature in Politics: The Dialogue of Psychology with Political Science. American Political Science Review, 79, 193-304.

Simon, H. A. (1987). Rationality in Psychology and Economics. Hogarth, R. M.; Reder, M. W. (Eds.). Rational Choice. The Contrast between Economics and Psychology. Chicago. 25-40.

Singer, H. (1991). LSDE - A Program Package for the Simulation, Graphical Display, Optimal Filtering and Maximum Likelihood Estimation of Linear Stochastic Differential Equations. User's Guide. Meersburg.

Singer, H. (1992a). Zeitkontinuierliche Dynamische Systeme. Frankfurt: Campus.

Singer, H. (1992b). Continuous Time Dynamical Systems with Discrete Data, Errors of Measurement and Individual Specific Effects. Faulbaum, F. (Ed.). SoftStat '91. Advances in Statistical Software 3. Stuttgart: Fischer, 153-159.

Singer, H. (1992c). The Aliasing-Phenomenon in Visual Terms. Journal of Mathematical Sociology, 17, 39-49.

Singer, H. (1996a). Continuous-Time Dynamic Models for Panel Data. Engel, U.; Reinecke, J. (Eds). Analysis of Change. Advanced Techniques in Panel Data Analysis. Berlin: deGruyter, 113 - 134.

Singer, H. (1996b). ML-Estimation of Nonlinear Stochastic Differential Equations: Fokker-Planck vs. Extended Kalman Filter. Regensburger Beiträge zur Statistik und Ökonometrie, Nr. 39. Regensburg: Wirtschaftswissenschaftliche Fakultät, Lehrstuhl für Statistik.

Singer, H.; Hautzinger, M. (1988). Kausalattributionen, Depressivität und kritische Lebensereignisse als stochastischer Prozeß. Kammer, D.; Hautzinger, M. (Hrsg.). Kognitive Depressionsforschung. Bern: Huber.

Smelser, N. J. (1992). The Rational Choice Perspective: A Theoretical Assessment. Rationality and Society, 4, 381-410.

Snyder M.; Swann W. B. (1976). When Actions Reflect Attitudes: The Politics of Impression Management. Journal of Personality and Social Psychology, 34, 1034 - 1042.

Sobel, M. E.; Bohrnstedt, G. W. (1985). Use of Null Models in Evaluating the Fit of Covariance Structure Models. Tuma, N. B. (Ed.). Sociological Methodology. San Francisco: Jossey-Bass, 152 - 178.

Sörbom, D. (1979). Detection of Correlated Errors in Longitudinal Data. Jöreskog, K. G.; Sörbom, D. (Eds.). Advances in Factor Analysis and Structural Equation Models. Cambridge, 171 - 184.

Sörbom, D. (1982). Structural Equation Models with Structured Means. Jöreskog, K. G.; Wold, H. (Eds.). Systems under Indirect Observation: Causality, Structure and Prediction. Amsterdam: North-Holland, 183 - 195.

Stegmüller, W. (1978). Hauptströmungen der Gegenwartsphilosophie. Band 1. Stuttgart: Kröner.

Steiger, J. H. (1990). Structural Model Evaluation and Modification: An Interval Estimation Approach. Multivariate Behavioral Research, 25, 173 - 180.

Sullivan, J. L.; Feldman, S. (1979): Multiple Indicators: An Introduction. Newbury Park: Sage.

Terry, D. (1993). Self-Efficacy Expectancies and the Theory of Reasoned Action. Terry, D. J.; Gallois, C.; McCamish, M. (Eds.). The Theory of Reasoned Action: Its Application to AIDS-Preventive Behaviour. Oxford: Pergamon Press, 135 - 152.

Terry, D. J.; Gallois, C.; McCamish, M. (Eds.). (1993). The Theory of Reasoned Action: Its Application to AIDS-Preventive Behaviour. Oxford: Pergamon Press.

Thompson, S. C.; Anderson, K.; Freedman, D.; Swan, J. (1996). Illusions of Safety in a Risky World: A Study of College Students' Condom Use. Journal of Applied Social Psychology, 26, 189 - 210.

Timmins, P.; Gallois, C.; Terry, D.; McCamish, M.; Kashima, Y. (1993) Theory of Reasoned Action and the Role of Perceived Risk in the Study of Safer Sex. Terry, D. J.; Gallois, C.; McCamish, M. (Eds.). The Theory of Reasoned Action: Its Application to AIDS-Preventive Behaviour. Oxford: Pergamon Press, 153 - 168.

Tisak, J.; Meredith, W. (1990). Longitudinal Factor Analysis. Eye, A. v. (Ed.). Statistical Methods in Longitudinal Research. Volume I. Boston: Academic Press, 125 - 149.

Triandis H. C. (1977). Interpersonal Behavior. Monterey: Brooks/Cole.

Triandis H. C. (1980). Interpersonal Behavior. Triandis H. C.; Howe, H. E.; Page, M. M. (Eds.). Nebraska Symposium on Motivation, Volume 27. Lincoln: University of Nebraska Press, 195 - 259.

Tuma. N. B.; Hannan, M. T. (1984). Social Dynamics. New York: Academic Press.

Vanberg, V. (1975). Die zwei Soziologien. Individualismus und Kollektivismus in der Sozialtheorie. Tübingen: Mohr.

Vermunt, K. J. (1993). LEM: Log-linear and Event History Analysis with Missing Data using the EM Algorithm. WORC paper 93.09.015/7. Tilburg University. Tilburg.

Vogt, W. P. (1993). Dictonary of Statistics and Methodology. A Nontechnical Guide for the Social Sciences. Newbury Park: Sage.

Vroom, V. H. (1964). Work and Motivation. New York: Wiley.

Walter, H. j.; Vaughan, R. D.; Gladis, M. M.; Ragin, D. F.; Kasen, S.; Cohall, A. T. (1992). Factors Associated with AIDS RISK Behaviors among High School Students in an AIDS Epicenter. American Journal of Public Health, 82, 528 - 532.

Warwick, P.; Terry, D.; Gallois, C. (1993). Extending the Theory of Reasoned Action: The Role of Health Beliefs. Terry, D. J.; Gallois, C.; McCamish, M. (Eds.). The Theory of Reasoned Action: Its Application to AIDS-Preventive Behaviour. Oxford: Pergamon Press, 117 - 134.

Weber, M. (1965). Die protestantische Ethik. Eine Aufsatzsammlung. München.

Werts, C. E.; Jöreskog, K. G.; Linn, R. L. (1971). Estimating the Parameters of Path Models Involving Unmeasured Variables. Blalock, H. M. (Ed.). Causal Models in Panel and Experimental Design. New York: Aldine, 145 - 150.

Wheaton, B.; Muthén, B. O.; Alwin, D. F.; Summers, G. F. (1977). Assessing Reliability and Stability in Panel Models. Heise, D. R. (Ed.), Sociological Methodology. San Francisco: Jossey-Bass, 84 - 136.

White, K. M.; Terry, D.; Hogg, M. A. (1994). Safer Sex Behavior: The Role of Attitudes, Norms, and Control Factors. Journal of Applied Social Psychology, 24, 2164 - 2192.

Wicker, A. W. (1969). Attitudes versus Actions: The Relationship of Verbal and Overt Behavioral Responses to Attitude Objects. Journal of Social Issues, 25, 41 - 78.

Wiesenthal, H. (1987). Rational Choice. Ein Überblick über Grundlinien, Theorienfelder und neuere Themenakquisition eines sozialwissenschaftlichen Paradigmas. Zeitschrift für Soziologie, 16, 434 - 444.

Wiggins, L. M. (1973). Panel Analysis. Latent Probability Models for Attitude and Behavior Processes. Amsterdam.

Wiley, D. E.; Wiley, J. A. (1970). The Estimation of Measurement Error in Panel Data. American Sociological Review, 35, 112 - 117.

Wiley, D. E.; Wiley, J. A. (1974). A Note on Correlated Measurement Error in Repeated Measurements. Sociological Methods and Research, 3, 172 - 187.

Winkels, J.; Davies, S. (1992). Panel Attrition in the Netherlands Socioeconomic Panel. Paper presented at the International Conference on Social Science Methodology, Trento, Italy.

Winslow, R. W.; Franzini, L. R.; Hwang, J. (1992). Perceived Peer Norms, Casual Sex, and AIDS Risk Prevention. Journal of Applied Social Psychology, 22, 1809 - 1827.

World Health Organization (WHO) (1994). Weekly Epidemiological Record. 14 January 1994. Geneva.

World Health Organization (WHO) (1995). The Current Global Situation of the HIV/AIDS Pandemic as of 3 July 1995. Geneva.

World Health Organization (WHO) (1996). HIV/AIDS: Figures and Trends. Geneva.

Zanna, M. P.; Olson, J. M.; Fazio, R. H. (1980). Attitude-behavior Consistency: An Individual Difference Perspective. Journal of Personality and Social Psychology, 38, 432 - 440.

Ziegler R. (1972). Theorie und Modell. Der Beitrag der Formalisierung zur soziologischen Theoriebildung. München.

Anhang: Listing des SAS/IML-Programms

```
PROC IML;
CONSTANT = 1;

** ANZ : Anzahl der Variablen, hier zuweisen;
ANZ = 2;

** Angabe der Pfade/Dateinamen mit Varianz - /Kovarianzen der;
** Variablen der ersten Welle (nach IN1 eingeben), ;
** der zweiten (nach IN2) und der dritte Welle (nach IN3 eingeben);
** 1. Zeile der Dateien : Mittelwerte oder 0 - Vektor;
** 2. bis n - Zeile der Dateien :
** Matrix der Varianzen/Kovarianzen (halb oder voll);
** Matrix der Korrelationen (halb oder voll);

FILENAME IN1 "Dateiname Matrix 1. Welle";
FILENAME IN2 "Dateiname Matrix 2. Welle";
FILENAME IN3 "Dateiname Matrix 3. Welle";

** Angabe des Pfades/Dateinamens für die Ausgabe der;
** Maximum - Likelihood - Schätzungen (nach OUT1 eingeben);

FILENAME OUT1 "Dateiname Matrix ML - Schätzer";

** Module LESEN : Lesen der externen Dateien pro Welle;

START LESEN(n, means, cov);
y = 1;
 DO z = 1 TO n;
  INPUT a @;
  MEANS[1, z] = a;
 END;
INPUT;
DO DATA;
 DO z = 1 TO y;
  INPUT a @;
  COV[y, z] = a;
  COV[z, y] = a;
 END;
y = y + 1;
INPUT;
END;
FINISH;
```

```
*** Module AUSDEHN : Ausdehnen der Matrizen pro Welle;

START AUSDEHN(n, NSWEEPEN, NSWEPT, NCAT);
ROWS = n + 1;
COLUMNS = n + 1;
 DO K = 1 TO NSWEEPEN;
 NSWEPT([K, K]) = -1/NCAT([K, K]);
  DO I = 1 TO ROWS;
  IF I = K THEN;
  ELSE NSWEPT([I, K]) = NCAT([I, K])/NCAT([K, K]);
   DO J = 1 TO COLUMNS;
   IF J = K THEN;
   ELSE NSWEPT([K, J]) = NCAT([K, J])/NCAT([K, K]);
   IF I = K THEN GOTO CONTIN1;
   IF J = K THEN GOTO CONTIN1;
   NSWEPT([I, J]) =
   NCAT([I, J]) - NCAT([I, K])#NCAT([K, J])/NCAT([K, K]);
   CONTIN1 :;
   END;
  END;
 NCAT = NSWEPT;
 END;
FINISH;

** Einlesen der Mittelwerte und Varianz/Kovarianzmatrix 1. Welle;

n = ANZ;
MEANS1 = j(1, n, 0.0);
COV1 = j(n, n, 0);

** Eingabe des Pfades/Dateinames der 1. Welle;

INFILE IN1;
RUN LESEN (n, MEANS1, COV1);
CLOSEFILE IN1;
PRINT "Eingelesene Mittelwerte Welle1 : ";
PRINT MEANS1;
PRINT "Eingelesene Varianz - /Kovarianzmatrix Welle 1 : ";
PRINT COV1;
```

```
*** Einlesen der Mittelwerte und Varianz/Kovarianzmatrix 2. Welle;

n = ANZ + ANZ;
MEANS2 = j(1, n, 0.0);
COV2 = j(n, n, 0);
INFILE IN2;
RUN LESEN (n, MEANS2, COV2);
CLOSEFILE IN2;
PRINT "Eingelesene Mittelwerte Welle 2 : ";
PRINT MEANS2;
PRINT "Eingelesene Varianz - /Kovarianzmatrix Welle 2 : ";
PRINT COV2;

** Einlesen der Mittelwerte und Varianz/Kovarianzmatrix 3. Welle;

n = ANZ + ANZ + ANZ;
MEANS3 = j(1, n, 0.0);
COV3 = j(n, n, 0);
INFILE IN3; (
RUN LESEN (n, MEANS3, COV3);
CLOSEFILE IN3;
PRINT "Eingelesene Mittelwerte Welle 3 : ";
PRINT MEANS3;
PRINT "Eingelesene Varianz - /Kovarianzmatrix Welle 3 : ";
PRINT COV3;

** Verkettung der Matrix 1. Welle;

A1 = CONSTANT||MEANS1;
A2 = MEANS1`||COV1;
A = A1//A2;
PRINT A;
ACAT = A;

** Ausdehnen der Matrix 1. Welle;

n = ANZ;
ASWEPT = j(n + 1, n + 1, 0.0);
ASWEEPEN = n + 1;
RUN AUSDEHN (n, ASWEEPEN, ASWEPT, ACAT);
ACAT = ASWEPT;
PRINT ACAT;
```

```
*** Verkettung der Matrix 2. Welle;

B1 = CONSTANT||MEANS2;
B2 = MEANS2`||COV2;
B = B1//B2;
PRINT B;
BCAT = B;

** Ausdehnen der Matrix 2. Welle;

n = ANZ + ANZ;
BSWEPT = j(n + 1, n + 1, 0.0);
BSWEEPEN = n + 1;
RUN AUSDEHN (n, BSWEEPEN, BSWEPT, BCAT);
PRINT BSWEPT;
BCAT = BSWEPT;
PRINT BCAT;
n2 = ANZ + ANZ + 1;
n = ANZ + ANZ + 1;
BCAT21 = BSWEPT[n2 - ANZ + 1 : n2, 1 : n2 - ANZ];
BCAT12 = BCAT21`;
BCAT22 = BSWEPT[n2 - ANZ + 1 : n2, n2 - ANZ + 1 : n2];
BCAT1 = ASWEPT||BCAT12;
BCAT2 = BCAT21||BCAT22;
BCAT = BCAT1//BCAT2;
PRINT BCAT21;
PRINT BCAT12;
PRINT BCAT22;
PRINT BCAT;

** Verkettung der Matrix 3. Welle;

C1 = CONSTANT||MEANS3;
C2 = MEANS3`||COV3;
C = C1//C2;
CCAT = C;
PRINT C;
FREE COV1 COV2 COV3 a b c;
```

```
*** Ausdehnen der Matrix 3. Welle;

n = ANZ + ANZ + ANZ;
CSWEPT = j(n + 1, n + 1, 0.0);
CSWEEPEN = n - ANZ + 1;
RUN AUSDEHN (n, CSWEEPEN, CSWEPT, CCAT);
PRINT CSWEPT;
CCAT = CSWEPT;
n2 = ANZ + ANZ + ANZ + 1;
CCAT21 = CSWEPT[n2 - ANZ + 1 : n2, 1 : n2 - ANZ];
CCAT12 = CCAT21`;
CCAT22 = CSWEPT[n2 - ANZ + 1 : n2, n2 - ANZ + 1 : n2];
CCAT11 = BSWEPT;
PRINT CCAT11;
PRINT CCAT12;
PRINT CCAT21;
PRINT CCAT22;
CCAT1 = CCAT11||CCAT12;
CCAT2 = CCAT21||CCAT22;
CCAT = CCAT1//CCAT2;
PRINT CCAT;

** Umkehren der ausgedehnten Matrix;

REVSWP = j(n + 1, n + 1, 0.0);
REVSWPST = 2;
REVSWPEN = n - ANZ + 1;
ROWS = n + 1;
COLUMNS = n + 1;
 DO K = REVSWPST TO REVSWPEN;
 REVSWP([K, K]) = 1/CCAT([K, K]);
 REVSWP([K, K]) = -REVSWP([K, K]);
  DO I = 1 TO ROWS;
  IF I = K THEN;
  ELSE REVSWP([I, K]) = -CCAT([I, K])/CCAT([K, K]);
   DO J = 1 TO COLUMNS;
   IF J = K THEN;
   ELSE REVSWP([K, J]) = -CCAT([K, J])/CCAT([K, K]);
   IF I = K THEN GOTO CONTIN3;
   IF J = K THEN GOTO CONTIN3;
   REVSWP([I, J]) =
   CCAT([I, J]) - CCAT([I, K])#CCAT([K, J])/CCAT([K, K]);
   CONTIN3 :;
   END;
  END;
 CCAT = REVSWP;
 END;
```

```
*** Drucke Maximum - Likelihood - Schaetzungen;

MAXEST = REVSWP;
PRINT MAXEST;


** Ausgabe der Maximum - Likelihood - Schaetzungen in externen File;
** Pfad/Dateiname : Eingabe am Programm - Anfang;

FILE OUT1;
 DO i = 1 TO ROWS;
  DO j = 1 TO COLUMNS;
  x = MAXEST[i, j];
  PUT x 7.3 + 1 @;
  END;
 PUT;
 END;
CLOSEFILE OUT1;
QUIT;
```